Dipl.-Psychologe Rainer Franke
Ingrid Schlieske

Klopfen Sie sich frei!

M.E.T.
Meridian-Energie-Techniken

Klopfen Sie sich frei!
M.E.T. Meridian-Energie-Techniken

1. Auflage 2003
ISBN: 3-920788-59-1

Gestaltung: Sigrid Roßmann
Fotos: Kirsten Breustedt, Berlin
Sigrid Roßmann, Frankfurt

Druck:
SKN Druck und Verlag, Norden

Printed in Germany

Inhaltsverzeichnis

Liebe Leserin, lieber Leser,

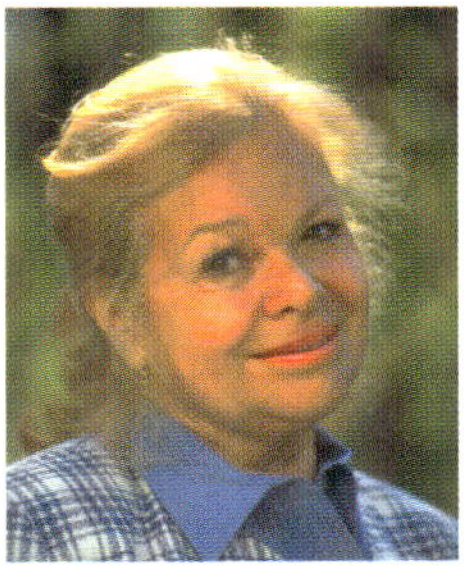

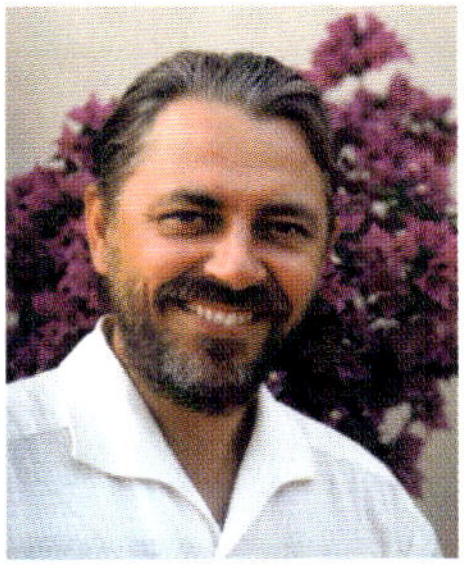

wir haben dieses Buch für Sie geschrieben, weil es uns ein Herzensanliegen ist, Ihnen die ***Meridian-Energie-Techniken* (*M.E.T.*)** vorzustellen. Mit dieser Methode lassen sich emotionale Probleme wie Schuldgefühle, Ängste, Ärger, Kummer, Sorgen, Traumen, Wut, Enttäuschungen, Bitterkeit, Eifersucht, Liebeskummer und Einsamkeit auflösen. Sie können genau die Lasten abwerfen, die Sie vielleicht ein Leben lang auf den Schultern und auf der Seele getragen haben.
Damit kann der Weg frei sein für körperliche Gesundung und ein schönes, vitales, unbeschwertes Leben. Es soll jedoch keineswegs der Eindruck erweckt werden, dass unser Buch einen Ersatz für qualifizierte psychologische Unterstützung bei ernsthaften Lebensthemen darstellen will. Dafür empfehlen wir erfahrene Diplom-Psychologen, besonders aber solche, die ***M.E.T.*** praktizieren.

Dennoch eignet sich M.E.T. wegen seiner Einfachheit auch besonders gut zur Selbstanwendung. Jeder kann sich überall und zu jeder Zeit beklopfen und die Verantwortung für sein persönliches Wohlergehen buchstäblich selbst in die Hand nehmen.

An dieser Stelle möchten wir uns besonders bei Regina Franke, Dr. Michael Kosak und Conny Fies bedanken. Durch ihre Mitarbeit an diesem Buch machen sie uns und den Lesern auch ihre Erfahrungen mit den ***Meridian-Energie-Techniken*** aus der eigenen Praxis zugänglich.

Wir wünschen nun jedem von Ihnen genau die wunderbaren Erfahrungen mit ***M.E.T.***, wie wir sie auch selbst machen durften. Fangen Sie nach der Lektüre des Buches einfach an, sich zu beklopfen. Schnell werden Sie feststellen, wie erfolgreich diese Methode ist und dass wenige Minuten am Tag schon ausreichen, um dem Leben eine überaus positive Wendung zu geben. Dafür wünschen wir Ihnen einen großartigen Erfolg.

Herzlichst Ihre
Ingrid Schlieske

Ihr
Rainer Franke

Schluss! Aus!
Ich wollte passen!

So konnte ich beruflich einfach nicht weitermachen. Mit allen meinen klugen Erkenntnissen aus lebenslangem Studium war ich doch letztendlich in eine Sackgasse geraten.
Gewiss, meine Praxis lief gut. Mein Terminbuch war prall gefüllt.
Immer mehr Menschen brauchen psychologischen Beistand, weil sie mit dem Alltagsstress nicht mehr klarkommen. Existenzängste, Erfolgsdruck, Verlustängste, Zukunftsängste, Mobbing überlagern den Alltag, führen zu Nervosität, Schlaflosigkeit und Vereinsamung.
Die Folgen sind oftmals körperliche Leiden bis hin zu chronischen Erkrankungen.

Je mehr ich erfuhr von dem komplizierten Zusammenspiel zwischen Körper und Seele und was durch persönliche Katastrophen verursacht oder sogar durch nichtige Begebenheiten ausgelöst werden kann, desto hilfloser fühlte ich mich.

Schließlich wollte ich einen Beruf ausüben, der den Menschen echte Hilfe bringen soll, wenn ihre Seele verwundet ist.
Keine Methode jedoch, die mir bekannt war, erschien mir dafür wirklich wirksam genug. Gewiss, das eine oder andere Mal gelang es sicherlich, etwas Licht in ein verdunkeltes Gemüt zu bringen. Endlose Gespräche gingen solchen Erfolgen voraus, quälende Ursachenforschung, die Monate, ja oftmals Jahre dauerte.
Ich war dann schon zufrieden, wenn Patienten einigermaßen stabilisiert aus einer solchen Langzeitbehandlung hervorgingen, sodass sie nicht mehr suizidgefährdet waren, sich nicht mehr in so schweren Depressionen gefangen fühlten.
Heilung? Nun, Heilung sah in meiner Vorstellung anders aus. Dazu hätte ich gerne erlebt, dass aus einem todunglücklichen Menschen ein strahlender Glückspilz wurde.
Ein solches Ergebnis aber hatte die konservative Psychotherapie nur dann bereit, wenn andere, glückliche Lebensumstände dem Patienten zur Hilfe kamen.

Der wirkliche, der absolut durchschlagende Erfolg bei meinen Patienten blieb also nach meiner Einschätzung aus.

Somit fand Erfolg auch in meinem eigenen Leben nicht wirklich statt.
Erfolg aber ist eine der größten Stimulanzien für ein positives Lebensgefühl.
Jede erfolgreich gelöste Aufgabe, jedes gelungene Konzept, jede Anerkennung und jedes sichtbare, gute Ergebnis belohnt unser Körper mit einer tüchtigen Portion Glückshormone, die als

Glücksgefühl jede Faser durchströmt und die umso üppiger ausfällt, desto schwieriger die Hürde ist, die genommen werden muss.
Genau aus diesem Grund erklimmen Bergsteiger schwierige Felsen, sind Chirurgen regelrecht süchtig nach Operationen und können Wissenschaftler nicht aufhören zu forschen.
Mir aber blieben spektakuläre Ergebnisse versagt. Und das in meinem Traumberuf.

Nein, so wollte ich nicht weitermachen. Schließlich war ich von meinem 50. Geburtstag nur noch zwei Jahre entfernt.

Es musste doch noch was anderes geben. Beruf kommt schließlich von b e r u f e n !
Und ich wollte mich berufen fühlen für den Rest meines Lebens.
Aber was sollte, könnte, müsste kommen ...?
Ich gebe zu, dass ich etwas ratlos war. Dennoch war in mir die unerschütterliche Gewissheit, dass das Schicksal die Lösung für mich schon bereithielt.

Erfüllte Träume

Ich glaube an Wünsche, die sich erfüllen, wenn sie mit Inbrunst ausgesprochen werden. Das Unterbewusstsein ist es, das unbemerkt und abseits der uns bewussten Lebensumstände nach Möglichkeiten sucht, „seinem" Menschen behilflich zu sein.
Wege werden dafür ausgelotet, Fügungen eingefädelt.
Die dann eintreffenden „Lieferungen" werden von uns gerne als Zufälle bezeichnet. Genau so ist es auch! Es fällt uns etwas zu, was wir selbst „geordert" hatten. Oftmals haben wir eben das vergessen.
Dass die Dinge des Lebens aber auf diese Weise funktionieren, beschrieb unser guter, alter Goethe so:

Wer niemals ruht,
wer mit Herz und Blut,
auf Unmögliches sinnt,
der gewinnt!

Wenn ich ehrlich bin, habe ich diesen zuverlässig wirkenden Mechanismus zwar gekannt, ihn aber nie bewusst angewendet. Dennoch ist mein Leben nach eben dieser Gesetzmäßigkeit verlaufen.
Ich hatte mir eine glückliche Familie gewünscht mit Kindern, ein Haus auf Mallorca, einen großen Garten, Tiere und – nun, auch einen Beruf, der für mich Passion sein konnte.

Jedes Mal, wenn sich einer meiner Wünsche wie zufällig erfüllt hatte, räumte ich dem Staunen darüber einen kurzen Moment ein. Denn nichts davon hatte ich bewusst forciert. Immer ergaben sich die Dinge unerwartet und wie von allein. Aber wie der Mensch so ist, ihm ist das

Staunen irgendwie abhanden gekommen. Schnell ging ich jedes Mal zur „Tagesordnung" über und versuchte, die Geschehnisse mit Ratio zu erklären.
Nun, an einem Wendepunkt in meinem Leben angekommen, erinnerte ich mich an diese oder jene Begebenheit, die im Rückblick betrachtet sich wie „bestellt" als Steinchen in das Puzzle fügte. Gewohnt, analytisch zu denken, resultierte daraus meine Sicherheit, dass sich auch eine berufliche Wende zu meinen Gunsten ergeben würde.

Beruflich war ich regelmäßig in Hamburg als verkehrspsychologischer Gutachter tätig. Nach solch einem Termin traf ich mich eines Tages mit Dr. Rudolf Kaufmann, einem befreundeten Psychotherapeuten. Er hatte in Amerika ein neues Verfahren kennen gelernt, das nach seiner Einschätzung die klassische Psychotherapie auf den Kopf stellen würde. Demnach könnten Endlosgespräche mit Patienten der Vergangenheit angehören.
Es gehe dabei um ***Energiefeld-Techniken***.

Ich war wie elektrisiert! Und ich wusste gleich: Das war's.

Wieder erlebte ich, wie verlässlich das Schicksal funktionierte. Ich hatte meine sehnsüchtigen Gedanken auf den Weg geschickt, und ohne mein weiteres Zutun war mir die Lösung in den Schoß gefallen.
Und dieses Geschenk wollte ich willkommen heißen.
Viel zu oft erkennen wir ja nicht, was uns zugedacht ist und was gut täte. Diesmal aber wollte ich ganz bewusst meine Chance nutzen.
Vor allem, da mein Freund Rudolf mich aufforderte, diese fabelhafte Methode in Europa bekannt zu machen. Er selbst habe mit seinen 70 Jahren dazu nicht mehr die Zeit und wohl auch nicht mehr den Ehrgeiz.

Aufgeregt berichtete ich meiner Frau am Telefon von meinem Erlebnis. Auch sie war gleich Feuer und Flamme. Das schon deshalb, weil auch sie als Heilpraktikerin für ihre Patienten hochinteressiert an einer solch viel versprechenden Methode war.
Wir waren uns beide einig: Unsere Kinder waren auf dem Weg ins Teenageralter und wir, wir wollten noch einmal so richtig durchstarten. Ein gemeinsames Projekt, bei dem wir Hand in Hand arbeiten konnten, kam uns wie gerufen.

Und dann überschlugen sich die Ereignisse

Nachdem ich die ***Energiefeld-Therapie*** sorgfältig studiert hatte, absolvierte ich zunächst einmal bei Dr. Kaufmann ein Seminar, in dem er Psychologen, Ärzte und Heilpraktiker in dieser Methode unterrichtete. Und ich begann, dieses Verfahren auf der Stelle in meiner Praxis bei meinen Patienten anzuwenden.
Obwohl ich die unglaublichen Erfolge oft und oft habe beobachten können, verblüffte mich das Ergebnis jeder einzelnen Behandlung immer wieder neu.

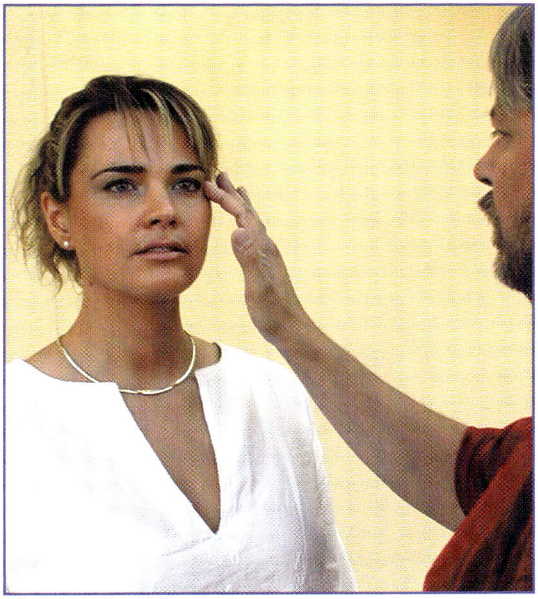

Es funktionierte!
Zunächst hielt ich die Ergebnisse noch für eine Duplizität der Fälle. Das soll es ja geben. Erfolge treten in Serien auf. Dann aber mussten sie wohl demnächst eintreffen, die Fehler zuhauf.
Aber ich darf heute nach intensivster Praxisarbeit sagen: Die ergebnislosen Behandlungen blieben aus.

Ich behandle jedoch nicht nur meine Patienten. Auch im Leben meiner Familie hat sich alles, einfach alles noch mehr zum Positiven gewandelt.
Dabei beklopfte ich vor allen Dingen meine eigenen Unzulänglichkeiten, meine Probleme, meine Sorgen, meine Ängste, Energieeinbrüche und Verstimmungen.
Meine Frau und ich arbeiteten praktisch alles auf, was jedem von uns oder uns beiden zusammen widerfahren war. Wir rollten unser Leben bis zu den frühesten Erinnerungen auf. Auf diesem Weg kam es zu erstaunlichen Ergebnissen.
Seither sind wir andere Menschen. Das Leben begegnet uns auf völlig neue Weise.
Man war es einfach gewohnt, dass man oft schwer trug an seinem Schicksal, den kleinen Krankheiten, den Enttäuschungen, der Mühsal, der Bitterkeit, dem Alltag eben.
Nun aber kommt es uns so vor, als laufen die Dinge wie geölt. Es ist so leicht geworden. Einfach alles.
Dafür beklopfen wir unsere Kinder, unsere Freunde, die Eltern und sogar die Tiere.
Das alles hat unser Miteinander in eine einzigartige Harmonie gebracht.
Übrigens hat meine Frau ihre 80-jährige Mutter, zeitlebens eine starke Raucherin, in einer einzigen Sitzung gänzlich von der Nikotinsucht geheilt. Das hat selbst uns verblüfft.

Freilich, nicht immer fallen uns solche eindeutig positiven Ergebnisse auf der Stelle zu. Aber glückliche Veränderungen gibt es nach der Behandlung mit ***Energiefeld-Therapie*** immer.
Manchmal braucht es zur endgültigen Beseitigung eines Problems jedoch eine etwas längere Zeit und mehrere Schritte, weil ein Thema oft mehrere Aspekte hat, die es zu finden gilt. Und bei körperlichen Leiden oder Schmerzen wird ja nicht die Krankheit aufgehoben durch die ***Energiefeld-Techniken***, sondern der Weg zur Heilung frei gemacht.

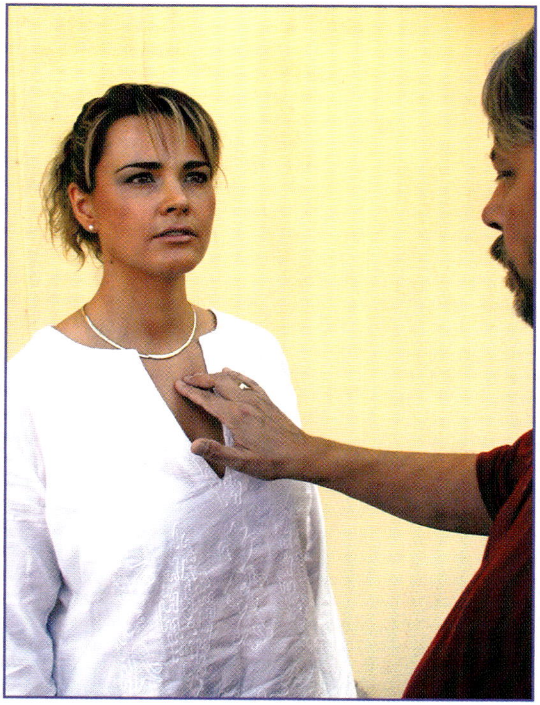

Was aber sind eine Hand voll Sitzungen, gegen monate- oder jahrelange Behandlungen?
Ich kann gar nicht beschreiben, was es in mir auslöst, wenn beispielsweise ein Patient, der Angst vor Menschenansammlungen hatte, nach nur einer Sitzung wieder problemlos in ein Kaufhaus geht. Meine Praxiserfahrungen werde ich an anderer Stelle noch ausführlicher schildern *(siehe Seite 91 ff.)* und dabei auch Patienten selbst sprechen lassen.

Mein größter Wunsch ist es, diese Methode allen Menschen zugänglich zu machen.

Hier bietet sich ein Königsweg zu seelischer Befreiung und zu einem von Angst unbelasteten Leben. Und das genau ist auch die Basis für eine strahlende körperliche Gesundheit.
Vor allem, und das fasziniert mich am meisten: Hier eröffnet sich eine einzigartige Möglichkeit zur Friedensarbeit. Mit ***Energiefeld-Techniken*** behandelte Menschen verlieren ihre Aggressivität, unterdrückte Wut und Machtbedürfnisse. Schließlich ist der Grund für solche Gefühle oft die Angst.

Die Angst aber verschwindet völlig aus dem Leben und macht einer tiefen Freude Platz.
Damit ist Frieden zu erleben: ***Frieden im Gemüt***.

Die Schulmedizin nutzt längst Energie für Heilungen

In den ärztlichen Praxen ist sie ja schon längst etabliert, die **Energetische Medizin.**
Selbst ein eingefleischter Schulmediziner wird wohl eine Heilwirkung solcher Behandlungsmethoden nicht mehr ausschließen.
Eine der wichtigsten Verfechterinnen der Naturheilkunde ist derzeit die von uns hochverehrte Frau Dr. Veronica Carstens.
Sie äußerte sich vor einiger Zeit in einer Sendung des Pfarrers Fliege:
„Die größte medizinische Errungenschaft des letzten Jahrhunderts ist die Homöopathie."
Dabei wurden sie vor zwei Jahrzehnten noch verlacht, die kleinen Kügelchen oder Tropfen, in denen kein Wirkstoff mehr nachweisbar war. Man hat es noch im Ohr: „Darin ist so viel enthalten, wie ein Tropfen im Bodensee ausmacht."
Nun, die Einstellung dazu hat sich gewandelt. Kaum ein Arzt hat in seinem Medikamenten-Repertoire nicht wenigstens einige homöopathische Standardmittel verfügbar, die er erfolgreich in der Patientenbehandlung einsetzt.
Damit ist voll anerkannt, dass es nicht allein die „wissenschaftlich" abgesegneten Wirksubstanzen sind, die Heilung ermöglichen, sondern auch reine Energie. Nichts anderes ist es nämlich, was hier bei der Heilung eine Rolle spielt. Keine chemische oder physikalische Einwirkung findet statt. Sondern es geht hier um eine bestimmte Botschaft, die dem „inneren Heiler" vermittelt wird.

Die Homöopathie

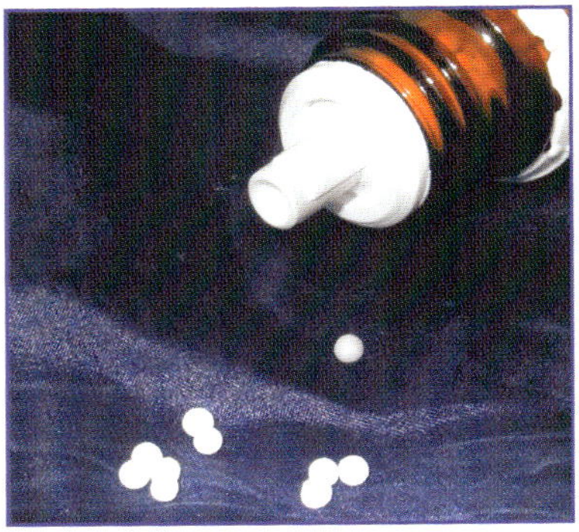

Ihre Wirkweise beruht allein auf einem Informationsfluss.
Je höher die Verdünnung, desto stärker die Heilwirkung (Potenzierung). Patienten und Behandler sind oftmals verblüfft, dass eine einzige Anwendung Krankheiten und Symptome zum Verschwinden bringen kann.
Findet der Behandler unter den vielen Mitteln, die dem Kranken entsprechen, das richtige, so kann die körperliche und seelische Gesundheit sich „praktisch über Nacht" verbessern. Interessant ist, dass für die Wahl der richtigen homöopathischen Medizin sowohl körperliche Symptome als auch die seelische Befindlichkeit eine Rolle spielen. Es geht hier also nicht um die Diagnose der Ursachen für die Krankheitsentstehung.

Bach-Blüten

Die Behandlung mit Blütenessenzen erfolgt nach den Grundsätzen der Homöopathie. Die Auswahl der Mittel jedoch richtet sich nach dem persönlichen Temperament, nach den aktuellen Gefühlen und Eigenschaften des Patienten. Der Begründer Edward Bach ging davon aus, dass zwischen Emotionen, Stress und Krankheit eine enge Beziehung besteht. So ordnete er jedem möglichen Charakter bestimmte Blüten zu, die ihm entsprechen. Dafür entwickelte er 38 Blütenessenzen, die er verabreichte, um negative emotionale Zustände zu lindern. Mit Bach-Blüten wird eine Vorarbeit geleistet, damit körperliche Gesundung ungestört verlaufen kann. Es handelt sich hier um das Nutzen einer subtilen Energie, die das Harmonisieren von Körper und Seele zur Grundvoraussetzung für Heilung macht.

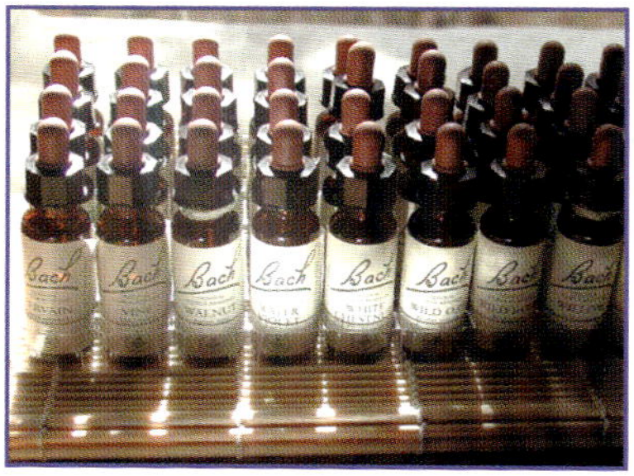

Akupunktur

Das Stimulieren von bestimmten Meridianpunkten mit Nadeln wird auch in europäischen Arztpraxen heutzutage vielfach durchgeführt. Es wird zur Schmerzbekämpfung eingesetzt, hat beste Ergebnisse beispielsweise bei Migräne und motorischen Störungen. Auch verlorene Energie lässt sich mit dem „Nadeln“ wieder zurückerobern.

Akupressur

beruht auf ähnlichen Prinzipien wie die Akupunktur. Hier werden speziell Meridianpunkte massiert. Diese Methode eignet sich hervorragend zur Selbstanwendung und kann bei kleinen Alltagsbeschwerden erfolgreich eingesetzt werden.

Japanisches Heilströmen

Genau das ist die Entsprechung zu den ***Meridian-Energie-Techniken***. Das bloße Auflegen der Fingerspitzen auf bestimmte Energiepunkte des Körpers ermöglicht einen gezielten Energiefluss, der Heilung, bevorzugt auf körperlicher Ebene, fördert. Diese Technik wird von vielen Therapeuten, zunehmend jedoch auch für die Selbstbehandlung angewendet.

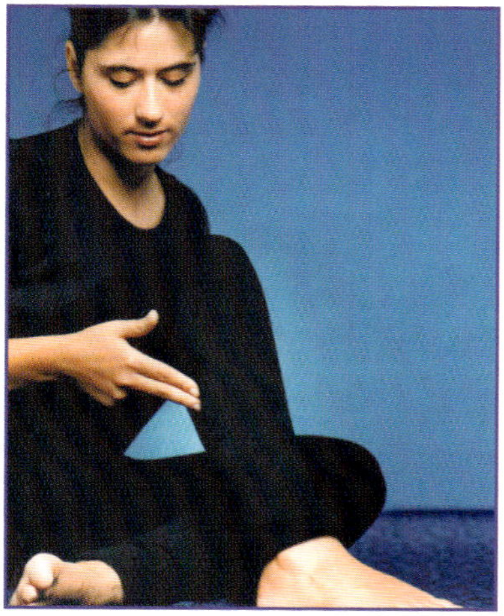

Heilen mit Edelsteinen

Diese Heilmethode geht auf die Schriften der Heiligen Hildegard von Bingen zurück. Wie aber kann ein Edelstein heilen? Jede Materie schwingt in einer anderen Frequenz. Offenbar findet hier eine Beeinflussung durch „passende" Frequenzen statt. Anwender bestätigen beispielsweise eine Beruhigung des Herzens mithilfe von Rosenquarz, Kopfschmerzlinderung mit Amethyst u.v.a.m. Edelsteine helfen auch dabei, Gemütszustände zu harmonisieren. Sie sind bestimmten Organen zugeordnet und können Heilung unterstützen.

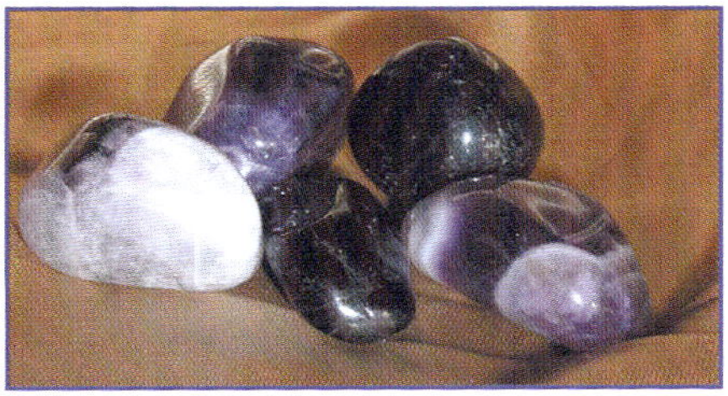

Reiki

Energie kann mittels der Hände oder durch die Kraft der Gedanken bewusst übertragen werden. Dabei spielen Entfernungen keine Rolle. Auch bei Reiki geht es um das Lösen von Blockaden sowie Verstärken und Aktivieren der körpereigenen Heilkräfte.

Jede dieser vorgestellten Methoden beruht letztendlich auf Energiearbeit.
Zur Bekämpfung von Krankheiten werden sie zunehmend in der Schulmedizin angewandt.
Seltsamerweise aber stößt Energiearbeit in der Psychotherapie teilweise noch auf heftigen Widerstand.
Zu stark ist der „Spezialist" noch verhaftet mit dem alten Therapiesystem des Durchleidens und Durchlebens der negativen emotionalen Erfahrungen, das er für seine Patienten für unerlässlich hält, soll es zu Linderung oder Heilung kommen.
Diese Einstellung jedoch dürfte längst überholt sein.
Jeder Behandler, ob Psychologe, Arzt, Heilpraktiker oder anderer Therapeut, kann sich selbst sehr schnell von der Wirksamkeit der Energetischen Psychologie überzeugen.
Die Einfachheit dieser Methode und die Leichtigkeit, mit der Heilerfolge erzielt werden können, mögen verblüffen, an der Seriosität des Behandlungssystems ändern sie nichts.

Wer sich nicht von dem Glauben befreien kann, dass Heilung nur über mühevolle Verfahren zu erreichen sei, versäumt hier eine einzigartige Chance, sich resp. seinen Patienten ganzheitliches Wohlbefinden zu sichern.

Die Meridian-Energie-Techniken

Die Geschichte dieser Methode

Das Wissen über Energiebahnen in unseren Körpern ist uralt.
Erste Überlieferungen dazu stammen aus China und sind vor über 5000 Jahren aufgezeichnet worden. Besonders in diesem Land hat das Forschen nach ganzheitlichen Zusammenhängen Tradition. Aus dem Wissen um Meridianverläufe und die Möglichkeit, bestimmte Meridianpunkte zu stimulieren, um den Fluss der Lebensenergie zu forcieren, resultieren eine Reihe von Verfahren, die zwischenzeitlich überall in der Welt angewandt werden. Die bekanntesten davon sind:

Akupunktur	Stimulieren von Meridianpunkten mit Nadeln
Akupressur	Stimulieren von Meridianpunkten durch Fingerdruck/Massage
Kinesiologie	Diverse Behandlungsverfahren und Diagnosetechniken mithilfe von Muskeltests
Touch for health	Stimulieren von Energiezonen durch Auflegen der Fingerspitzen
Mudras	Stimulieren von Wirkzonen an Fingern und Händen
Heilströmen	Stimulieren von Energiezonen durch Auflegen der Fingerspitzen

Aber auch bestimmte Massageformen, wie beispielsweise die Thai-Massage, beruhen auf Drucktechniken, mit der Energiezonen des Körpers behandelt werden.
Die positive Wirkung der uns vertrauten klassischen Massage, auch Krankenmassage, resultiert keineswegs ausschließlich aus dem Lockern von Muskeln, sondern regt vor allem den Fluss der Lebensenergie an. Nach einer Massage fühlt der Behandelte sich ausgesprochen angeregt, oftmals sogar euphorisiert.

Ungewohnt erscheint zunächst einmal das Einwirken auf Meridianpunkte in der klinischen Psychologie wie auch in anderen Zweigen der Psychologie und der Psychotherapie.

In den USA allerdings ist die Effektivität solcher Verfahren längst durch empirische Studien nachgewiesen.

Basierend auf Erfahrungen mit der Kinesiologie, die zuverlässig Diagnosen bestätigt und hilft, passende Behandlungskonzepte zu erstellen, hat sich besonders in den letzten Jahren die energetische Psychologie etabliert.

Studien und Erfahrungen

Wichtige Erfahrungen mit energetischer Psychologie dokumentierte der Psychotherapeut Callahan bereits 1987. Diese wurden durch Veröffentlichungen von Wade 1990, von Leonoff 1995 bestätigt.
Besonders Demonstrationsstudien von Figley und Carbonell 1995 und 1997 belegten die Effektivität von T.F.T. (Callahan) und anderen vergleichbaren Ansätzen.
Dafür waren Forschungen an der Florida-State-Universität durchgeführt worden. 1999 veröffentlichte Gallo in den USA Schriften über eigene Erfahrungen in seiner psychologischen Praxis.
Im Laufe der Jahre wurden die gemachten Erfahrungen von verschiedenen Therapeuten zu vereinfachten Verfahren zusammengefasst.

Anfang 2001 erlernte ich die Energiefeld-Therapie von Dr. Rudolf Kaufmann. Das sollte meine therapeutische Arbeit revolutionieren. Denn mit dieser Therapieform kam es zu erstaunlichen Behandlungserfolgen. Ich habe damit vielfältige Erfahrungen bei der Behandlung von emotionalen/psychischen Störungen in meiner Praxis und den Seminaren sammeln können. Das bezieht sich ebenfalls auf beeindruckende Erfolge bei der Behandlung nicht nur von psychischen/emotionalen Leiden, sondern auch von Schmerzen und körperlichen Leiden.
Durch diese Erfahrungen und weitere Studien auf dem Feld der Energetischen Psychologie konnte ich die Energiefeld-Therapie weiterentwickeln und entsprechend verändern.

Diesem von mir modifizierten Verfahren gab ich den Namen

Meridian-Energie-Techniken (M.E.T.)

Die Methode basiert auf den Erkenntnissen und Ergebnissen anderer energetischer Therapien. Ich bin dankbar, meine Erfahrungen mit ***M.E.T.*** in diesem Buch an Sie, lieber Leser, liebe Leserin, weitergeben zu dürfen.

Meridian-Energie-Techniken (M.E.T.)

Warum sie wirken und wie sie wirken

Jedes Lebewesen unterliegt einem bestimmten energetischen Kontrollsystem oder Management. Um dieses zu Veränderungen zu bewegen, genügt oft ein winziges Signal.
Das aber kann, an bestimmten Schaltstellen angebracht, eine Kette von Ereignissen auslösen.
Vergleichbar ist dieser Vorgang mit aufgestellten Dominosteinen. Wird nur der erste in einer unendlich langen Reihe angestoßen, setzt sich das „Signal" von Stein zu Stein fort, bis der letzte Stein fällt.
Interessant dabei ist, dass es tatsächlich nur einer winzigen Stimulation dafür bedarf.
Eine kleine Energiemenge ist also nur nötig, um riesige Veränderungen zu bewirken.
Ganz genau so funktionieren die ***Meridian-Energie-Techniken (M.E.T.)***.

Durch das sanfte Beklopfen bestimmter Meridianpunkte werden die vorhandenen Energieblockaden und die dadurch ausgelösten Störungen aufgelöst und die Energie kann wieder frei fließen.

Der Verlauf des Therapieerfolges der ***Meridian-Energie-Techniken*** geschieht in der Regel in Quantensprüngen. So entspricht es den Praxiserfahrungen, dass ein Patient nach der ersten Behandlung im Durchschnitt den Ausgangs-Messwert seines Problems von 10 auf 7 senken kann (10 = extrem großes Problemempfinden, 0 = kein Problemempfinden).
Die anschließende Verankerung durch die Handrücken-Serie erniedrigt den Wert weiter auf 4.
Eine Wiederholung der Gesamtbehandlung kann dann den Messwert 1 oder 0 erreichen.

Warum wirken die Meridian-Energie-Techniken:

Die tatsächliche Ursache für jedes emotionale und körperliche Leiden ist eine energetische Blockade in den 12 Meridianen.
Die ***Meridian-Energie-Techniken*** beseitigen genau diese Blockaden.
Dieses Ergebnis steht im Gegensatz zu den klassischen Therapieverfahren, in denen es um körperliche Symptome oder das Aufarbeiten von traumatischen Erlebnissen geht.
Die *Meridian-Energie-Techniken* sind also eine Heilbehandlung, die wahrhaftig *ursächlich* wirkt.

Die Beweisbarkeit
der Wirkung psychologischer Therapien

Die Wirksamkeit psychologischer Therapien lässt sich mit den bisher anerkannten wissenschaftlichen Methoden nicht wirklich belegen.

Tatsächlich beruhen die heute angewandten Therapien auf philosophischen Annahmen in Bezug auf menschliche Eigenschaften.

Die verschiedenen Behandlungen orientieren sich dabei weit gehend an der klassischen Physik. Für die Entstehung eines psychischen Problems macht man demzufolge einen bestimmten Reiz verantwortlich.
Dieser wird durch ein bestimmtes Geschehen ausgelöst. Dadurch kommt es zu einer Gefühls-Re-Aktion.
Die therapeutischen Bemühungen, allein die Reize auszuschalten, bringen zumeist nur unbefriedigende Ergebnisse.

Geht man jedoch davon aus, dass jedes seelische (aber auch körperliche) Problem eine Störung im Gesamtsystem ist, liegt es nahe, diese Blockade zu beseitigen, da der Auslöser ja nicht ungeschehen zu machen ist.

„Die sichtbare Welt ist eine unsichtbare Organisation von Energien", schrieb der Physiker Heinz Pagals.
Ein Feld, zum Beispiel ein Gedankenfeld, ist eine nicht materielle Struktur, die eine Wirkung auf alles Materielle hat. Folglich stehen Geist und Materie in unmittelbarem Zusammenhang und haben Einfluss aufeinander.

Gelingt es, die Seele zu heilen, gesundet auch der Körper und oftmals auch umgekehrt.

Sind die Behandlungserfolge mit den Meridian-Energie-Techniken nur ein Placebo-Effekt?

Die Behandlungserfolge mit den ***Meridian-Energie-Techniken*** erscheinen vielen Patienten, besonders aber den Therapeutenkollegen, so unerklärlich, ja unwirklich, dass sie geneigt sind, diese einem Placebo-Effekt zuzuschreiben.

Ein Placebo

ist ein pharmakologisch unwirksames Mittel, das beispielsweise in Doppelblindstudien* einer Vergleichsgruppe verabreicht wird, um die Wirksamkeit bestimmter Medikamente einschätzen zu können. Die Teilnehmer der Vergleichsgruppe glauben eine Wirksubstanz eingenommen zu haben. Bei etwa 37 % von ihnen zeigen sich tatsächliche Heilerfolge.

Demzufolge ist der Placebo-Effekt eine ernst zu nehmende Energie. Er entfaltet seine Wirkung in dem Maße, wie Patienten oder auch Ärzte an die Wirksamkeit dieses Mittels glauben.

Auf die Behandlung mit den ***Meridian-Energie-Techniken*** jedoch trifft es nicht zu, dass Placebo die Heilung erwirkt.

Vielmehr kommen die meisten Patienten voller Skepsis in die Praxis und beginnen die Behandlung, oder auch die Selbstbehandlung, trotz größter Zweifel.

Auch der Behandler muss im Übrigen keineswegs an die Wirksamkeit der Methode geglaubt haben, um Heilung zu erzielen.
Callahan beschreibt in seinem Buch „Den Spuk beenden“ (VAK-Verlag, Freiburg), wie er in einem Seminar einen Skeptiker von einem anderen Skeptiker behandeln ließ.
Der skeptische Therapeut löste dabei die schwere Phobie seines skeptischen Patienten in weniger als fünf Minuten auf.

* Doppelblindstudie: Konzept, bei dem weder Patient noch Prüfer bzw. Arzt wissen, welcher Wirkstoff verabreicht wird.

Psychotherapeuten beobachten solche Erfolge besonders kritisch. Gerne würden sie diese Heilungen unter Placebo-Effekt verbuchen.
Dem allerdings widerspricht, dass jeder, beinahe ohne Ausnahme jeder, durch die Behandlung mit der Energiefeld-Technik dramatische Verbesserungen seiner Befindlichkeit, in den allermeisten Fällen sogar Heilung erlebt. Das bezieht sich auf den größten Skeptiker genauso wie auf einen gläubigen Patienten.
Behandelt man Menschen ohne deren Wissen oder Kinder, Säuglinge, ja sogar Tiere, so wirken die ***Meridian-Energie-Techniken*** auch hier.
Diese Tatsachen allein belegen schon ausreichend, dass die positive Wirkung dieser Technik nicht auf Placebo zurückzuführen ist.

Verständlich allerdings ist, dass man einer Methode wie den ***Meridian-Energie-Techniken*** erst einmal mit größter Vorsicht begegnet. Schließlich reduziert sie Behandlungszeiten von vielen Monaten oder gar Jahren, die erfahrungsgemäß mit nur mäßigen Heilerfolgen abschlossen, auf zum Teil nur wenige Minuten.
Daraus erklärt sich die Überlegung: „Irgendwie kann das nicht mit rechten Dingen vor sich gehen ..."

Es ist das eigene Erleben, das überzeugt.

Und „wer heilt, hat Recht", das gilt auch hierfür.
Denn wer sich durch diese eindrucksvolle Technik von Lebenslasten befreien konnte, nutzt die neuen Möglichkeiten, um alle Steine wegzuschaufeln, die noch im Wege liegen, und fragt nicht lange, ob denn wirklich sein darf, was eigentlich nicht sein kann. Jedenfalls nicht im Sinne der heutigen wissenschaftlichen Beweisführung.

Wer als Therapeut aber täglich erlebt, wie echte Hilfe für seine Patienten aussehen kann, der sucht spätestens beim fünften Fall nicht mehr nach anderen Erklärungen für die Wirkung seiner Behandlung.

Der Placebo-Effekt ist unbestritten eine willkommene Energie, die für Heilung eingesetzt werden kann.
Bei der Erfolgsquote von bis zu 90 % jedoch, die sich tagtäglich bei unzähligen Patienten bestätigt, hat sie gewiss keinen Anteil am Ergebnis der Behandlungen mit den *Meridian-Energie-Techniken*.

Auflösen
statt zu überlagern – zu seinen Problemen stehen

Das Bewusstsein und das Unterbewusstsein sind zwei völlig verschiedene Seelen in unserer Brust. Das Bewusstsein lässt sich mit Vernunft und Willen steuern, das Unterbewusstsein hingegen reagiert auf einfache Bilder und bestimmte Formulierungen.

Um negative Emotionen, die mit einem Problem verbunden sind, auflösen zu können, ist es wichtig, den negativen Zustand erst einmal zur Gänze anzuerkennen.

Ein Alkoholiker muss sich demnach bereit finden, klar und deutlich zu sagen: „Ich bin ein Alkoholiker!" Erst dann hat er Aussicht auf einen Therapieerfolg. Wie wir wissen, fällt ihm jedoch genau dieses Bekenntnis sehr schwer. Ist doch eine Suchtvergangenheit überlagert von Lebenslügen, Beschwichtigungen, Verschleierungen, Verheimlichungen und Angst vor der nackten Wahrheit.
Es ist also eine Blockade vorhanden, die erst einmal beseitigt werden muss.

So ist auch bei der Behandlung mit M.E.T. die Voraussetzung für rasche Heilung die bedingungslose Anerkenntnis des Problems und die Bereitschaft, dieses durch Positivformulierung in Selbstliebe umzuwandeln.

Beide Aspekte sind in folgender Beispiel-Formulierung vorhanden:

> ***„Obwohl ich eine Heidenangst vor der Prüfung habe, liebe und akzeptiere ich mich so, wie ich bin!"***

Mit dem intensiven Denken an das Problem wird ein Gedankenfeld aufgebaut. Dieses ist objektiv nicht messbar, kann jedoch, je nach subjektiver Einschätzung des Patienten auf der Skala, heftige Reaktionen wie Angstgefühle, Herzrasen und Schweißausbrüche auslösen.

Durch ständige Wiederholung der Formulierungen wird dieses Gedankenfeld aufrechterhalten und die Verbindung zu der Blockade hergestellt. Diese kann durch das Beklopfen der Meridianpunkte aufgelöst werden.

Das Unterbewusstsein allerdings spricht nur auf die „richtigen“ Formulierungen an, die Gemütserregungen auslösen.
Vor Beginn der Behandlung ist es deshalb wichtig, das wirkliche Problem zu erkennen und es genau zu benennen.

Beispiel:

„Ich habe Angst vor dem Fliegen!“

Keine Reaktion – stattdessen:

„Ich habe Angst davor, dass das Flugzeug abstürzt.“

Messbarer Behandlungserfolg

Es geht hier also nicht um Affirmationen, in denen Positiv-Formulierungen die blockierenden Glaubenssätze ersetzen oder sie überlagern.

Die *Meridian-Energie-Techniken* lösen vielmehr Blockaden auf, die durch Ereignisse oder Verletzungen aus der Vergangenheit entstanden sind und den Fluss der Lebensenergie unterbrechen.

Ziemlich wirkungslos hingegen ist es nach allen Erfahrungen, für das Erreichen des Ziels ausschließlich den Willen und die Disziplin einzusetzen. Hiermit sind in den allermeisten Fällen nur kurzfristige Erfolge möglich.

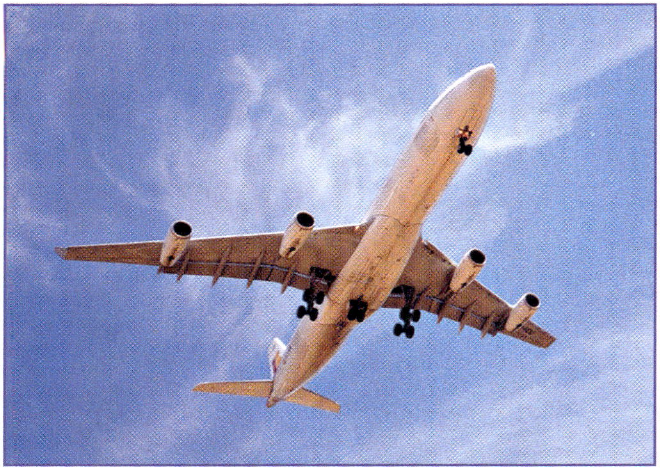

M.E.T.

Meridian-Energie-Techniken

Anweisung für Behandlungsabläufe

Meridiane

Energiebahnen durchziehen den ganzen Körper

5000 Jahre alt ist das überlieferte Wissen der Chinesen um Energiebahnen, die sich unter der Hautoberfläche eines Menschen entlangziehen. Durch diese fließt das „Chi", also die Lebensenergie, die alle Körperfunktionen belebt. Jede dieser Bahnen ist einem Organ und speziellen Empfindungen zugeordnet. Bestimmte „Schaltstellen" verknüpfen diese Linien.

Niemand hat diese Meridiane, wie die Energiebahnen genannt werden, je gesehen. Aber wer hat je Strom zu Gesicht bekommen? ***Hier wie dort jedoch lässt sich ihr Vorhandensein m e s s e n .***

Das Interessante an der Lehre von den Meridianen ist, dass alle Körperfunktionen voneinander abhängen und zusammenspielen. Die fernöstliche/asiatische Medizin setzt genau aus diesem Grund nicht auf die Behandlung von Einzelsymptomen.

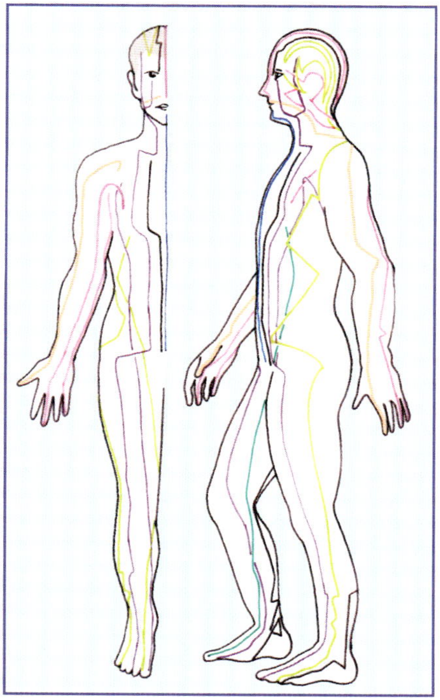

Der Mensch muss bei einer Diagnose und beim Erstellen des Behandlungskonzeptes als Ganzes betrachtet werden.

So spielt die seelische Befindlichkeit eine genauso wichtige Rolle wie die Verdauungsfunktion oder diverse andere Beschwerden, wenn der Patient beispielsweise „nur" über Rückenschmerzen klagt.
Akupunkturpunkte befinden sich auf den Meridianverläufen oder auf den „Schaltstellen" derselben. Durch mechanische Einwirkung kann der Energiefluss stimuliert werden, kann die Richtung verändert werden oder ***„Freischaltung"*** erfolgen.
Das gesamte Organsystem wird auf diese Weise beeinflusst. Aber auch im Gemüt lassen sich grundlegende Veränderungen erzielen.
Nach genau diesem Prinzip funktionieren auch die *Meridian-Energie-Techniken.*
Es sind ganz bestimmte Meridianpunkte, die durch Beklopfen stimuliert werden, damit dazugehörige Energiebahnen freigegeben werden können.

4 Segmente = 1 Behandlung

Eine Gesamtbehandlung umfasst 4 Schritte:

1. Das **Thymusklopfen**
Unter 10–12-maliger Wiederholung einer ***Motivationsformel*** wird die Thymusdrüse im 3/4-Takt beklopft. *(Siehe „Thymusklopfen" Seite 52)*

2. Der **Heilende Punkt**
Dieser wird laufend im Kreise gerieben oder massiert, während 3-mal der ***Vorbereitungssatz*** gesprochen wird. *(Siehe „Vorbereiten" Seite 35)*

3. Die **13 Hauptpunkte** bilden das eigentliche Behandlungssegment.
Jeder von ihnen wird in der Reihenfolge 1–13 jeweils 8-mal beklopft, während der ***Behandlungssatz*** fortlaufend wiederholt wird.
(Siehe „Behandlungspunkte" ab Seite 29)

4. Die **Handrückenserie**
Ohne verbale Unterstützung wird der Handrücken-Punkt laufend beklopft.
Die Augen führen dabei eine vorgegebene Abfolge von Blickrichtungen durch.
Während dieser wird nach Anleitung abwechselnd rückwärts gezählt sowie gesummt.
(Siehe „Verankern" Seite 37)

Damit ist gewährleistet, dass jeder der Meridiane in das Behandlungskonzept einbezogen ist. Auf diese Weise können unterschiedliche Probleme abgedeckt werden.

Patienten oder auch Selbstanwender staunen oftmals darüber, dass sie eigentlich ein einziges Angstproblem oder nur ein Trauma behandelt hatten. Wenige Wochen später stellten sie dann fest, dass auch die Schmerzen im Knie verschwunden waren und der Magen nicht mehr so empfindlich reagierte.
Ein leichteres Verständnis für diese Zusammenhänge ermöglichen die nachfolgenden Seiten. Auf ihnen ist verdeutlicht, wie weit reichend jede Behandlung mit den ***Meridian-Energie-Techniken*** eine positive Umkehr bewirken kann.
Die dargestellten Abhängigkeiten lassen vermuten, dass es müßig ist, Einzelbeschwerden heilen zu wollen, ohne das Gesamtsystem zu berücksichtigen.
Die nachfolgenden Seiten machen deutlich, welches Organ mit welcher Seelenlage oder Charaktereigenschaft in Verbindung steht.

Meridianpunkte
und ihre körperlichen und seelischen Entsprechungen (nach Diamond)

Die verschiedenen Meridianverläufe sind jeweils bestimmten Organen zugeordnet, für deren Energieversorgung sie zuständig sind.
Jedes Organ und damit jeder dazugehörige Meridian entspricht aber auch bestimmten Gefühlen wie Liebe, Hass, Angst, Wut, Eifersucht etc.
Mit den Meridianpunkten, die bei der Anwendung von ***M.E.T.*** beklopft werden, wird gezielt eine direkte Wirkung auf die körperlichen sowie seelischen Befindlichkeiten eines Menschen ausgeübt.

Bezeichnung: TD = Thymusdrüse*

Lage: Auf dem Brustbein, 7 cm unter der Halsgrube
Organische Entsprechung bzw. Meridian: Thymusdrüse
Seelische Negativauswirkung: Schwach bei Schicksalsschlägen, Angst, Hass, Neid
Positive Umkehr: Glaube, Vertrauen, Mut, Willensstärke

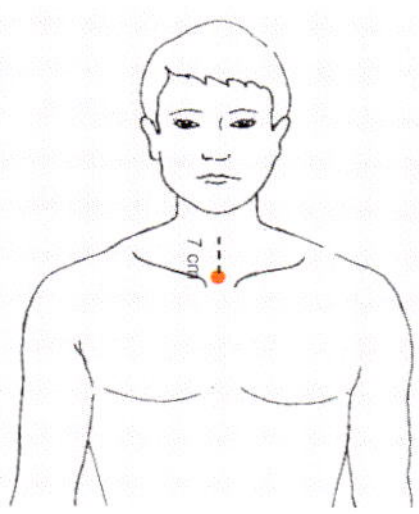

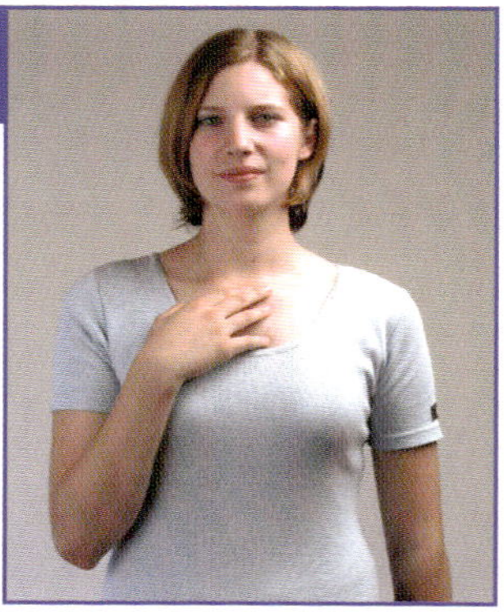

Bezeichnung: HP = Heilender Punkt ** *(siehe Seite 33 unten)*

Lage: 10 cm unterhalb der Halsgrube und im rechten Winkel 10 cm seitlich
Organische Entsprechung bzw. Meridian: Neurolymphatischer Reflexpunkt *(Ausnahme: liegt außerhalb des Meridiansystems)*
Seelische Negativauswirkung: Energetische Fehlschaltung verhindert Heilung
Positive Umkehr: Energetische Fehlschaltung wird aufgehoben

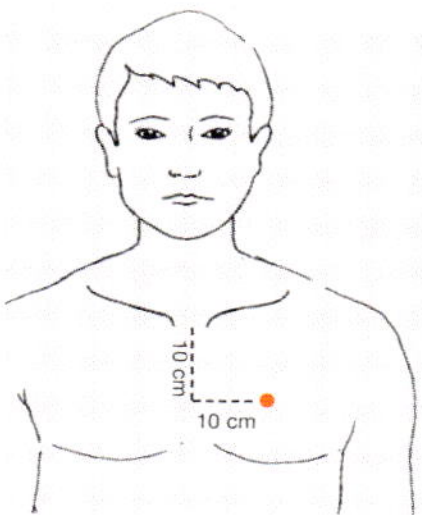

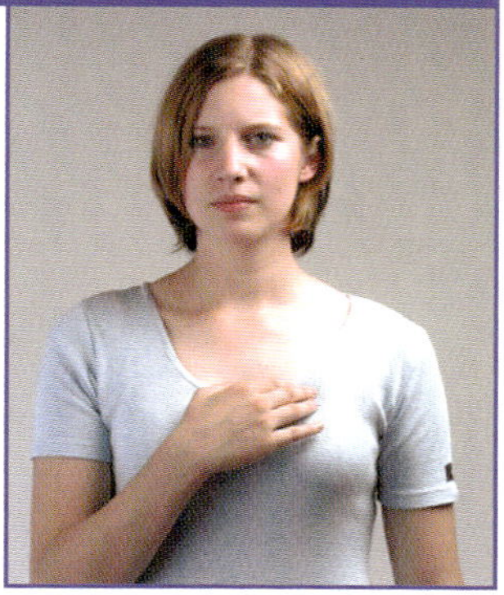

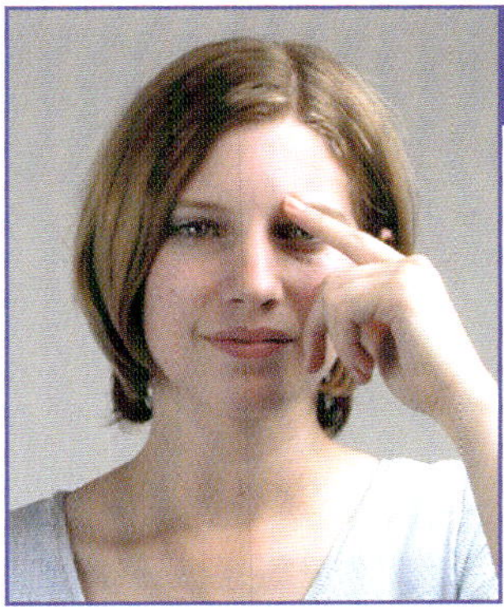

1 Bezeichnung: AB = Augenbrauen-Punkt

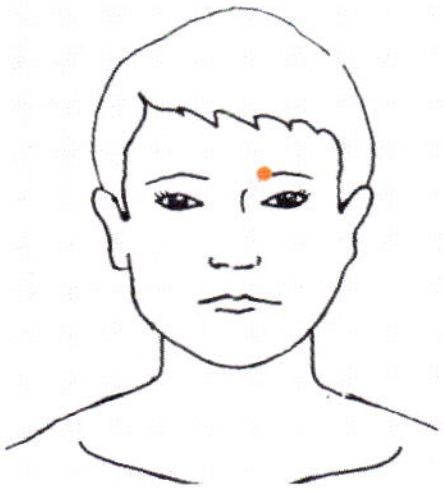

Lage: Punkt am Beginn der Augenbraue, Innenseite
Organische Entsprechung bzw. Meridian:
Blase
Seelische Negativauswirkung:
Ruhelosigkeit, Ungeduld, Frustration
Positive Umkehr:
Frieden, Harmonie

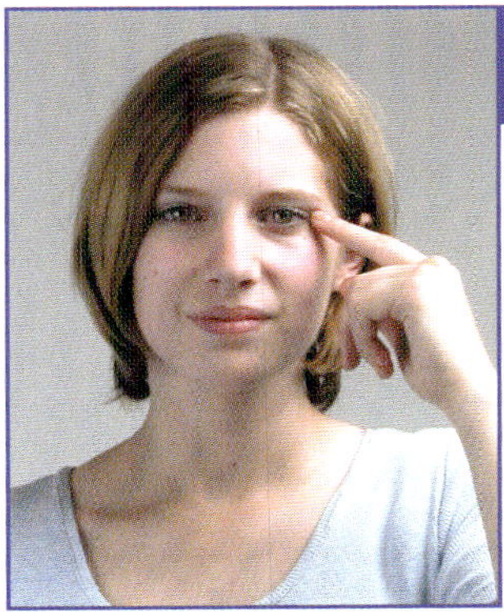

2 Bezeichnung: SA = Seitlicher Augen-Punkt

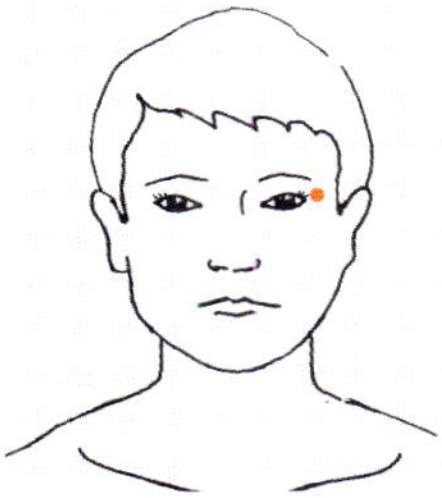

Lage: Punkt direkt neben dem Auge, Außenseite
Organische Entsprechung bzw. Meridian:
Gallenblase
Seelische Negativauswirkung:
Wut, Jähzorn
Positive Umkehr:
Liebe, Vergebung, Wertschätzung

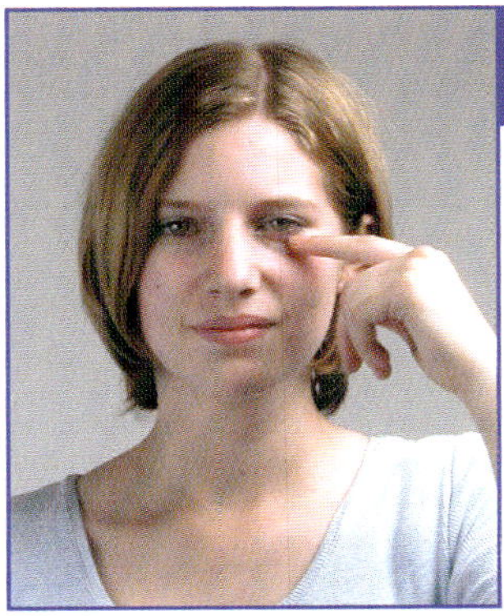

3 Bezeichnung: JB = Jochbein-Punkt

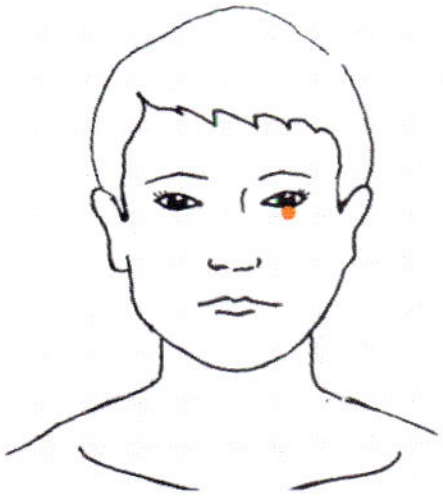

Lage: Punkt direkt unter dem Auge in der Mitte auf dem Knochen
Organische Entsprechung bzw. Meridian: Magen
Seelische Negativauswirkung:
Bitterkeit, Enttäuschung, Entbehrung, zu großer Ehrgeiz, Übelkeit
Positive Umkehr:
Zufriedenheit, Gelassenheit, Ruhe

4 Bezeichnung: UN = Unter-Nasen-Punkt

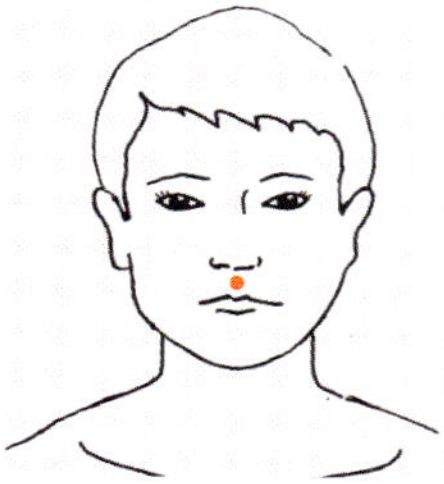

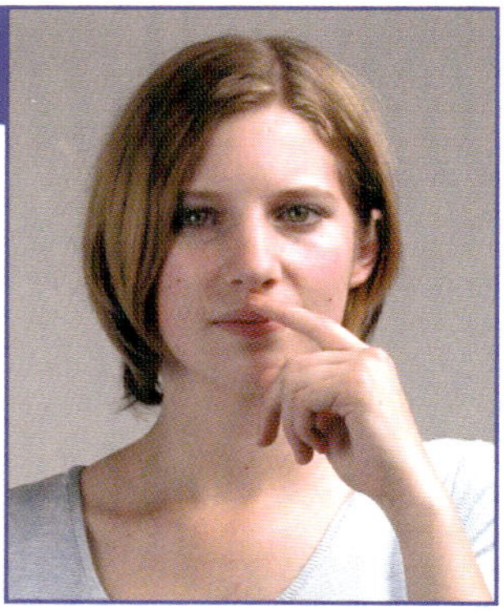

Lage: Punkt in der Mitte zwischen Nase und Oberlippe, Mitte
Organische Entsprechung bzw. Meridian: Leitbahn der Steuerung
Seelische Negativauswirkung:
Verlegenheit, Schüchternheit
Positive Umkehr:
Sicherheit, Offenheit

5 Bezeichnung: UL = Unterlippen-Punkt

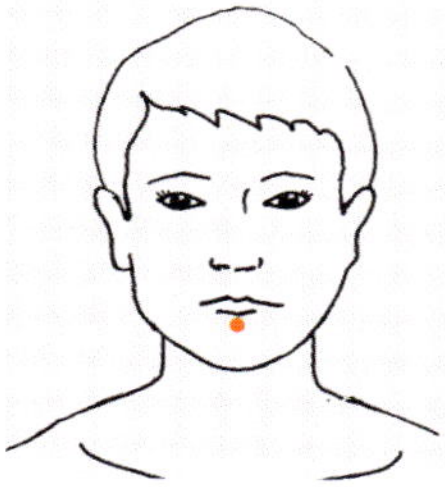

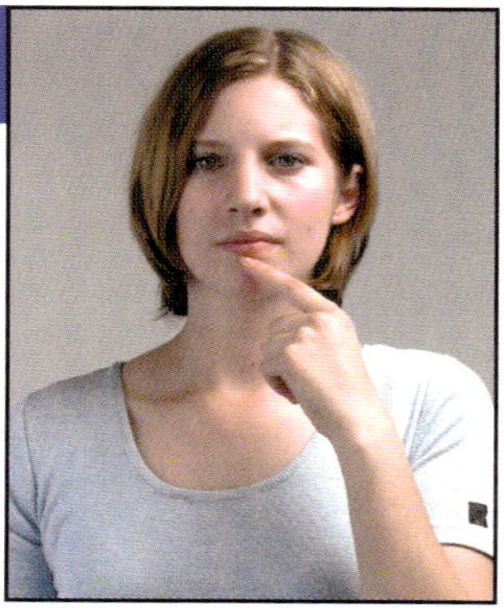

Lage: Punkt in der Kuhle unter der Unterlippe
Organische Entsprechung bzw. Meridian:
Aufnehmende Leitbahn
Seelische Negativauswirkung:
Schamgefühl
Positive Umkehr:
Gesunder Stolz

6 Bezeichnung: SB = Schlüsselbein-Punkt

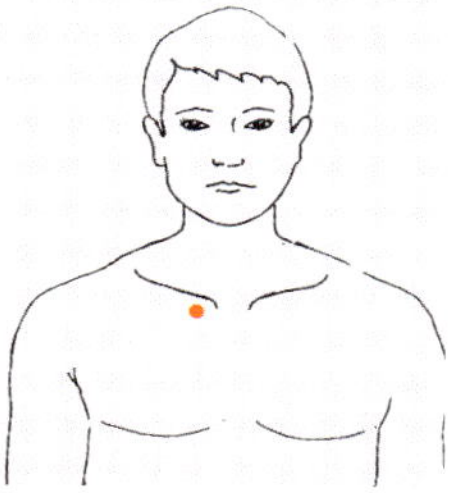

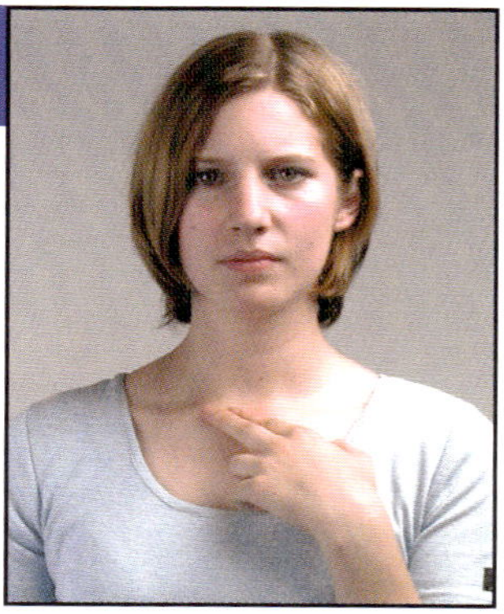

Lage: Punkt am Beginn des Schlüsselbeines, einen Fingerbreit seitlich der Halskuhlenmitte
Organische Entsprechung bzw. Meridian: Niere
Seelische Negativauswirkung:
Partnerschaftsprobleme
Positive Umkehr:
Harmonische Beziehungen, Ruhe

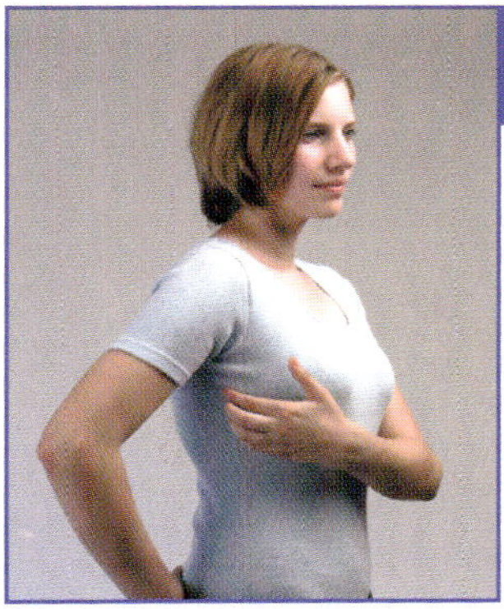

7 Bezeichnung: UA = Unter-Achselhöhlen-Punkt

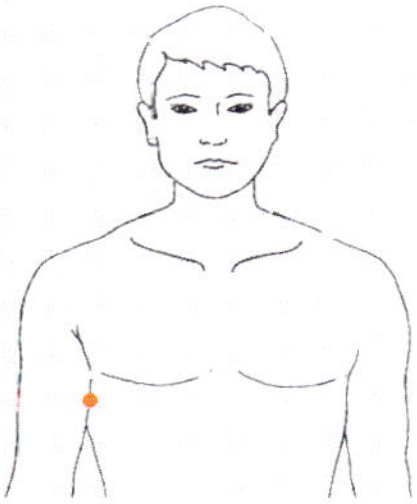

Lage: Punkt etwa 10 cm unter der Achselhöhle, mittig (mit Fingerspitzenreihe klopfen)
Organische Entsprechung bzw. Meridian: Milz, Pankreas
Seelische Negativauswirkung: Zukunftsängste
Positive Umkehr: Sicherheit, Glaube, Vertrauen

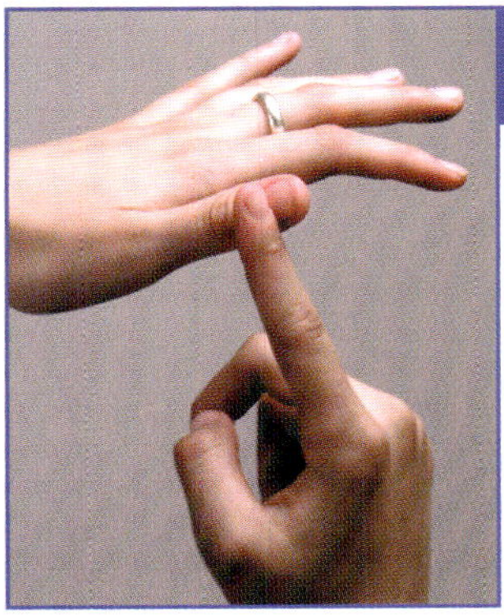

8 Bezeichnung: DN = Daumennagel-Punkt

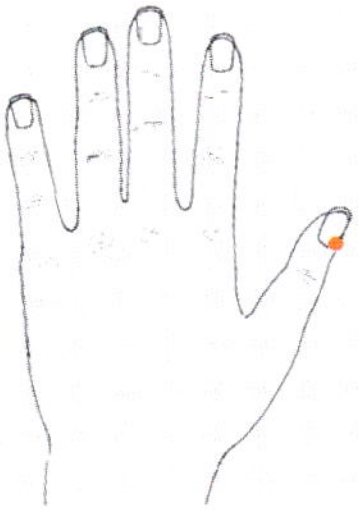

Lage: Punkt auf der dem Körper zugewandten Seite des Daumennagels in der unteren, rechten Ecke am Nagelfalz
Organische Entsprechung bzw. Meridian: Lunge
Seelische Negativauswirkung: Verachtung, Geringschätzung, Hochmut
Positive Umkehr: Demut, Dankbarkeit, Bescheidenheit, Toleranz

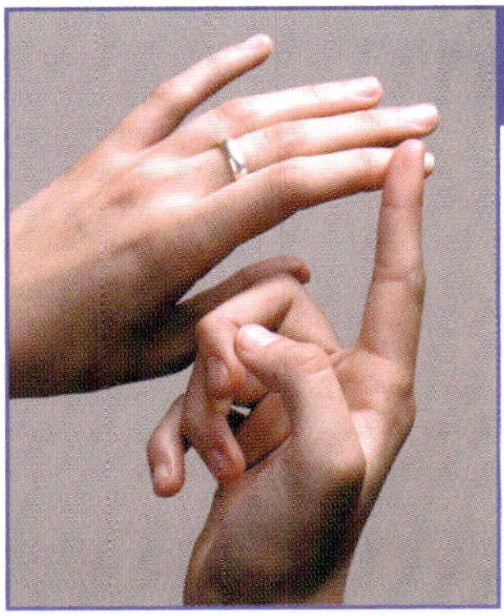

9 Bezeichnung: ZF = Zeigefingernagel-Punkt

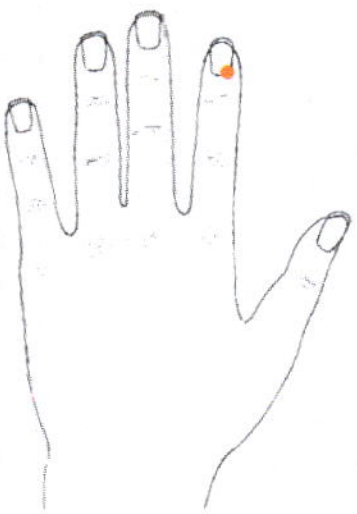

Lage: Punkt auf der dem Körper zugewandten Seite des Zeigefingernagels in der unteren, rechten Ecke am Nagelfalz
Organische Entsprechung bzw. Meridian: Dickdarm
Seelische Negativauswirkung: Schuldgefühl
Positive Umkehr: Gutes Selbstwertgefühl

⑩ Bezeichnung: MF = Punkt auf der Mittelfingerspitze

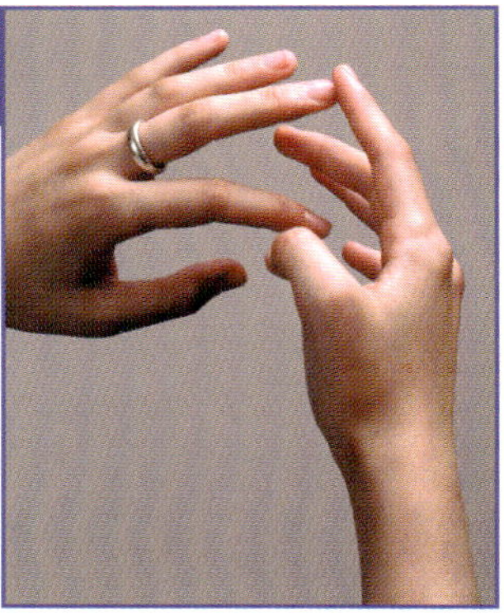

Lage: Punkt auf der obersten Spitze des Mittelfingers, Mitte
Organische Entsprechung bzw. Meridian:
Kreislauf, Sexualität
Seelische Negativauswirkung:
Bedauern, Reue
Positive Umkehr:
Loslassen, was vergangen ist

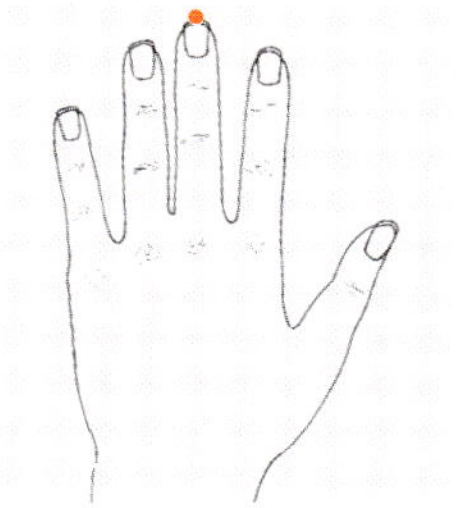

⑪ Bezeichnung: KF = Kleiner-Fingernagel-Punkt

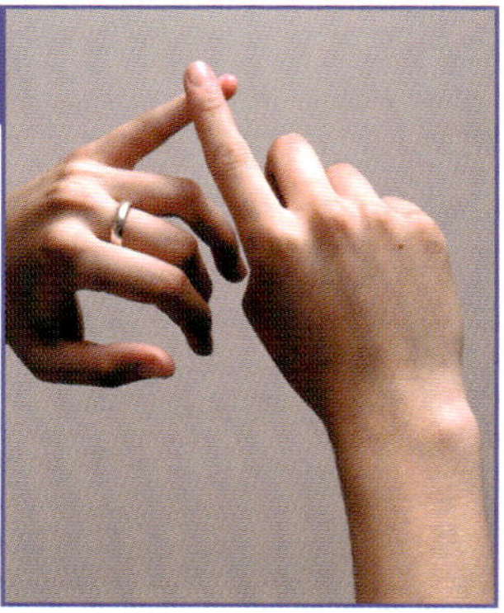

Lage: Punkt auf der dem Körper zugewandten Seite des kleinen Fingernagels in der unteren rechten Ecke am Nagelfalz
Organische Entsprechung bzw. Meridian: Herz
Seelische Negativauswirkung:
Zorn, Ärger
Positive Umkehr: Liebe und Vergebung

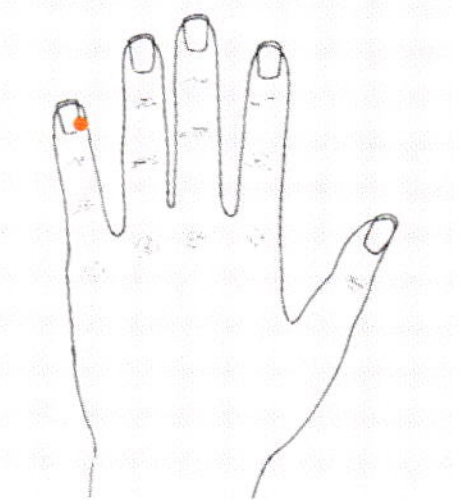

⑫ Bezeichnung: HK = Handkanten-Punkt

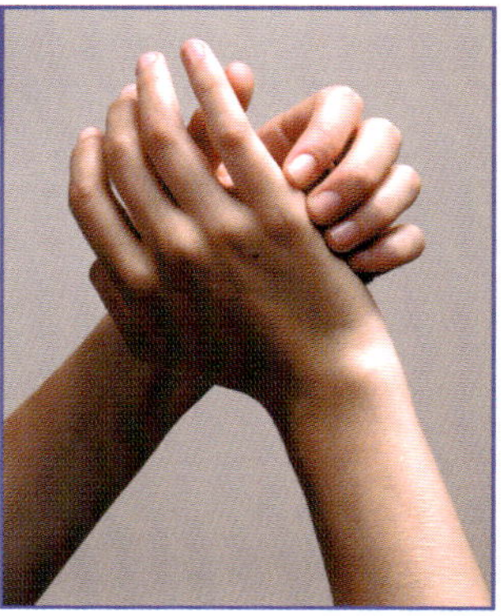

Lage: Auf der Außenkante der Hand am Ende der oberen Handinnenlinie (Mit Fingerspitzenreihe die gesamte Handkante beklopfen)
Organische Entsprechung bzw. Meridian: Dünndarm
Seelische Negativauswirkung:
Traurigkeit, Kummer
Positive Umkehr: Freude, Glücksgefühl

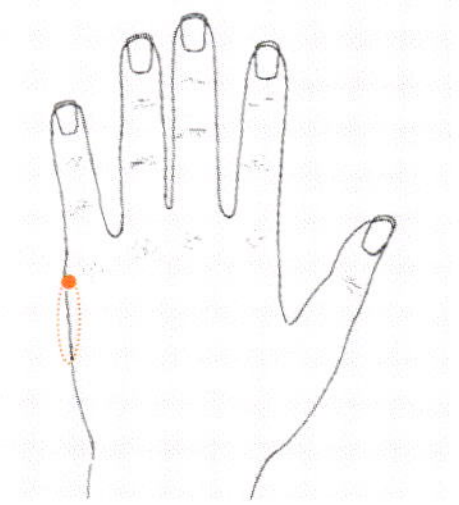

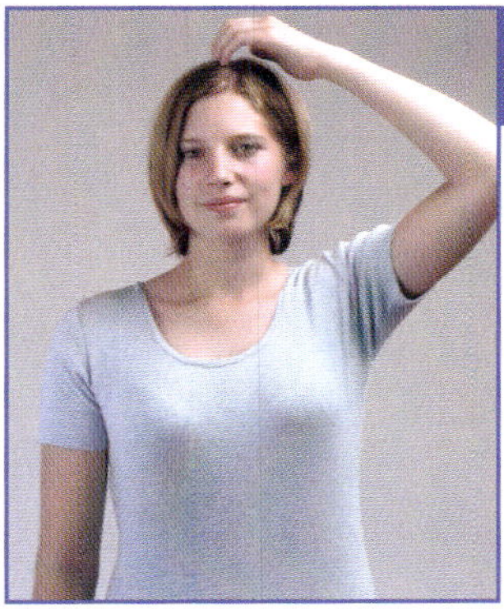

13 **Bezeichnung: SP** = Scheitel-Punkt

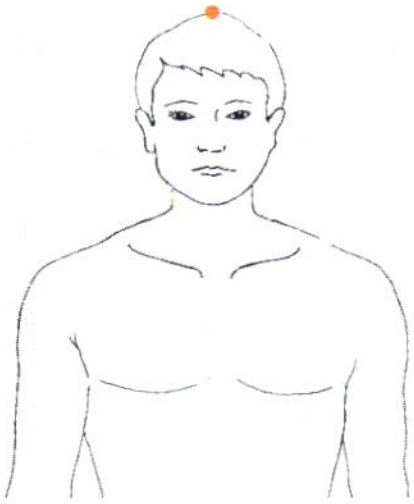

Lage: Auf dem obersten Punkt des Mittelscheitels (Mit Fingerspitzenreihe den Mittelscheitel beklopfen)
Organische Entsprechung bzw. Meridian: Zusammenfassender Spezialpunkt

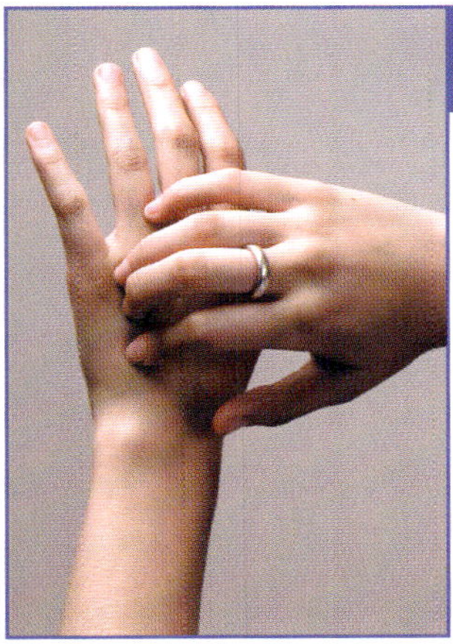

Bezeichnung: HR = Handrücken-Punkt

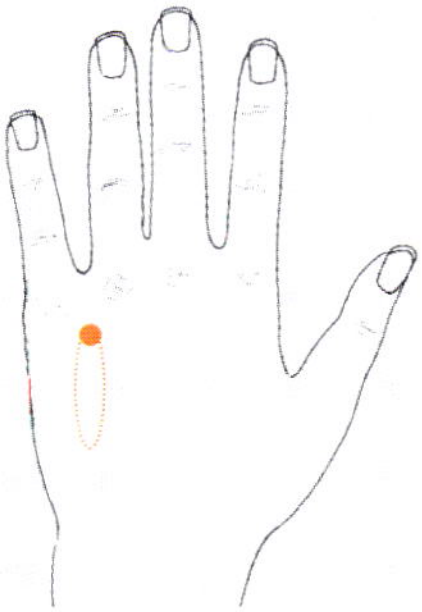

Lage: Zwischen dem kleinen Finger und Ringfinger auf dem Handrücken zwischen den Sehnen (Mit der Fingerspitzenreihe den gesamten Spalt beklopfen)
Organische Entsprechung bzw. Meridian: Sammel-Meridian
Seelische Negativauswirkung: Depressionen, Verzweiflung, Trauer, Hoffnungslosigkeit, Niedergeschlagenheit, Einsamkeit
Positive Umkehr: Hoffnung, Leichtigkeit, Beschwingtheit, Elan

Quelle für die Zuordnung der seelischen Auswirkung: John Diamond „Die Heilende Kraft der Emotionen", 1985, dt. Ausgabe: 1987

Wichtige Anmerkungen

Die abgebildeten Punkte können wahlweise auf der rechten oder linken Körperhälfte behandelt werden.

* Die Thymusdrüse (TD) gehört nicht zu den Meridianpunkten.

** Der Heilende Punkt (HP) ist ebenfalls kein Meridianpunkt, sondern ein neurolymphatischer Reflexpunkt, der im Gegensatz zu allen Meridianpunkten nicht beklopft, sondern massiert wird. Diese „Vorbereitung" dient der Aufhebung einer möglicherweise vorhandenen Energetischen Fehlschaltung *(siehe Seite 56)*.

Die Behandlung mit den Meridian-Energie-Techniken (M.E.T.)

In meiner Praxis verwende ich das gleiche Verfahren, das Sie diesem Buch entnehmen können. Die Erläuterungen dazu will ich so einfach wie möglich halten, sodass sie auf der Stelle anzuwenden sind.

Wohlgemerkt handelt es sich hier um das Basis-Wissen, das sich zur Selbstanwendung eignet. Probleme, die auf einer großen Anzahl von komplizierten Aspekten basieren, sollten von einem erfahrenen Therapeuten oder Arzt behandelt werden. Diesen in Ihrer Nähe zu finden, dabei will ich Ihnen gerne behilflich sein, wenn Sie mich hierzu anschreiben. *(Adresse siehe Seite 219)*

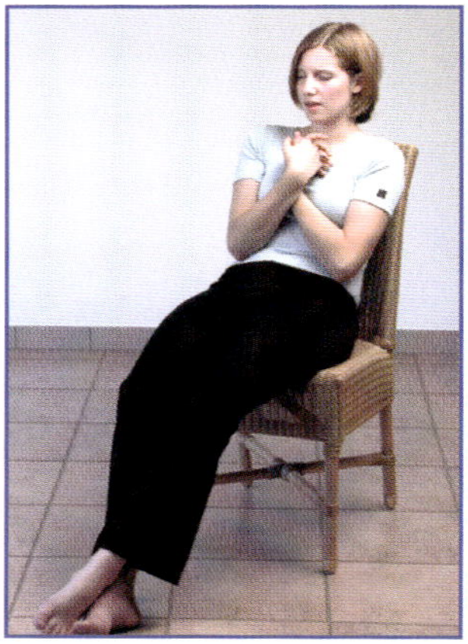

Sie selbst aber können für Ihre Gesundheit, Ihre Gemütsverfassung und für Ihre Vitalität viel erreichen, indem Sie auf der Stelle mit dem Beklopfen bestimmter Meridianpunkte beginnen. ***Das ist tagtäglich nur Minutenarbeit und kann Ihr Leben im positiven Sinn auf den Kopf stellen.***

Bevor Sie jedoch mit der nachfolgend erläuterten Behandlung beginnen, ist es ratsam, den Körper und die Seele in eine gelassene Stimmung zu bringen. *(Siehe Seite 50 „BALANCE“)*

Behandlungsablauf

1. Einstimmung

Nennen Sie Ihr Problem beim Namen. Dazu müssen Sie keine mühevollen Formulierungen vornehmen. Sagen Sie einfach und knapp, was Ihnen dazu als Erstes einfällt. Gehen wir beispielsweise davon aus, dass Sie Angst in geschlossenen Räumen haben. So sagen Sie:

„Ich habe Angst in geschlossenen Räumen.“

Stimmen Sie sich auf das Thema ein, indem Sie sich den Aufenthalt in einem engen Raum vorstellen. Bestimmen Sie nun auf einer Skala von 0–10 die Höhe der Angst, die Sie dabei empfinden. Dabei würde die 10 den höchsten Grad an Angst messen, 0 bedeutet gar keine Angst. *(Messwert-Skala siehe Seite 41)*

2. Thymusklopfen

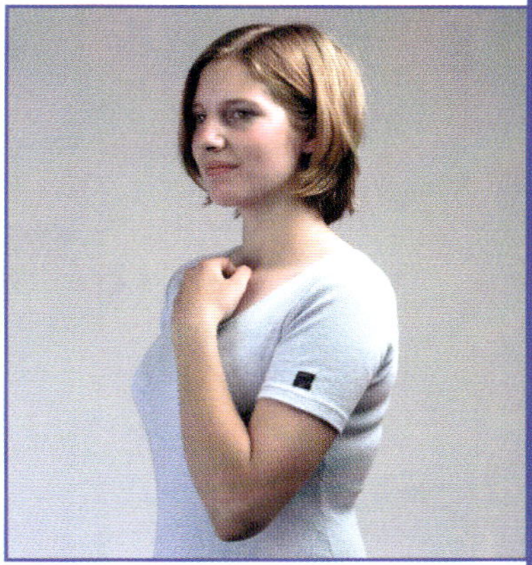

Diese Methode schließt sich gleich an das Thema „Einstimmung" an, um den Energie-Funktionslevel des Behandelten zu heben.
Dafür wird mit leichter Faust oder mit 3 Fingern das obere Drittel des Brustbeins beklopft und 10-mal folgender Satz gesprochen:

„Ich liebe, glaube, vertraue,
ich bin dankbar und mutig."

(Genaue Beschreibung siehe Seite 52)

3. Vorbereiten

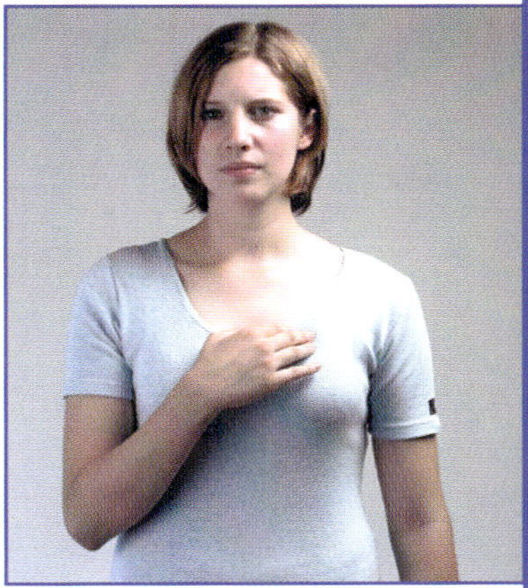

Mit dieser Maßnahme heben Sie vorsorglich eine eventuell bestehende Energetische Fehlschaltung durch positive Umkehr auf. *(Siehe Seite 56)*
Weil das Gefühl des „Nicht-verdient-Habens" bei fast jedem Menschen Blockaden manifestiert, ist es routinemäßig in jedem Behandlungsablauf eingefügt. *(Ausführliche Erläuterungen zum Thema siehe Seite 66)*
Legen Sie Zeige-, Mittel- und Ringfinger auf den Heilenden Punkt **(HP)**. Diesen massieren Sie langsam, als würden Sie Creme verreiben, im Uhrzeigersinn und wiederholen währenddessen dreimal:

„Obwohl ich diese Angst in
geschlossenen Räumen habe,
liebe und akzeptiere ich
mich so, wie ich bin."

Anschließend wiederholen Sie, während Sie weiterhin den **HP** massieren, dreimal den folgenden Satz:

„Obwohl ich es nicht verdient habe,
diese Angst zu verlieren, liebe und
akzeptiere ich mich so, wie ich bin".

(Formulierungs-Beispiele für Ihre persönlichen Anliegen finden Sie auf den Seiten 72 bis 85)

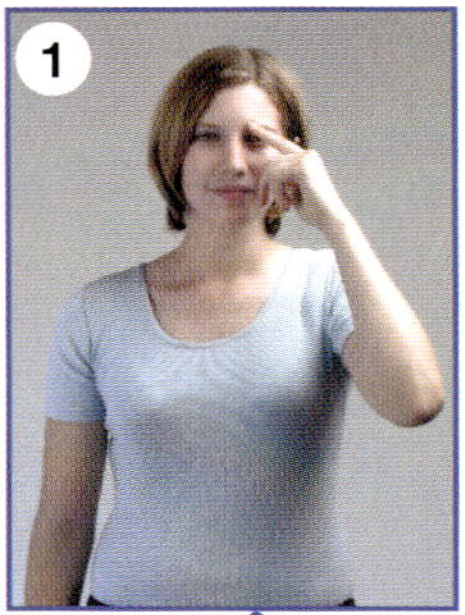

4. Behandlung

Die Behandlungspunkte werden nun in der bezeichneten Reihenfolge (1–13) je etwa 10-mal beklopft. Das Klopfen geschieht mit Zeige- oder Mittelfinger (etwa zwei- bis dreimal pro Sekunde). Es soll nicht wehtun, jedoch deutlich zu spüren sein. Dabei sagen Sie fortwährend: ***„Meine Angst in geschlossenen Räumen, meine Angst …"***
(Wird wiederholt, bis alle 13 Punkte beklopft sind)

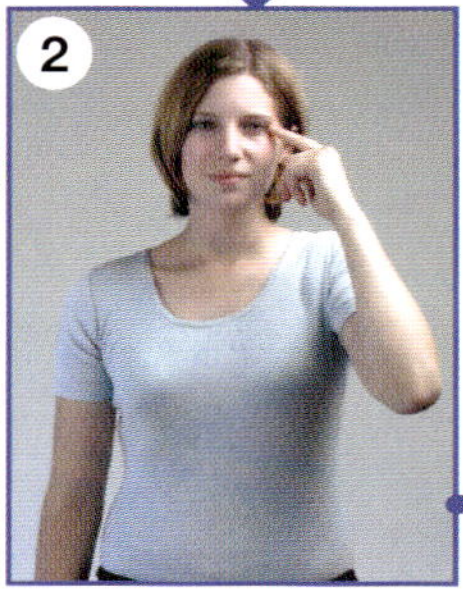

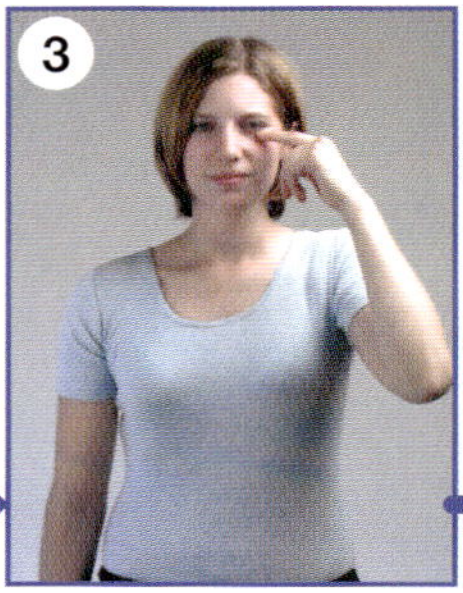

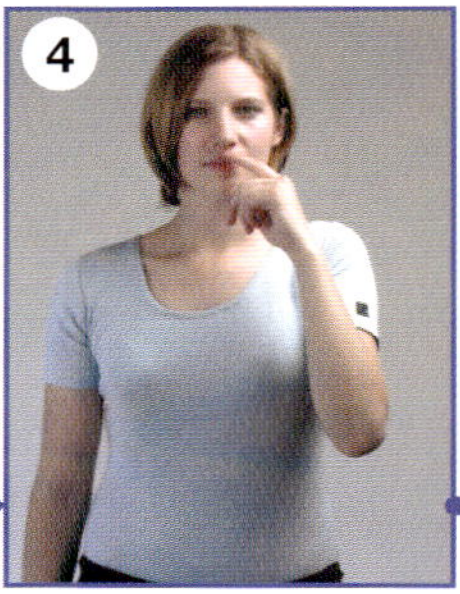

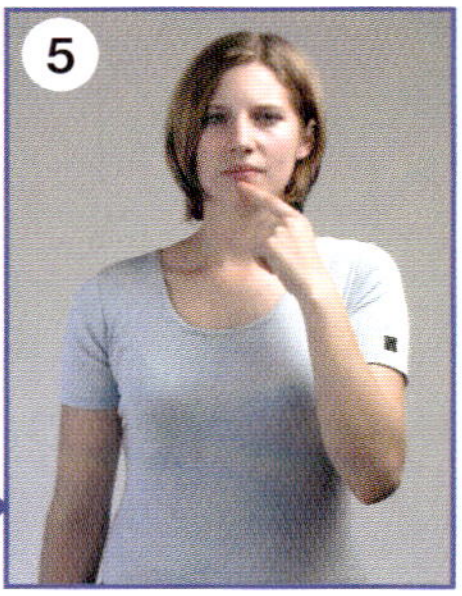

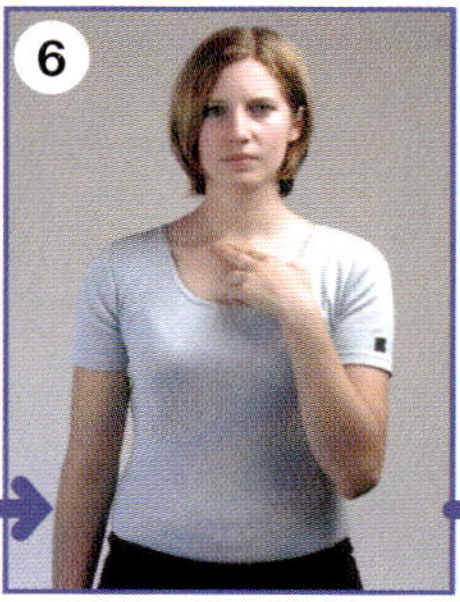

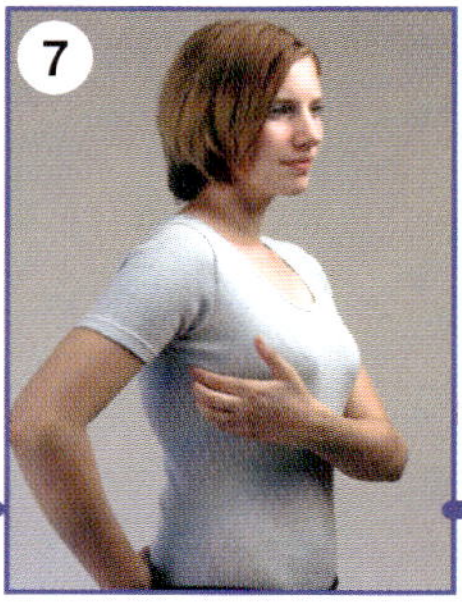

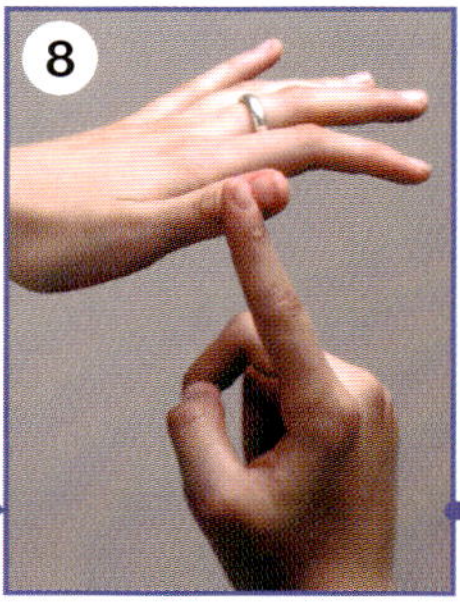

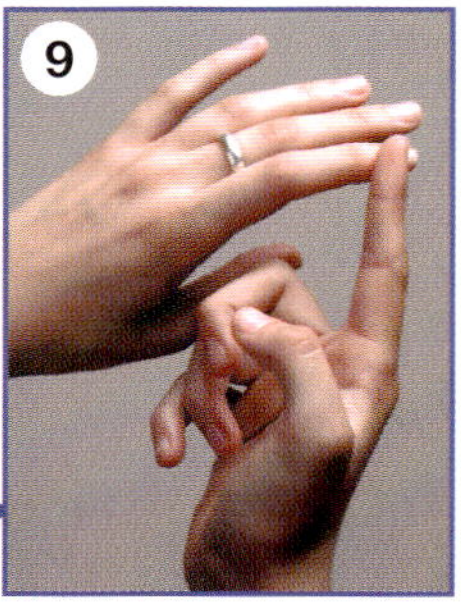

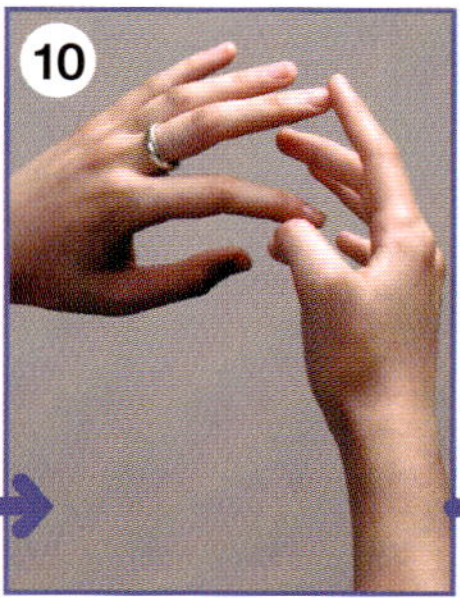

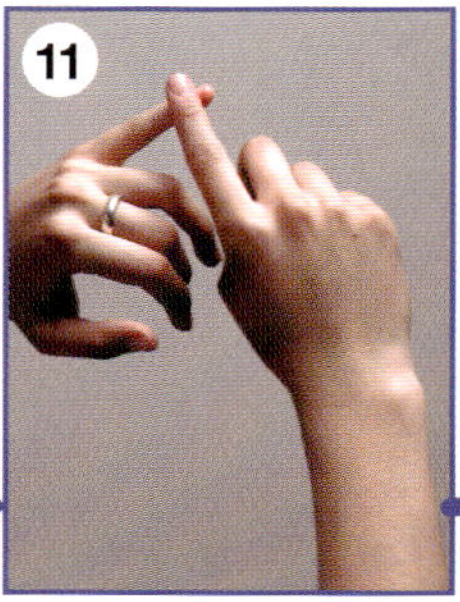

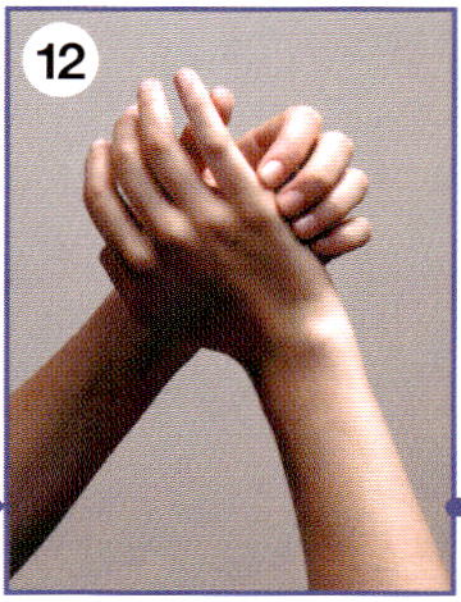

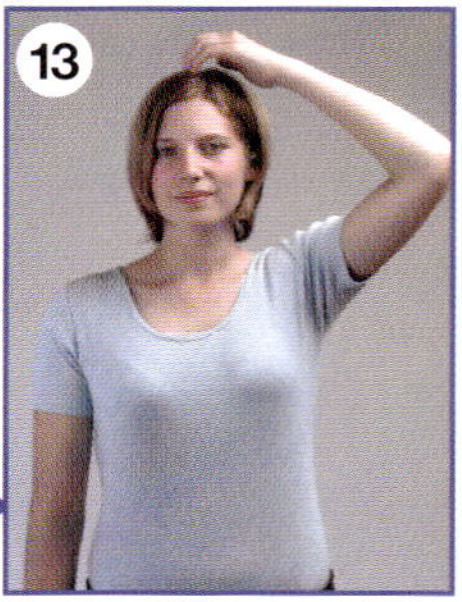

5. Verankern

Dazu wird der Handrücken-Punkt (**HR** – zwischen dem 4. und 5. Finger zwischen den Sehnen) fortwährend beklopft. Währenddessen wird die nachfolgende **Handrücken-Serie** durchgeführt.

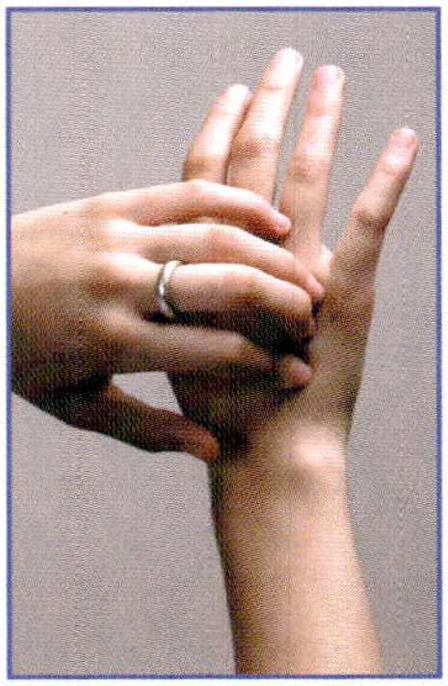

- Augen geradeaus richten
- Augen schließen
- Augen öffnen
- scharf nach links unten blicken, ohne den Kopf zu bewegen
- scharf nach rechts unten blicken, ohne den Kopf zu bewegen
- Augen rollen im Uhrzeigersinn (eine Drehung)
- Augen rollen gegen den Uhrzeigersinn (zwei Drehungen)
- wenige Takte einer Melodie ansummen
- jetzt die Augen geradeaus richten
- langsam von 7 bis 1 rückwärts zählen
- noch einmal die Melodie summen

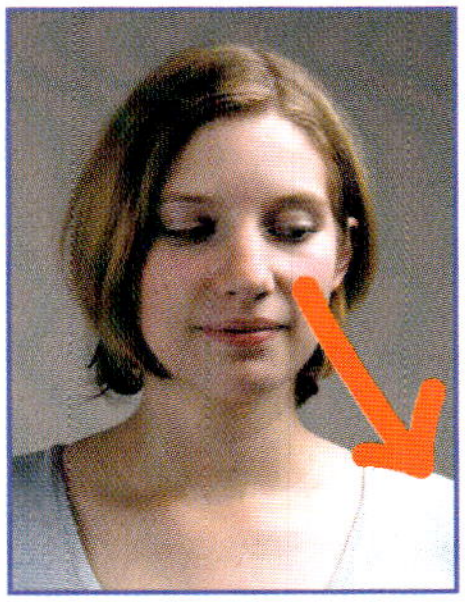

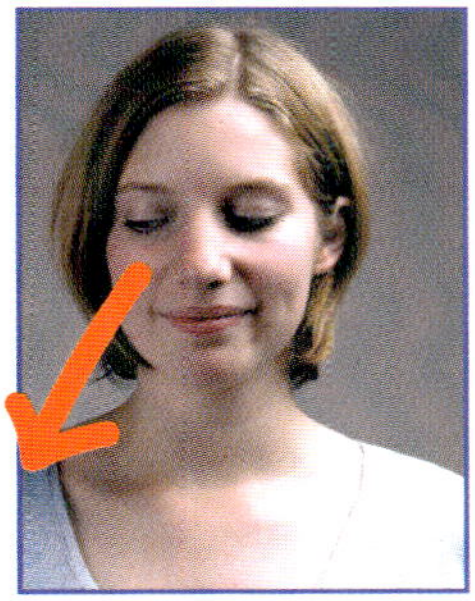

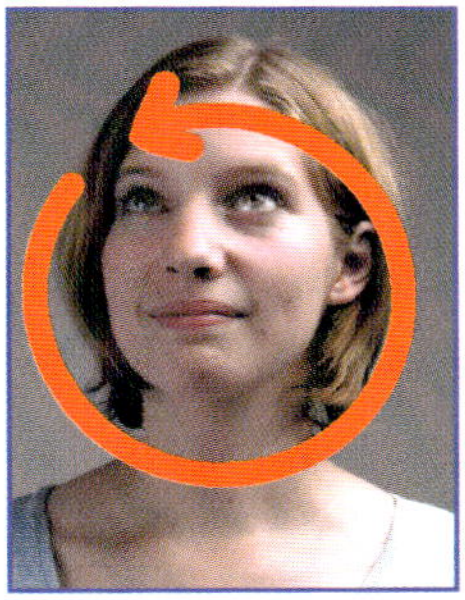

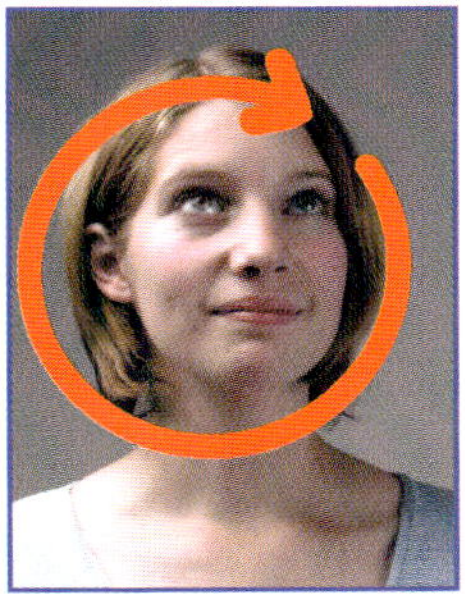

Die Gedanken wieder auf das Problem richten und erneut den Grad der Angst nach der Skala bestimmen. *(Siehe Seite 41)*
Ist noch ein Rest Angst übrig, so wiederholen Sie die gesamte Behandlung *(siehe Folgeseite)* je nach Erfordernis einmal oder mehrmals, bis der Skalenwert auf Null gesunken ist.
(Eine bildliche Zusammenfassung des gesamten Behandlungsablaufs finden Sie auf Seite 39)

Wiederholung der Behandlung

Die Wiederholung geschieht nach genau dem gleichen Behandlungsmuster, allerdings verändern Sie die dafür verwendeten Formulierungen je nach persönlichem Grad der Angst. (Einstimmung und Thymusklopfen entfällt)

Der Vorbereitungssatz:

„Obwohl ich noch immer etwas Angst in geschlossenen Räumen habe, liebe und akzeptiere ich mich so, wie ich bin."

(Der Satz: „Obwohl ich es nicht verdiene ..." fällt weg)

Der Behandlungssatz:

„Meine restliche Angst in geschlossenen Räumen, meine ..."

Stabilisieren des Wertes mit dem Augenhalbkreis

Um den Behandlungswert, der erreicht worden ist, zu festigen und ggf. noch einmal um einen Punkt auf der Messwert-Skala zu senken, empfiehlt es sich, am Schluss der Serie den „Augenhalbkreis" zu absolvieren.

Dazu wird fortwährend der Handrücken-Punkt (HR) beklopft.

- Der Kopf bleibt gerade
- Der Blick wird so weit wie möglich nach unten gerichtet
- Der Blick wandert nun langsam (etwa innerhalb von 10 Sekunden) so weit wie möglich nach oben
- Der Blick senkt sich nun genauso langsam wieder nach unten

Anmerkung zum Thema „Verankern"

Während dieses Behandlungs-Segmentes werden die Funktionen der rechten und linken Gehirnhälfte miteinander verbunden. *Dazu dienen die Augenbewegungen.*

Die rechte Gehirnhälfte repräsentiert die männliche Seite mit dem schöpferischen und mathematisch-logischen Denken. *Dazu gehört auch das Zählen von 7 bis 1.*

Die linke Gehirnhälfte repräsentiert die weibliche Seite mit dem Bewahrenden und der Intuition. *Dazu gehört das Ansummen der Melodie.*

Die Handrücken-Serie bringt diese unterschiedlichen Prinzipien in Balance und ermöglicht einen harmonischen Energiefluss.

In unserer materiellen Welt kommt es eher zu einem Auseinanderdriften der männlich und weiblich geprägten Anteile. Mit dieser Übung werden sie miteinander verbunden, um ihr volles Potenzial entfalten zu können.

Bildliche Darstellung aller Meridianpunkte, die zum Behandlungsablauf gehören

1 – 13 werden in der nummerierten Reihenfolge beklopft

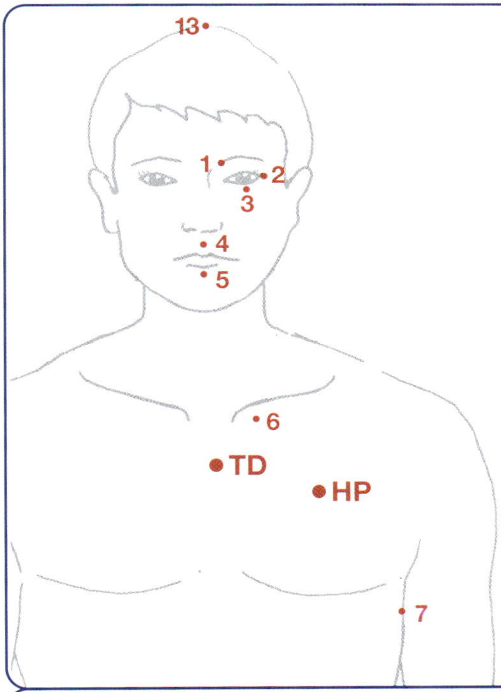

HP = Heilender Punkt

TD = Thymusdrüse

1 AB = Augenbrauen-Punkt

2 SA = Seitlicher Augen-Punkt

3 JB = Jochbein-Punkt

4 UN = Unter-Nasen-Punkt

5 UL = Unterlippen-Punkt

6 SB = Schlüsselbein-Punkt

7 UA = Unter-Achselhöhlen-Punkt

13 SP = Scheitel-Punkt

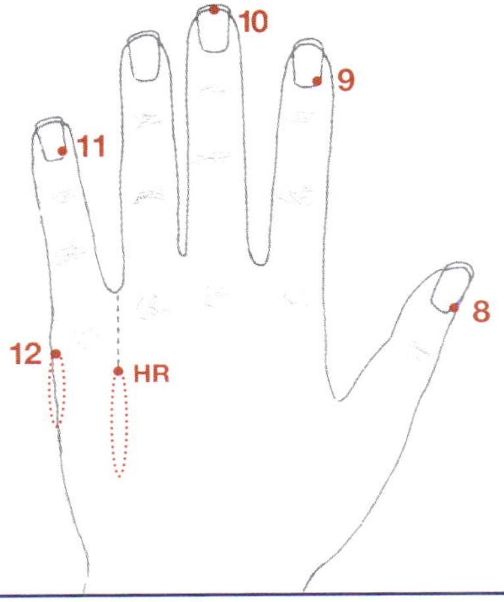

8 DN = Daumennagel-Punkt

9 ZF = Zeigefingernagel-Punkt

10 MF = Punkt auf Mittelfingerspitze

11 KF = Kleiner-Fingernagel-Punkt

12 HK = Handkanten-Punkt

HR = Handrücken-Punkt

Messwert-Skala
für die jeweilige Befindlichkeit

Dazu wird eine 10-Punkte-Skala verwendet, die von Dr. Wolpe (Oakland/USA) entwickelt wurde (SUD = Subjective Units of Distress). Sie hilft dem Behandelten, Aussagen über seine momentane Befindlichkeit zu machen.
Hierzu soll er intensiv an sein Problem denken.
Sind Aufregung respektive Gefühlsstress, die dabei empfunden werden, extrem hoch, ist dieser Zustand mit **10** zu bewerten.
Je nach ausgelöster negativer Gefühlsregung kann er aber auch bei **9, 8, 7** oder niedriger liegen.

Nach der Behandlung fällt es den Patienten oftmals schwer, eine Bewertung vorzunehmen. Sie zögern, eine Aussage zu machen, sich festzulegen.
Dieser Umstand alleine ist bereits das Zeichen für eine Veränderung.

Wurden die ***Meridian-Energie-Techniken*** angewendet, ist es wichtig, dass Patienten sich sogleich wieder intensiv in ihr ursprüngliches Problem hineinversetzen.
Nur dann kann der Aufregung, die es noch auslöst, nachgespürt werden. Nur dann ist eine exakte Bewertung der Behandlungsergebnisse möglich.

Bemerkenswert ist, dass die Angaben auf der Messwert-Skala ziemlich genau ausfallen. Auch dann, wenn Patienten zunächst unsicher in Bezug auf ihre eigene Bewertung sind.

Behandlung durch Therapeuten

Wird ein wichtiges Thema von einem Therapeuten behandelt, ist es immer erforderlich, eine Skalen-Bewertung vorzunehmen.
Nur mit einer solchen Bewertung ist es möglich, den Grad des Heilungserfolges zu beurteilen. Hieraus ergibt sich die Entscheidung, ob Heilung endgültig erfolgt ist oder ob weitere Sitzungen nötig sind.

Selbstbehandlung

Auch Selbstanwender können die Skala erfolgreich in ihr Behandlungsritual aufnehmen. Dies empfiehlt sich insbesondere für wichtige Lebensthemen.
Für das „kleine Klopfen zwischendurch" oder unterwegs, für das Absolvieren der täglichen Meridian-Energie-Anwendungen kann man das Bewertungs-Ritual getrost in der Schublade lassen.

Die Messwert-Skala

der subjektiven Stresseinheiten

(SUD = Subjective Units of Distress)

- 10 **Extrem hohes** Stressempfinden
- 9 **Großes** Stressempfinden
- 8 **Ziemlich hohes** Stressempfinden
- 7 **Recht hohes** Stressempfinden
- 6 **Deutliches** Stressempfinden
- 5 **Mittleres** Stressempfinden
- 4 **Mäßiges** Stressempfinden
- 3 **Leicht erhöhtes** Stressempfinden
- 2 **Geringes** Stressempfinden
- 1 **Fast kein** Stressempfinden
- 0 **Kein** Stressempfinden

Bewertungsskala für Kinder

Kleinere Kinder entscheiden nach dem Gesichtsausdruck, wie sie ihr momentanes Stressempfinden bewerten. Sie deuten jeweils auf die für sie zutreffende Zeichnung.

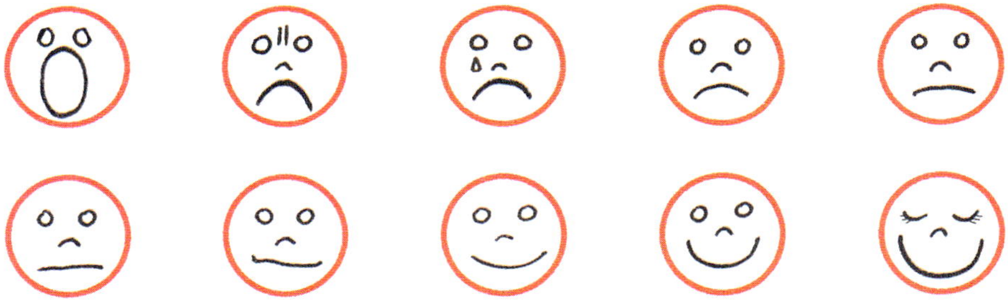

Die Behandlungsdauer
und wie lange der Erfolg anhält

Es ist durchaus verständlich, dass der rasche Behandlungserfolg, der mithilfe der ***Meridian-Energie-Techniken*** zu Stande kommt, von jedem Interessenten, besonders aber von Ärzten und Psychologen, erst einmal mit viel Skepsis beäugt wird.
Zu abenteuerlich klingt ja auch, dass oftmals eine Behandlungszeit von wenigen Minuten die Mühen und das Wissen der gesamten klassischen Psychotherapie praktisch ad absurdum führt.

Grundsätzlich sollte man sich in Erinnerung rufen, dass nach dem Verständnis der Energetischen Psychologie jedes Symptom oder jede emotionale Störung das Ergebnis einer energetischen Unterbrechung ist.

Die Behandlung zielt daher auf die Auflösung und dauerhafte Beseitigung dieser Blockaden ab. Das bedeutet, dass man bei einigen dieser Probleme nicht unbedingt die Ursache des Leidens kennen muss. Es reicht, dieses Leiden zu beschreiben und in einem Satz zu formulieren. Dann wird nach Anweisung mit den ***Meridian-Energie-Techniken*** behandelt.

Dennoch kann es manchmal wichtig sein, in einem therapeutischen Gespräch mit dem Patienten in dessen Vergangenheit zu forschen. So wird überprüft, ob der Patient auf bestimmte Erinnerungen oder Erlebnisse aus dieser Vergangenheit noch mit Erregung reagiert.
Treten leichte bis heftige emotionale oder körperliche Reaktionen auf, so deutet dies auf das Vorhandensein einer oder mehrerer energetischer Blockaden hin.

Das Interessante bei der Anwendung der ***Meridian-Energie-Techniken*** aber ist, dass der Patient den Behandler automatisch hinführt zu den Wurzeln seiner Blockaden. Es versteht sich, dass der Therapeut durch Befragung diesen Prozess unterstützt.

Bei einer Selbstbehandlung greift dieses System auf genau dieselbe Weise. Gehen wir beispielsweise davon aus, den Patienten belastet eine große Existenzangst, sodass ihm der Lebensmut genommen ist und sich als körperliche Entsprechungen auch Atembeschwerden und Allergien einstellen.

Das Prinzip der *Meridian-Energie-Techniken* ist, immer mit dem vordergründigsten Thema zu beginnen und danach mit weiteren, sich daraus ergebenden Themen fortzufahren.

Das können durchaus auch die Zweifel an der Wirkung der angewandten Methode sein. Für jedes weitere aufkommende Thema wird dann jeweils eine komplette Behandlung durchgeführt. Ein Behandlungskomplex kann also wie folgt aussehen:

Behandlungskomplex

Beispiele für verschiedene, sich aus einem Thema ergebende Aspekte

Aspekt A

Einstimmen auf das Thema:

Unglaube an die Wirksamkeit der Meridian-Energie-Techniken

Thymusklopfen:

„Ich liebe, glaube, vertraue, ich bin dankbar und mutig."

Vorbereitungssätze:

1. „Obwohl ich an die Wirkung der Meridian-Energie-Techniken nicht glaube, liebe und akzeptiere ich mich so, wie ich bin."

2. „Obwohl ich es nicht verdient habe, an die Wirkung der Meridian-Energie-Techniken zu glauben, liebe und akzeptiere ich mich so, wie ich bin."

Behandlungssatz:

„Mein Unglaube den Meridian-Energie-Techniken gegenüber, mein ..."

Verankern: Handrücken-Serie *(siehe Seite 37)*

Aspekt B

Einstimmen auf das Thema:

Existenzangst

Thymusklopfen:

„Ich liebe, glaube, vertraue, ich bin dankbar und mutig."

Vorbereitungssätze:

1. „Obwohl ich große Existenzangst habe, liebe und akzeptiere ich mich so, wie ich bin."

2. „Obwohl ich es nicht verdient habe, ohne Existenzangst zu sein, liebe und akzeptiere ich mich so, wie ich bin."

Behandlungssatz:

„Meine Existenzangst, meine ..."

Verankern: Handrücken-Serie

Aspekt C

Einstimmen auf das Thema:

Angst, den Job zu verlieren

Thymusklopfen:

„Ich liebe, glaube, vertraue, ich bin dankbar und mutig."

Vorbereitungssätze:

1. „Obwohl ich Angst habe, meinen Job zu verlieren, liebe und akzeptiere ich mich so, wie ich bin."

2. „Obwohl ich es nicht verdient habe, meinen Job zu erhalten, liebe und akzeptiere ich mich so, wie ich bin."

Behandlungssatz:

„Meine Angst, meinen Job zu verlieren, meine ..."

Verankern: Handrücken-Serie

Aspekt D

Einstimmen auf das Thema:

Angst, beruflich nicht mehr gefragt zu sein

Thymusklopfen:

„Ich liebe, glaube, vertraue, ich bin dankbar und mutig."

Vorbereitungssätze:

1. „Obwohl ich befürchte, in meinem Alter beruflich nicht mehr gefragt zu sein, liebe und akzeptiere ich mich so, wie ich bin."

2. „Obwohl ich es nicht verdient habe, beruflich gefragt zu sein, liebe und akzeptiere ich mich so, wie ich bin."

Behandlungssatz:

„Meine Befürchtung, im Alter beruflich nicht mehr gefragt zu sein, meine ..."

Verankern: Handrücken-Serie

Aspekt E

Einstimmen auf das Thema:

Angst, den Lebensstandard zu verlieren

Thymusklopfen:

„Ich liebe, glaube, vertraue, ich bin dankbar und mutig."

Vorbereitungssätze:

1. „Obwohl ich Angst habe, meinen Lebensstandard nicht halten zu können, liebe und akzeptiere ich mich so, wie ich bin."

2. „Obwohl ich es nicht verdient habe, meinen Lebensstandard zu halten, liebe und akzeptiere ich mich so, wie ich bin.“

Behandlungssatz:

„Meine Angst, den Lebensstandard nicht halten zu können, meine ...“

Verankern: Handrücken-Serie

Aspekt F

Einstimmen auf das Thema:

Angst, nicht mehr so viel Respekt zu genießen

Thymusklopfen:

„Ich liebe, glaube, vertraue, ich bin dankbar und mutig.“

Vorbereitungssätze:

1. „Obwohl ich Angst davor habe, bei meinen Freunden und meiner Familie nicht mehr so viel Respekt zu genießen, liebe und akzeptiere ich mich so, wie ich bin.“

2. „Obwohl ich es nicht verdient habe, bei Familie und Freunden Respekt zu genießen, liebe und akzeptiere ich mich so, wie ich bin.“

Behandlungssatz:

„Meine Angst, bei Familie und Freunden nicht mehr so viel Respekt zu genießen, meine ...“

Verankern: Handrücken-Serie

Aspekt G

Einstimmen auf das Thema:

Angst, kein Vorbild mehr zu sein

Thymusklopfen:

„Ich liebe, glaube, vertraue, ich bin dankbar und mutig.“

Vorbereitungssätze:

1. „Obwohl ich befürchte, den Kindern kein Vorbild mehr sein zu können, liebe und akzeptiere ich mich so, wie ich bin.“

2. „Obwohl ich es nicht verdient habe, den Kindern ein Vorbild zu sein, liebe und akzeptiere ich mich so, wie ich bin.“

Behandlungssatz:

„Meine Befürchtung, den Kindern kein Vorbild sein zu können, meine ...“

Verankern: Handrücken-Serie

Auf diese oder ähnliche Weise kann also ein Thema aufgerollt werden.
Gleich zu Beginn wird ausführlich danach gefragt, welche Ängste mit dem Thema verbunden sind. Diese Ängste werden nacheinander beklopft.

Im Laufe der Behandlung kommt möglicherweise noch eine Reihe von Aspekten hinzu, die dann einzeln berücksichtigt werden müssen.

Man kann sich dabei von seinem Unbewussten leiten lassen, das automatisch das Thema bzw. die damit verbundene Blockade in den Vordergrund bringt, welches es als Nächstes aufzulösen gilt.

Vielfach wird mit dem ersten Behandlungssatz die Gesamtproblematik erfasst, sodass es sich erübrigt, nach weiteren Aspekten zu suchen.
Der Maßstab dafür ist der festgestellte Wert auf der Messwert-Skala.

Wohlgemerkt: Die Aspekte sind nur selten so vielschichtig, wie das Beispiel zeigt. Oft genügt das Hauptthema oder es werden ein bis zwei Nebenthemen angesprochen, um den Erregungslevel auf 1 oder 0 zu senken.

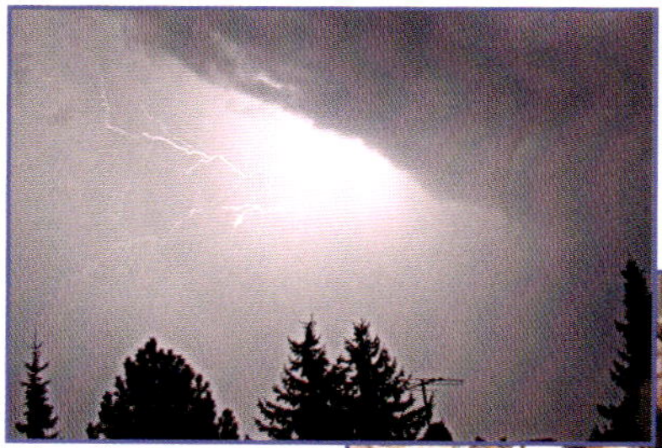

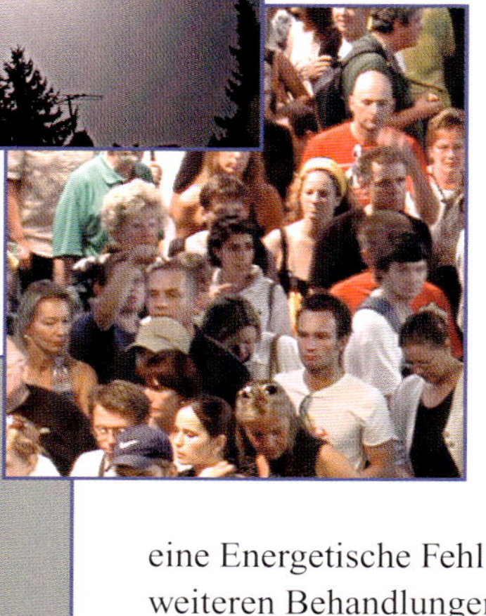

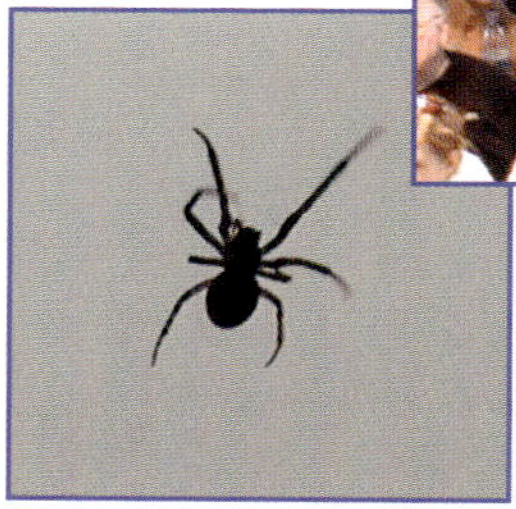

Ängste, Phobien und Traumen

lassen sich in der Regel bereits in der ersten Sitzung von nicht mehr als 45 Minuten auflösen, da die Bearbeitung der damit verbundenen Einzelthemen jeweils nur wenige Minuten in Anspruch nimmt. **Nur selten ist dafür eine zweite ausführliche Sitzung nötig.**

In der Praxis ist oft zu erleben, dass eine einzige *Behandlungsfolge* sogar schon genügt, um die störende Blockade gänzlich aufzulösen.
Diese ist dann in der Regel für immer beseitigt.
Sollte es in seltenen Fällen zu einer Rückkehr der Symptome kommen, ist an eine Energetische Fehlschaltung *(siehe Seite 56)* zu denken, die vor weiteren Behandlungen behoben werden muss, oder es sind Toxine im Spiel *(siehe Seite 60)*, die den Energiefluss in den Meridianen behindern.

Ängste, Phobien, Traumen, Zwänge Was sind die Unterschiede?

Angst

ist eine Art von intensiver, aber vager Furcht mit der Zielrichtung: „was passieren könnte ...!“ Angst kann sich auf alle Lebensthemen beziehen und ein Vermeidungsverhalten auslösen.
Normalerweise schützt diese Gefühlsregung den Menschen davor, sich in Gefahr zu begeben. Ist Angst krankhaft vergrößert, nimmt sie dem Betroffenen jede Lebensqualität.
Weit verbreitet sind: Existenzangst, Versagensängste, Angst vor Öffentlichkeit, Krankheiten, Armut.

Phobie

ist eine anhaltende Angst vor einem an sich harmlosen Objekt oder einer bestimmten Situation. Die betroffene Person ist sich in der Regel der Irrationalität bewusst. Die Intensität des Gefühls lässt sich jedoch mit Vernunft und entsprechenden Argumenten oder positiver Motivation nicht auflösen.
Phobien beziehen sich z.B. auf: Tiere, Gewitter, Wasser, Feuer, Höhe, Fahrstuhl, geschlossene Räume, Menschenansammlungen.

Trauma

Resultat aus Ereignissen wie Unfall, sexuellem Missbrauch, erlebter Gewalt, Verlust durch Tod, Verlassenwerden, Zurückweisung, tiefer Verzweiflung. Es handelt sich hierbei um Erfahrungen, die einen großen negativen Erregungszustand auslösten.
Die Erinnerung an dieses Ereignis verursacht jedes Mal wieder einen ähnlich intensiven Aufruhr.

Zwänge

sind zwanghafte Handlungen, die der Betroffene immer wieder, entgegen jeder Vernunft, Vorhaltungen oder besserem Wissen ausführt. Diese Handlungen können sein: Waschzwang, insbesondere ständiges Händewaschen; sich mehrfach zu vergewissern, dass Herd und alle Elektrogeräte ausgeschaltet sind; sich mehrfach zu vergewissern, dass die Türen geschlossen/abgeschlossen sind u.v.a.m.

Jedes dieser Symptome hat als Grundform die Angst.

Süchte

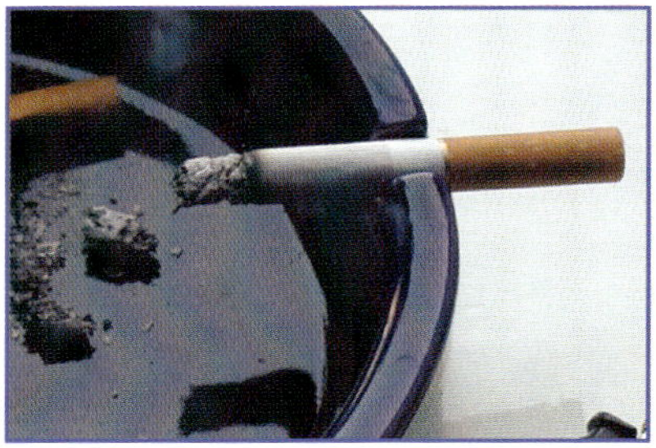

Drogenabhängigkeit, Tablettenabhängigkeit, Nikotinsucht, Süßigkeitensucht, Ess-Sucht, Alkoholsucht
Solche Probleme bedürfen oftmals einer ausführlicheren Behandlung und einer detektivischen Suche nach den damit verbundenen Aspekten.
Diese können weit in der Kindheit zurückliegen oder komplizierter, vielfältiger Natur sein.

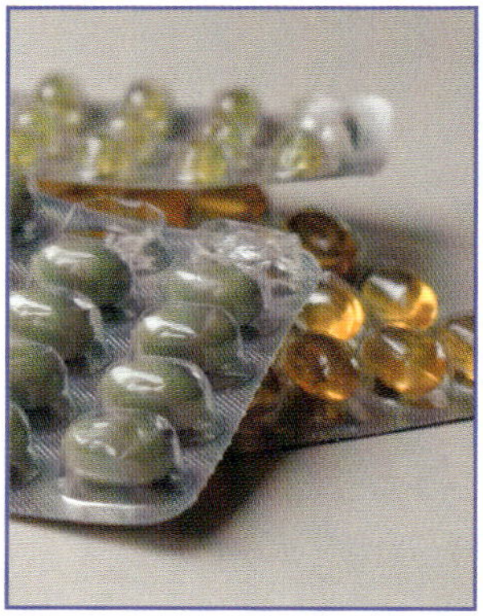

Immer ***jedoch liegt bei den Sucht-Betroffenen eine Energetische Fehlschaltung*** *(siehe Seite 56)* ***vor, die Rückfälle in das Suchtverhalten zwanghaft veranlasst, und somit eine Demontage der bewussten Willensanstrengung erfolgt.***

Die Behandlung mit den ***Meridian-Energie-Techniken*** wirkt zwar auch hier auf der Stelle. Eine Energetische Fehlschaltung kann jedoch verhindern, dass diese erzielte Wirkung für immer anhält.
Sie baut demzufolge die Gefühlserregung wieder auf, die durch die Behandlung mithilfe der *Meridian-Energie-Techniken* bereits aufgelöst war.
So ist es für den Suchtkranken oftmals unerlässlich, die ***Meridian-Energie-Techniken*** über einen längeren Zeitraum hinweg regelmäßig anzuwenden.
Es ist daher ratsam, dass Sucht-Betroffene sich auf eine längere Behandlungszeit einstellen oder/und ein Intensiv-Selbsthilfe-Wochenende *(siehe Seite 216)* besuchen. Damit sind sie im Alltag, auf sich selbst gestellt, gegen Rückfälle gerüstet.

Auch die Einwirkung von Toxinen kann Rückfälle verursachen *(siehe Seite 60)*.

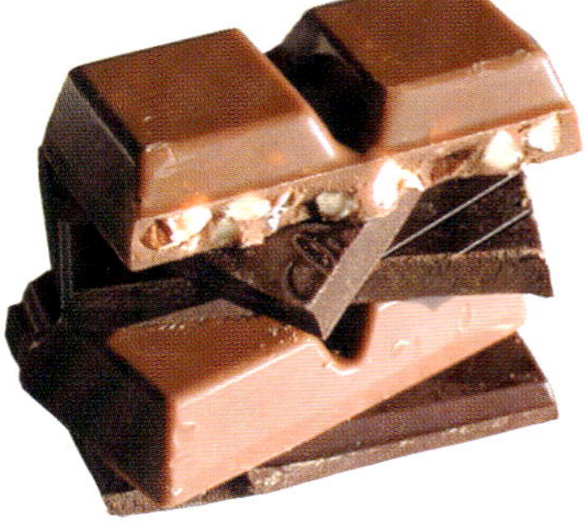

Bei Schokoladensucht und Nikotinsucht allerdings sind durchaus auch kurzfristige Ergebnisse zu erzielen, wie immer wieder in der Praxis und in Seminaren zu erleben ist. Da der Mensch kein 100-prozentig berechenbares Individuum ist, muss die Wirkdauer von Fall zu Fall herausgefunden werden.
Ist die Heilung dann manifestiert, hält sie an, ohne dass es noch zu Rückfällen kommen muss.

Körperliche Erkrankungen, Schmerzen

Körper und Seele sind untrennbar miteinander verbunden. Ein Großteil der gespürten Schmerzen ist oft das Resultat einer energetischen Blockade. Dadurch kommt es zu Verkrampfungen der Muskulatur.
Auch Stauungen von Körperflüssigkeiten sowie Ansammlungen von Giftstoffen bedeuten eine energetische Blockierung, die zu körperlichen Beschwerden führen kann.

Die Auflösung der betreffenden Blockade durch *Meridian-Energie-Techniken* führt in vielen Fällen spontan zur Beseitigung von Schmerzen.

Dies ist beispielsweise oft zu erleben, wenn die Bewegungsfreiheit eingeschränkt war. Auch bei Allergien, asthmatischen Beschwerden, Ekzemen und Migräne können die ***Meridian-Energie-Techniken*** häufig erstaunlich rasche Ergebnisse vorweisen.

Bei einer chronischen Krankheit ist es ratsam, über längere Zeiträume hin täglich mehrfach zu klopfen, um den Heilungsprozess zu unterstützen, wobei die Selbstbehandlung mit den *Meridian-Energie-Techniken* nicht die ärztliche Betreuung und die Einnahme von verordneten Medikamenten ersetzt.

Unser Körper verfügt über wirkungsvolle Heil- und Regenerations-Systeme, die umso mehr wirken können, wenn die Lebensenergie frei fließen kann. Dies ist mithilfe der ***Meridian-Energie-Techniken*** zu erreichen.

Es lohnt sich also auch, jede Art von körperlichen Beschwerden mit dieser Methode zu behandeln.
Und es lohnt sich erst recht, diese Methode für die Eigenhilfe selbst zu erlernen.

Behandlungskosten
Eine Sitzung ist preislich vergleichbar mit der Ausgabe für ein Abendessen in einem schönen Restaurant.
Die Teilnahme an einem *M.E.T.*-Seminar
kostet weniger als ein Wellnesswochenende und nützt für ein ganzes Leben.

BALANCE für die innere Ruhe

Vor der Behandlung mit M.E.T.

Erst wenn Körper und Seele in eine ruhige, gelassene Stimmung versetzt werden, kann ***M.E.T.*** optimal wirken.
Mit BALANCE wird deshalb eine Methode präsentiert, die es ermöglicht, Stress, Ärger, Nervosität, Überreiztheit, Anspannung und Erregungszustände auf der Stelle zu mindern.

Setzen Sie sich dazu auf einen bequemen Stuhl und atmen Sie tief und gleichmäßig ein und aus. Führen Sie dann Nachfolgendes durch:

- Die Beine werden weit nach vorne gestreckt
- Der linke Fuß wird auf Fußknöchelhöhe über den rechten Fuß gekreuzt
- Die Handflächen werden aneinander gelegt, die Arme nach vorne gestreckt
- Die Unterarme werden auf Handgelenkhöhe gekreuzt, die Handrücken aneinander gelegt

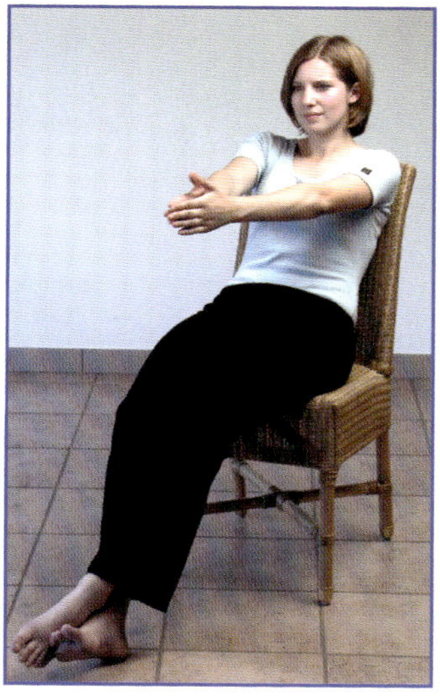

Die Beine werden weit nach vorne gestreckt, der linke Fuß wird auf Fußknöchelhöhe über den rechten Fuß gekreuzt, die Handflächen werden aneinander gelegt, die Arme nach vorne gestreckt

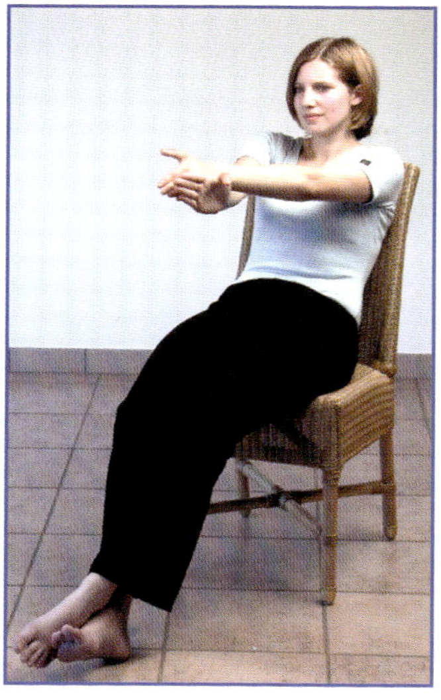

Die Unterarme werden nun auf Handgelenkhöhe gekreuzt, die Handrücken aneinander gelegt

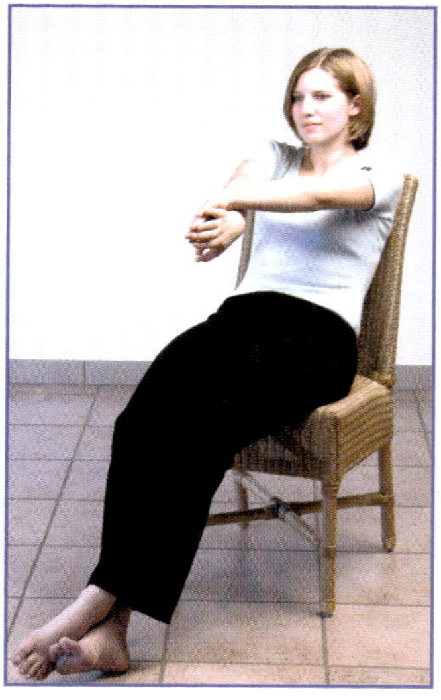

Die Hände werden in dieser Position umgedreht, sodass die Handflächen aneinander liegen

- Die Hände werden in dieser Position umgedreht, sodass die Handflächen aneinander liegen
- Die Hände werden in dieser Position gefaltet
- Die gefalteten Hände werden zur Brust geführt
- Die Augen werden geschlossen, der Mund bleibt leicht geöffnet
- Beim langsamen Einatmen die Zungenspitze leicht gegen den Gaumen legen
- Beim langsamen Ausatmen die Zungenspitze locker lassen

Solche Atemzüge können 5-mal, 10-mal oder noch öfter wiederholt werden.
Wichtig ist, dass ganz ruhig, ohne Hast eingeatmet und genauso ruhig und ohne Hast wieder ausgeatmet wird.
Vor dem nächsten Atemzug einen Moment verharren, ohne zu atmen.

Diese Übung kann öfter am Tag angewendet werden, um sich auszubalancieren und so die durch Tagesgeschehen verlorene Ruhe zurückzuerobern.

Diese Übung besänftigt das Gemüt und stabilisiert die Nerven.

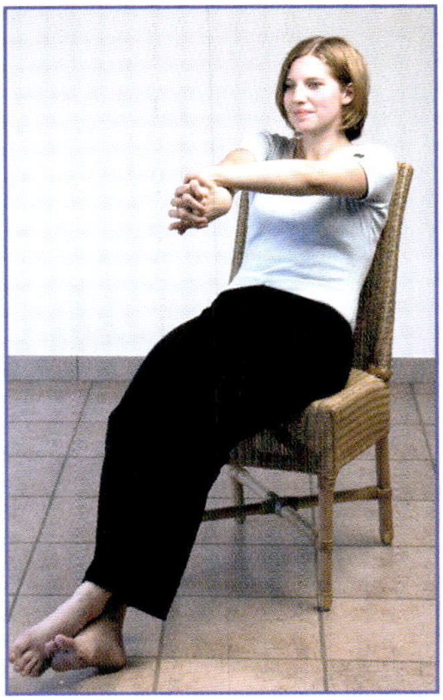

Die Hände werden in dieser Position gefaltet

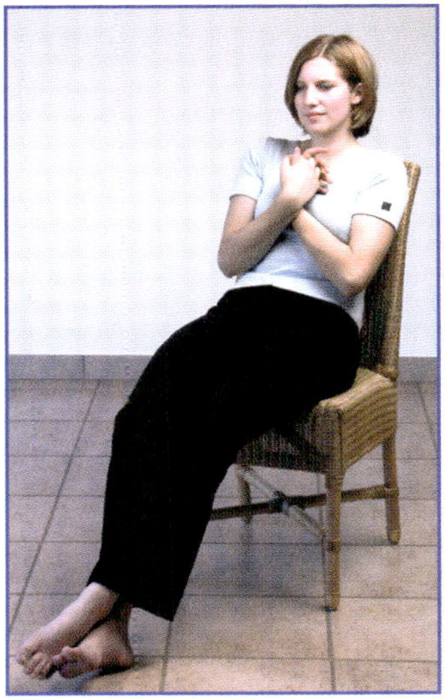

Die gefalteten Hände werden zur Brust geführt

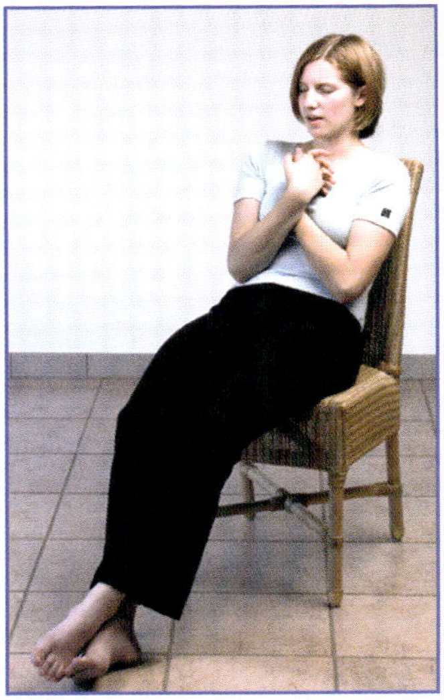

Die Augen werden geschlossen, der Mund bleibt leicht geöffnet, beim langsamen Einatmen die Zungenspitze leicht gegen den Gaumen legen, beim langsamen Ausatmen die Zungenspitze locker lassen

Thymusklopfen

Die Thymusdrüse ist die Schaltstelle der Gefühle

Die alten Griechen wussten schon, dass die Thymusdrüse die Lebensenergie des Körpers steuert.
Das griechische Wort *thymos* bedeutet Lebensenergie.

Die Lebensenergie ist die feinstoffliche Energie, die unsere Muskeln und Organe durchfließt und alle lebenden Zellen und Organe durchdringt. Dr. Hahnemann (1755–1843), Begründer der Homöopathie, spricht dabei von Lebenskraft. In anderen Kulturen heißt diese Energie *Chi* oder *Prana*.
Die Thymusdrüse überwacht den gesamten Energiestrom des Körpers und korrigiert Störungen. Sie gilt als das Bindeglied zwischen Körper und Geist.
Sie wird durch die seelische Haltung eines Menschen genauso beeinflusst wie durch Belastungen, die aus Krankheiten oder Gemütsbewegungen herrühren.

Einfluss auf körperliche Funktionen

Die Thymusdrüse liegt hinter dem Brustbein. Sie wächst im Kindesalter bis zur Geschlechtsreife und bildet sich dann zurück. Sie ist maßgeblich am Aufbau des Immunsystems beteiligt und unterstützt das Wachstum sowie den Knochenstoffwechsel.

Eine gesunde, aktive Thymusdrüse bedeutet strahlende Gesundheit.
Die Thymusdrüse ist für die Bildung der T-Zellen des Immunsystems zuständig. Dabei steht das „T“ für Thymus.

Lebensenergie

„Die Thymusdrüse reflektiert auch unseren Genesungswillen. Sobald die Thymusdrüse schwach testet, ist daraus zu schließen, dass wir nicht genügend Willen zum Gesundsein haben. Unsere Lebensenergie ist nicht stark genug, um den Heilungsprozess zu ermöglichen.
Diese Erkenntnis hat sich in der klinischen Praxis als sehr wertvoll erwiesen. Der Arzt muss in erster Linie darum bemüht sein, den Genesungswillen des Patienten zu aktivieren.“
(Diamond *„Die heilende Kraft der Emotionen“*, 1985, dt. Ausgabe: 1987, S. 43)

In allererster Linie jedoch gilt diese wichtige Drüse als Kontrollstelle des Meridiansystems im Körper. Diamond unterscheidet in einem Vergleich Menschen mit hohem Thymus-Funktionsniveau von denen mit niedrigem Thymusniveau.

- **Ein hoher Funktionslevel ermöglicht einen starken Energiefluss in den Meridianen**
- **Ein niedriger Funktionslevel erlaubt nur einen schwachen Energiefluss in den Meridianen**

Jeder einzelne Meridian ist über die Thymusdrüse durch Gefühle wie Liebe, Angst, Hass und Neid beeinflusst.

Das Aktivieren der Thymusdrüse

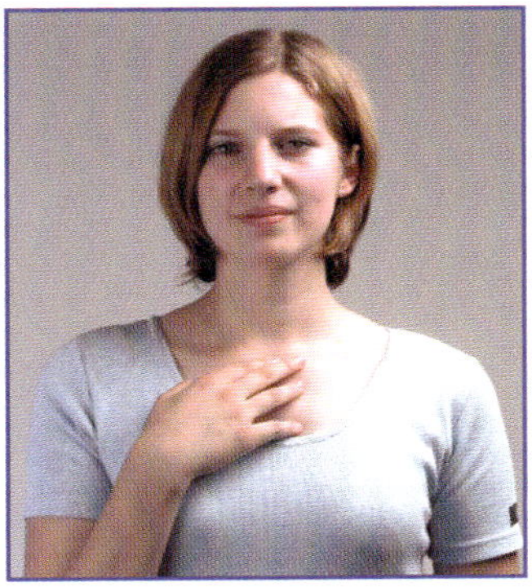

Die Thymusdrüse schrumpft bei schwerer Krankheit und Stress sehr stark.
Nach dem Eintritt des Todes ist sie nur noch winzig klein. Das erklärt sich mit der nun völlig fehlenden Lebensenergie.
Im Übrigen zeigt die Drüse auch bei Rauchern und anderen Süchtigen ein deutlich niedrigeres Funktionsniveau. Das gleiche gilt auch für Menschen, deren Körper mit Toxinen wie Umweltgiften, Medizinalgiften und Lebensmittelzusatzstoffen belastet sind.

Der Funktionslevel der Thymusdrüse kann mit einer einfachen Behandlung angehoben werden.
Dafür wird sie direkt auf dem oberen Drittel des Brustbeines beklopft.
Es empfiehlt sich, dies mit den Fingerspitzen oder mit leichter Faust auszuführen, und zwar so, dass es sich angenehm anfühlt.
Währenddessen werden mit Betonung und voller Überzeugung folgende heilende Motivationssätze etwa 10- bis 12-mal wiederholt.

Beispielsätze:

- ***„Ich liebe, glaube, vertraue, ich bin dankbar und mutig."***
- ***„Ich bin stark und gesund, ich fühle mich sehr inspiriert."***
- ***„Ich bin voll Frieden und Liebe für mich und andere."***
- ***„Ich habe es verdient, dass ich so glücklich bin."***
- ***„Ich bin voller Selbstvertrauen und glaube, dass alles gut ist."***
- ***„Ich glaube fest daran, dass sich mir alle Wege freundlich öffnen."***
- ***„Ich vertraue darauf, die richtigen Entscheidungen zu treffen."***
- ***„Ich aktiviere meine Energien und alle meine Selbstheilkräfte."***

Das Beklopfen aktiviert die Thymusdrüse auch, ohne dass Worte dazu gesprochen werden. Sie können auch nur *gedacht* oder ganz weggelassen werden, z.B. wenn man in der Öffentlichkeit klopft (im Bus, im Wartezimmer etc.)
In diesem Fall hat es sich als besonders wirkungsvoll erwiesen, wenn dieses Beklopfen im Walzertakt (3/4-Takt) erfolgt.

Einfach und wirkungsvoll

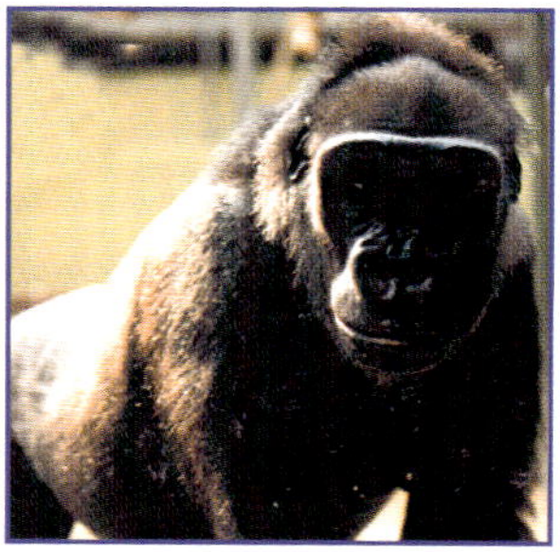

Das Klopfen der Thymusdrüse ist gar nicht so neu. Bei Aufregung schlagen sich Affen mit der Faust oder der flachen Hand auf diese Region.
Primitivere Völkerstämme trommeln sich vor Kampfhandlungen auf den oberen Brustkorb, um sich zu motivieren und zu ermutigen.
Diese einfache Technik ist uns „modernen Industriemenschen“ verloren gegangen.

Durch diese Technik kann die Funktion der Thymusdrüse deutlich gesteigert werden. Sie kann mehrfach am Tag angewandt werden.
Die Lebensenergie wächst, das Selbstbewusstsein, der Charakter wird gestärkt und die vitalen Vorgänge im Körper und im Geist sind stimuliert. Dabei harmonisiert sich die Gefühlswelt.

Die Aktivierung der Thymusdrüse ist eine einzigartige Möglichkeit für jeden Menschen, sich immer wieder selbst ohne bemerkenswerten Zeitaufwand bei seiner Gesunderhaltung zu unterstützen.

Wichtiger Tipp!

Es ist sehr empfehlenswert, das Thymus-Aktivieren jeder Selbstbehandlung mit den ***Meridian-Energie-Techniken*** voranzustellen. Dies geschieht nach dem Einstimmen auf das Behandlungsthema.
Erst recht aber ist es für jeden Therapeuten ratsam, dieses wirkungsvolle Segment in den Behandlungsablauf mit einzubeziehen.

Heilung in 5 Minuten?
Das kann nicht sein ...
(Apex-Problem)

Anfänglich enttäuschte es mich, wenn Patienten sich weigerten, eindeutige Problemlösungen meiner Behandlung mit den ***Meridian-Energie-Techniken*** zuzuschreiben.
Dieses Phänomen kannte ich aus meinen, für meine Begriffe eigentlich relativ erfolglosen, klassischen Therapien nicht.

Damals hatte ich ausschließlich dankbare Patienten erlebt. Heute frage ich mich natürlich: „Dankbar – wofür?“

Nun aber, da oft in Minutenschnelle ein Therapieerfolg zu erreichen ist, von dem ich früher nicht einmal gewagt hatte zu träumen, passiert es öfter, dass Patienten krampfhaft versuchen, andere Erklärungen für ihre Gesundung zu finden.

Gelegentlich geht dies sogar so weit, dass Klienten nach dem schnellen Erfolg durch die Behandlung mit den *Meridian-Energie-Techniken* „vergessen“, dass sie überhaupt ein Problem hatten.

Apex

Arthur Köstler (Wien/München/Zürich) fand für das Phänomen des Nichtanerkennens eines tatsächlichen Erfolges den Begriff: „Apex-Problem“ (Lt. Lexikon Verdrängter Wirklichkeitsbezug)

Jeder wird verstehen, wie enttäuscht ich manchmal war. Statt freudiger Anerkennung einer so einzigartigen Methode – ein Herunterspielen der Ergebnisse.
Heute verstehe ich ein solches Verhalten besser.
Eine so verblüffend rasch wirkende Behandlung scheint dem Behandelten einfach unseriös. Sie passt nicht in das Schema des für ihn Fassbaren.
Seine Vorstellung von Heilung ist an das gebunden, was ihm bekannt und vertraut ist. Er hat sonst das Gefühl, an „Wunder“ glauben zu müssen.

So ist es verständlich, dass der menschliche Geist nach Möglichkeiten sucht, das Erlebnis den ihm bekannten Kategorien zuzuordnen.

Eine Energetische Fehlschaltung verhindert Heilung

- Meinen Sie, schlechte Laune gehört in ein Menschenleben?
- Glauben Sie, depressive Verstimmungen gibt es einfach von Zeit zu Zeit?
- Mutlosigkeit, Verzagtheit und Erfolglosigkeit sind Phasen, die nicht zu umgehen sind?
- Können sich so genannte „Verlierer“ von diesem Makel gar nicht freimachen?
- Ist vielleicht eine negative Lebenseinstellung angeboren?
- Können Sie akzeptieren, dass eine Reihe von Bürgern regelrecht vom Pech verfolgt ist?
- Andere sind ständig in Unfälle verwickelt.
- Einige haben diverse Krankheiten direkt „gepachtet“ und liegen eigentlich immer auf der Nase.

Man erlebt schließlich phasenweise selbst solche Zustände. Glauben Sie, das sei die Normalität? Dann werden wir Sie jetzt überraschen.
Bei allen chronischen Problemen, ob psychischer oder physischer Art, liegt eine ***Energetische Fehlschaltung*** vor.
Das heißt, dass eine positive Polarität in eine negative Polarität umgewandelt ist.
Der amerikanische Psychologe Roger Callahan hat dieses Phänomen entdeckt und ihm den Namen „Psychological Reversal“ (Psychologische Umkehr) gegeben. Zum besseren Verständnis wählen wir die Bezeichnung ***Energetische Fehlschaltung***.

Vielleicht erstaunt es Sie, dass wir zu Anfang dieses Kapitels nicht nur von seelischen und körperlichen Zuständen sprechen, sondern auch materielle Themen einbeziehen.
Aber – nach allen Erfahrungen aus der psychologischen Praxis, dem Leiten von Motivationsseminaren und Manager-Coaching steht für uns fest, dass bei Geschäftsrückgang, Mobbing im Büro, Geldmangel, Arbeitsunlust, Bitterkeit und menschlichen Enttäuschungen eine ***Energetische Fehlschaltung*** vorliegt.
Dieses Phänomen ist die Ursache dafür, dass einige wenige Behandlungen mit den ***Meridian-Energie-Techniken*** nicht schon bei der ersten 45-Minuten-Sitzung zu dem angestrebten Erfolg kommen.
Da kann es passieren, dass die negative Befindlichkeit auf der Messwert-Skala sich zwar deutlich senken lässt, bei Messwert „5“ beispielsweise jedoch stehen bleibt und trotz weiterer Behandlungen sich erst einmal nicht weiter nach unten bewegt.
In einem solchen Fall liegt eine ***Energetische Fehlschaltung*** vor.

Erst wenn die Energetische Fehlschaltung korrigiert ist, kann das energetische System die Auflösung der Blockaden zulassen.

Die Energetische Fehlschaltung

bewirkt, dass der Betroffene sein Verhalten trotz besseren Wissens gegen seine eigenen Interessen richtet. Er ist seiner unbewussten Ausrichtung machtlos ausgeliefert und nicht in der Lage, seiner Einsicht oder seinem Willen zu folgen.

Umkehrungen können in bestimmten Situationen, für bestimmte Themen isoliert oder gebündelt auftreten. Die *Energetische Fehlschaltung* wird in der Regel von negativen Gefühlen begleitet und ist die Erklärung für eine für den Betroffenen unerklärliche ***Selbstsabotage.***

Süchte

Fast immer verhindert eine Energetische Fehlschaltung, dass ein Betroffener sich von einer Sucht wie Ess-Sucht, Süßigkeitensucht, Alkoholsucht, Drogensucht, Nikotinsucht verabschieden kann.

Das kann eine Behandlung langwierig oder sogar unmöglich machen.

Es ist folglich sinnvoll, dass jeder Behandlung eine Phase vorangestellt wird, die eine Energetische Fehlschaltung aufhebt. Dazu empfiehlt es sich, dass der Betroffene täglich mehrmals eine **Energetische Richtigstellung** absolviert, auch dann, wenn gerade keine Behandlungen vorgenommen werden sollen.

Energetische Richtigstellung

Dafür werden zwei Möglichkeiten vorgestellt:

1. **Der Heilende Punkt (HP) wird im Uhrzeigersinn massiert oder gerieben.**
   Dazu empfiehlt es sich, folgenden Satz langsam 3-mal zu sprechen:

   „Ich nehme mich an mit allen meinen Begrenzungen und Blockaden.“

   oder

   „Ich akzeptiere mich mit allen meinen Problemen und Ängsten.“

   oder

   „Ich liebe mich und ich akzeptiere mich so, wie ich bin.“

2. **Die beiden Handkanten-Punkte (HK) werden leicht aneinander geschlagen.**
   Dabei werden die o.g. oder ähnliche Formulierungen 3-mal langsam wiederholt.

Eine Energetische Fehlschaltung – wie ist sie zu erkennen?

- Verwechseln Sie öfter die Namen von vertrauten Personen?
- Haben Sie schon einmal Bürounterlagen in den Kühlschrank gelegt?
- Passiert es Ihnen, dass Sie rechts und links verwechseln?
- Stürzt das Programm schon ab, wenn Sie dem PC nur näher kommen?
- Bringen Sie Reihenfolgen durcheinander?
- Haben Sie neulich den Bademantel statt des Blazers angezogen?
- Essen Sie zu viel, obwohl Sie dann nicht schlafen können?
- Rauchen Sie, obwohl Sie ständig husten?
- Können Sie auf viel Brot und Nudeln nicht verzichten, obwohl Sie dadurch ständig müde sind?
- Haben Sie immer Schokolade auf dem Schreibtisch, obwohl die bei Ihnen Allergien auslöst?
- Wählen Sie gegen besseres Wissen immer die falschen Partner?
- Investieren Sie trotz negativer Erfahrungen immer wieder in falsche Projekte?
- Unternehmen Sie Dinge, von denen Sie genau wissen, dass sie Ihnen schaden?
- Kommt es trotz guter ***M.E.T.***-Behandlungserfolge immer wieder zu Rückfällen?

Ja, diese Verhaltensweisen deuten darauf hin, dass bei Ihnen Energetische Fehlschaltungen vorliegen.

Es gibt unterschiedliche Arten der Fehlschaltung
(nach Callahan)

Eine spezifische Umkehr
Die oben genannten Verhaltensweisen lassen eher unbedeutende Umkehrungen erwarten, also Fehlschaltungen, die eine geistige Blockade verursachen. Diese können Thema für Thema durch die energetische Richtigstellung mitsamt allen Nebenaspekten korrigiert werden.

Die massive Umkehr
hingegen bezieht sich oft auf eine gesamtnegative Lebenseinstellung. Von einer solchen Fehlschaltung sind jedoch nicht zwangsläufig alle Systeme oder Lebenssituationen betroffen.

Wiederholte Umkehrung
Nach der Korrektur verwandelt sich die Richtigstellung wieder in eine Fehlschaltung und muss laufend wiederholt werden, um dauerhafte Behandlungswirkungen zu ermöglichen.

Bedeutung der Energetischen Richtigstellung in der **Krankenbehandlung**

Bewiesen ist es wissenschaftlich noch nicht, dass eine Energetische Fehlschaltung die Ursache für Krankheitsentstehung sein kann.
Aber nach amerikanischen Studien (siehe Gallo oder Callahan) liegen bei 83 Prozent getesteter Kranker, darunter auch eine große Gruppe von Krebskranken, Fehlschaltungen vor.*

Das lässt den Schluss zu, dass eine Energetische Fehlschaltung Krankheitsentstehung begünstigt.

Die Praxiserfahrungen belegen, dass Heilung bei Korrektur der Fehlschaltung zügiger erfolgen kann.
Sie ermöglicht dem gestörten System, wieder seine Funktionsfähigkeit zurückzuerlangen.

* Diese Angaben veröffentlicht Callahan in seinem Buch „Den Spuk beenden" als Studie aus eigenen Beobachtungen und Studien von Shulmann und Langmann (in Burr: 1972, Seite 144).
Dr. Harold Saxton Burr war in den vierziger Jahren Biologe an der Yale University und stellte die Hypothese auf, dass Krebs im Grunde eine Veränderung in den Kraftfeldern des Körpers sei.
In Blind-Zelluntersuchungen ließ er Messungen der Körperpolarität durchführen (Burr-Methode).
Danach testeten 96 % der Gruppe mit Krebsbefund negativ. Bei der Gruppe ohne Krebsbefund hatten nur 5 % eine negative Polarität.

Toxine
sind oft schuld an Rückfällen

Die meisten der Behandlungserfolge mit den ***Meridian-Energie-Techniken*** sind von dauerhafter Wirkung.
Kommt es zu Rückfällen, ist der Grund dafür oftmals ein von Toxinen belasteter Körper.

Nun leben wir in einer Zeit, in der die uns umgebende Welt, die Gegenstände, die Atemluft, das Wasser und die Nahrung von diversen Giften nur so strotzen. Da werden Pestizide gesprüht, Böden giftig gedüngt, Geschmacksverstärker kreiert, Konservierungsstoffe verwendet, da wird bestrahlt und mit Hormonen hantiert.

Dies alles sind Ursachen für viele „moderne Krankheiten", die es so gehäuft, wie sie heutzutage auftreten, noch nie vorher gab. Beispiele sind diverse Allergien, sind Immunschwäche durch Schleimhautreizungen an Magen und Darm, sind Hauterkrankungen, Atemwegserkrankungen und Funktionsstörungen von Leber und Nieren, die ja unsere Entgiftungssysteme sind.

Im Grunde ist das gesamte Stoffwechsel- und Verdauungssystem von diesen Gifteinwirkungen betroffen. Hinzu kommen Genussgifte wie Nikotin, Alkohol, Kaffee und auch weißer Zucker. Besonders schlimme Belastungen ergeben sich auch aus Medikamentengaben, die oftmals im Übermaß und unnötig verabreicht werden.

Sie alle zusammen und jedes von ihnen behindert den ungestörten Fluss der Energie durch die Meridiane.
So verwundert es nicht, dass Behandlungen mit ***M.E.T.*** oftmals nur kurzfristige Erfolge zeitigen. Rückfälle sind vorprogrammiert, wenn es in einem Organismus laufend zu weiteren toxischen Belastungen kommt.
Niemand hat etwas gegen ein gutes Glas Wein, eine duftende Tasse Kaffee, ein köstliches Dessert oder ein Stückchen Schokolade, das man genussvoll auf der Zunge zergehen lässt. Es ist im Notfall durchaus auch angebracht, mal ein starkes Medikament zu nehmen. Aber, wie gesagt, im seltenen Notfall.

Wer ein schönes, vitales und gesundes Leben führen möchte, der sollte genau darauf achten, womit er seinen Körper versorgt.
Wer der Natur entsprechend lebt, wird selten krank und kann bis ins hohe Alter damit rechnen, dass er aktiv bleibt und über eine positive Gemütslage verfügt.

Behandlung mit den Meridian-Energie-Techniken bei Kindern

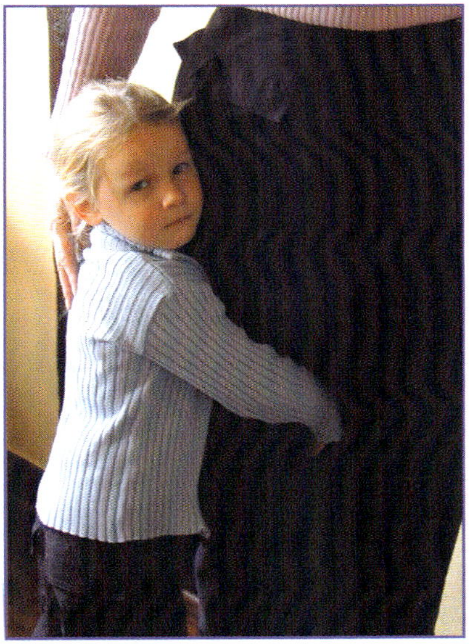

Das Beklopfen von Meridianpunkten ist besonders bei der Behandlung von Kindern überaus erfolgreich. Dafür ist es durchaus wichtig und nützlich, dass das Kind selbst beklopft wird.
Wird eine dauerhafte Heilung angestrebt, so ist unerlässlich, dass die ganze Familie, besonders aber Vater und Mutter, in das Behandlungskonzept mit einbezogen werden.
In Fallbeispielen *(siehe Seite 108 und Seite 115)* erläutere ich Themen, die ich in meiner Praxis behandelt habe. Dabei konnte Familien geholfen werden, ihre Probleme kurzfristig zu überwinden.

Behandeln von Säuglingen und Kleinkindern

Diese können nicht aktiv an dem Klopfgeschehen mitarbeiten und halten auch nicht unbedingt still, will man einen ganzen Durchgang praktizieren.
So kann es schon hilfreich sein, wenn mehrmals am Tag der Handkanten-Punkt (**HK**) fortwährend beklopft wird und dazu jeweils dreimal deutlich passende Sätze formuliert werden.

Diese Sätze können zum Beispiel sein:

Bei einem Schreikind:

***„Obwohl du immer so viel schreien musst,
liebe ich dich von ganzem Herzen."***

Bei einem wütenden Kind:

***„Obwohl du immer solche Wutanfälle bekommst,
liebe ich dich von ganzem Herzen."***

Bei einem trotzigen Kind:

***„Obwohl du deinen Kopf immer durchsetzen willst,
liebe ich dich von ganzem Herzen."***

Bei einem kranken Kind:

„Obwohl du jetzt diese Schmerzen hast, lieben wir dich so, wie du bist."

oder

***„Obwohl es dir jetzt nicht gut geht,
lieben wir dich von ganzem Herzen."***

oder

„Obwohl du jetzt so krank bist, lieben wir dich so, wie du bist."

Säuglinge im Brutkasten oder schwer kranke Kinder können zusätzlich komplett behandelt werden, indem man sich selbst an deren Stelle beklopft.

Auf die Formulierung kommt es an

Ein etwas größeres Kind (ab 3 Jahre) kann durchaus einer ausführlichen Behandlung unterzogen werden, indem es spielerisch mit einbezogen wird in den Klopf-Vorgang der ***Meridian-Energie-Techniken***.

Älteren Kindern (ab 8 Jahre) kann die Methode der ***Meridian-Energie-Techniken*** schon komplett erläutert werden. Für sie werden andere Formulierungen als für Erwachsene entworfen, damit sie sich mit den Aussagen besser identifizieren können, z.B.:

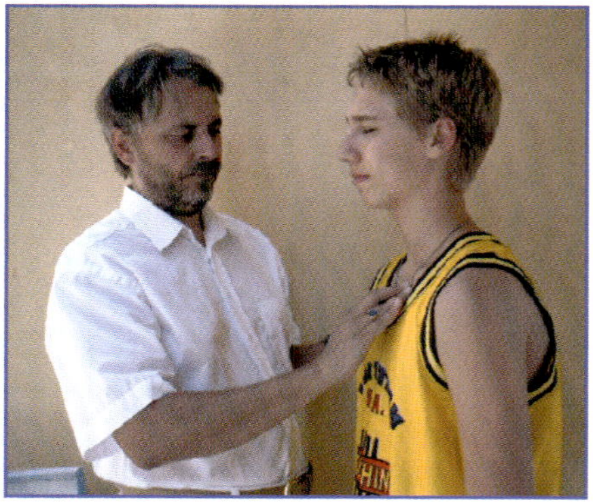

***„Obwohl ich keinen Bock auf Schule habe,
finde ich, dass ich ein prima Typ bin."***

***„Obwohl ich immer wieder ins Bett mache,
finde ich mich in Ordnung."***

***„Obwohl ich mich so schwer aufs Lernen
konzentrieren kann, finde ich mich o.k."***

***„Obwohl ich immer diese Wutanfälle
bekomme,
finde ich, dass ich voll in Ordnung bin."***

***„Obwohl ich immer wieder klauen muss,
finde ich, dass ich ein prima Kerl bin."***

***„Obwohl ich immer so ängstlich bin,
finde ich, dass ich ein tolles Kind bin."***

Kinder sind Symptomträger

Bevor mit der direkten Behandlung von Kindern begonnen wird, muss eine familiäre Geborgenheit geschaffen werden, die Schuldgefühle und Verantwortung von ihnen nimmt.

Die Probleme, die ein Kind hat, sind zumeist Ergebnisse einer familiären Situation. Kinder sind die Symptomträger ihrer Eltern oder der Familiensituation. Sie „übernehmen" deren Problematik, um eine Lösung herbeizuführen.

Problematische Familienthemen können sich ergeben aus:

- Trennung der Eltern
- Differenzen zwischen Eltern (auch mit Schwiegereltern)
- Überforderung durch die Erziehungssituation (z.B. allein erziehende/r Mutter/Vater)
- Unzufriedenheit über eigenes ungelebtes Leben überträgt sich auf das Kind
- Ständige beängstigende wirtschaftliche Situation
- Unbewusste Ablehnung des Kindes
- Ängste und Verzweiflung in der Zeit der Schwangerschaft mit diesem Kind
- Schwierige Schwangerschaft oder schwierige Geburt
- Kind wird zwischen Geschiedenen als „Waffe" gegeneinander benutzt
- Kind ist eifersüchtig auf weitere Kinder oder neuen Partner

Es ist wichtig, dass ein Kind angstfrei und selbstsicher aufwachsen kann und sich grundsätzlich geliebt und anerkannt fühlt. Egal wie es ist, wie es sich verhält und wie es sich ausdrückt. Genau das ist die Grundvoraussetzung für Heilung.

Werden also bei Eltern Ängste, Aggressionen, Wut, Verzweiflung und andere Blockaden, die ihr Leben behindern, aufgelöst, wird dadurch in der Familie ein Klima geschaffen, das nötig ist, damit die Behandlung mit den ***Meridian-Energie-Techniken*** bei dem Kind dauerhaft wirken kann oder sogar völlig überflüssig wird.

Schlüsselbein-Atmung:
Energie-Atemübungen
für die Polarisierung

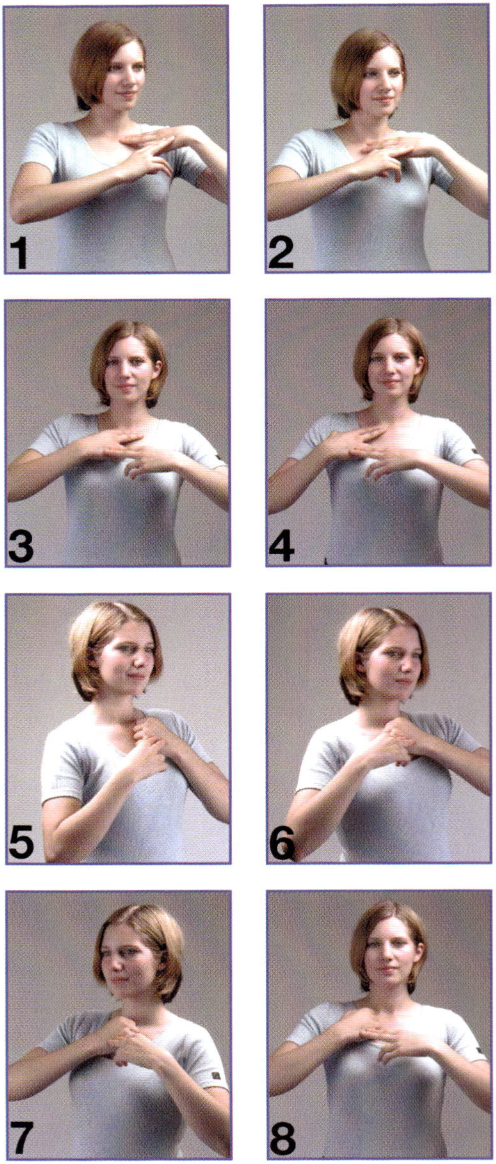

Der Körper mit seinen Organen ist unterschiedlich polarisiert. Er befindet sich in einer energetisch ausgeglichenen Situation, wenn die rechte und linke Gehirnhälfte sich in Balance befinden.

Ist stattdessen eine Gehirnhälfte weniger aktiv, liegt eine *Desorganisation* vor.

Dies zeigt sich oft durch Schwerfälligkeit, fehlende Energie oder in Antriebslosigkeit. Aber auch Behandlungen eines psychischen Problems greifen hier nicht in der vorgesehenen Weise.

Zur Beseitigung dieser Desorganisation der Gehirnhälften empfiehlt es sich, das nachfolgend beschriebene Energie-Atmen täglich anzuwenden.
Diese einfachen Übungen dauern nur wenige Minuten und sind leicht durchzuführen.

Das Ergebnis ist ein deutlicher Zuwachs an körperlicher Energie und seelischer Stärke.

Viele Patienten berichten, dass sie besonders durch diese spezielle Atemübung zu unerwarteter Power und deutlich mehr Ausgeglichenheit gekommen sind.

Anweisung zum Energie-Atmen

Vorbereitung einprägen

- Diese Methode besteht aus 8 Schritten
- Dazu werden während der Schritte 1 bis 4 die Spitzen des Zeige- und Mittelfingers auf den Schlüsselbein-Punkt (**SB**) gelegt
- Während der Schritte 5 bis 8 werden die Knöchel der geballten Faust auf den Schlüsselbein-Punkt (**SB**) gelegt
- Während jeden Schrittes wird der Handrücken-Punkt (**HR**) mit der freien Hand laufend beklopft
- Bei den Atemübungen die Ellenbogen vor dem Körper anwinkeln, um den Energiefluss nicht zu unterbrechen
- Während jeden Schrittes: ***langsam halb einatmen – dabei ca. 7-mal klopfen***
Luft nun tief einatmen – dabei ca. 7-mal klopfen
halb ausatmen – dabei ca. 7-mal klopfen
dann ganz ausatmen – dabei ca. 7-mal klopfen
danach Position wechseln

Atemschritte

Bei jedem Schritt atmen und klopfen wie oben beschrieben

1. Schritt:	***linke*** **Fingerspitzen auf** ***linken*** **SB (Schlüsselbein-Punkt)**
2. Schritt	***linke*** **Fingerspitzen auf** ***rechten*** **SB**
3. Schritt	***rechte*** **Fingerspitzen auf** ***linken*** **SB**
4. Schritt	***rechte*** **Fingerspitzen auf** ***rechten*** **SB**
5. Schritt	***linke*** **Fingerknöchel auf** ***linken*** **SB**
6. Schritt	***linke*** **Fingerknöchel auf** ***rechten*** **SB**
7. Schritt	***rechte*** **Fingerknöchel auf** ***linken*** **SB**
8. Schritt	***rechte*** **Fingerknöchel auf** ***rechten*** **SB**

Es ist sinnvoll, den Tag mit dieser Übung zu beginnen, damit dieser kraftvoll ablaufen kann. Wird die Übung mittags wiederholt, so erhält man einen weiteren Energieschub.

„Ich habe es nicht verdient“
ist ein großes Thema

Im Rahmen meiner vieljährigen therapeutischen Praxis ist mir zunehmend aufgefallen, welche fatale Rolle das Thema „Verdienen“ spielt.
Bei den allermeisten Menschen scheint tief in ihrer Seele verankert zu sein, dass sie es nicht verdient haben, es sich gut gehen zu lassen.
Geht man von der ursprünglichen Bedeutung des Wortes ver-***dienen*** aus, wird klar, dass es die Belohnung dafür beschreibt, für das entsprechend ge-***dient*** wurde.

Nun können wir ziemlich genau bewerten, wie die Leistung eines anderen Menschen einzustufen ist. In der Selbsteinschätzung dagegen ist unser Blick getrübt.

Leicht regen sich die Zweifel: Habe ich das auch wirklich ver-dient?
Das ist bevorzugt der Fall, wenn es um das Wohlergehen der eigenen Person geht. Die Muße, das Genießen, das Zufriedensein, das Glücksempfinden und vor allem der Gesundungsprozess werden praktisch boykottiert durch das falsche Empfinden, das aus dem Inneren warnt: „Du hast es nicht verdient, dass es Dir gut geht.“
So wagen wir es letztendlich nicht wirklich, störungsfrei Siegeszüge anzutreten. Weder in Bezug auf das körperliche oder seelische Wohlbefinden noch in beruflicher oder sozialer Hinsicht.

Ich möchte einmal kühn behaupten, dass fast alle unsere Empfindungen und Bestrebungen von diesem irrationalen Gefühl des Nicht-verdient-Habens behindert sind.

Ich halte diesen verinnerlichten Glauben für die nachhaltigste Fehlschaltung überhaupt.
Sie beherrscht das Tun des Menschen, hemmt ihn in seiner Ent-Wicklung und hindert ihn daran, wirklich freie Entscheidungen zu treffen. Das Ganze ist den Menschen selten wirklich bewusst. Vielmehr spielt sich diese Blockade im Unterbewussten ab.

In den ersten Monaten, in denen ich Patienten mit den ***Meridian-Energie-Techniken*** behandelte, erwies sich genau dieser Punkt als Ursache dafür, dass es manchmal unnötig lange dauerte, bis sich der Therapie-Erfolg einstellte oder dass es zu unerwarteten Rückfällen kam.
Erst seit ich dieses Thema in meinen Behandlungsablauf fest integriert habe, kann ich diese extrem hohe Erfolgsrate mit ***M.E.T.*** verzeichnen.

Das Gefühl des „Nicht-verdient-Habens"

ist eine Fehlinterpretation unseres Unterbewusstseins, entstanden durch Erziehung, Anschauung, Bemerkungen und Beurteilungen in der Kindheit, Schule, Ausbildung und Berufstätigkeit. Aber auch die sozialen Kontakte stärken in der Regel das Bild, das wir selbst von uns haben, nicht ausreichend.
Dazu kommen die Gewohnheiten, die sich durch viele, oft negative, Erfahrungen manifestiert haben.

Die nachfolgenden Sätze sind als separate Motivationsformulierungen zu verstehen und repräsentieren *nicht* den Behandlungstext. Sie sind lediglich für das „kleine Beklopfen zwischendurch" gedacht.

Jeder Patient kann aktiv daran mitarbeiten, sich selbst von dieser starken Fessel zu befreien. Neben der kompletten Meridian-Energie-Behandlung durch ihn selbst oder einen Therapeuten empfehle ich, mehrfach am Tag das Thymusklopfen *(siehe Seite 52)* auszuführen.
Dazu kann folgender Satz eindringlich gesprochen (oder gedacht) werden:

„Ich verdiene es, dass ich glücklich bin."

Es können dafür auch andere Sätze nach Ihrem Belieben formuliert werden, z.B.:

„Ich verdiene es, dass ich gesund bin."

oder

„Ich verdiene es, dass ich mutig bin."

oder

„Ich verdiene es, dass ich erfolgreich bin."

oder

„Ich verdiene es, dass ich energievoll bin."

oder

„Ich verdiene es, dass ich zufrieden bin."

oder

„Ich verdiene es, dass ich mutig bin."

Das Ergebnis ist, dass sich im Laufe der Zeit diese Fehlschaltung gänzlich auflöst und Heilung nicht mehr behindert.

Wie viele Ängste braucht der Mensch?

Psychologischer Regenerationsprozess mit M.E.T.

Ein Leben ohne Angst ist durchaus wünschenswert.
Jeder von uns kann seine Intelligenz besser einsetzen und Glück intensiver empfinden, wenn er weniger oder gar nicht mehr mit innerer Erregung zu kämpfen hat.
Angst hat nicht das Geringste mit einer gesunden Vorsicht zu tun. Es versteht sich, dass jeder von uns ein Leben lang üben muss, verschiedene Risiken besser einzuschätzen und aus Erfahrungen zu lernen.
Dies ist ein natürlicher und wünschenswerter Lernprozess.

Angst aber ist irrational und destruktiv.

Angst ist eine Störung im Energiesystem. Sie verhindert das freie Fließen der Lebensenergie, hemmt die kreativen Möglichkeiten, die ein Mensch hat, verhindert seine Zuversicht in Bezug auf Erfolg in zwischenmenschlichen Beziehungen und im Beruf.
Angst verzögert Heilung und durchlöchert das Immunsystem.
Angst ist das Gegenteil von Mut und unterwandert die vitalen Abläufe in Körper, Geist und Seele.

Jedes Lebensproblem aber hat als Basis die Angst.

Das kann Angst sein, verlassen zu werden oder eine unangenehme Situation noch einmal durchleben zu müssen, Angst vor Geschehnissen, wie sie passieren *könnten*, Angst vor Menschen, Tieren, Krankheiten, Schmerzen, Zurückweisungen, Geldnot, Versagen oder ganz einfach Angst vor der Angst.

Wie viel Angst aber braucht der Mensch?
Wie viel ist gesund, wie viel kann er aushalten und von wie viel davon darf er sich verabschieden?

Immer wieder stellen Patienten und Seminarteilnehmer die Frage, welche Probleme aus ihrem Leben sie denn mit den ***Meridian-Energie-Techniken*** behandeln *dürften*.
So äußerte kürzlich eine Dame, dass die Versuchung doch groß sei, sich mit dieser Methode alle unangenehmen Gedanken, Gefühle, Ängste einfach wegzuklopfen. Sie meinte, das dürfe doch sicherlich nicht sein. Schließlich gehörten Probleme doch zu jedem Schicksal ...?

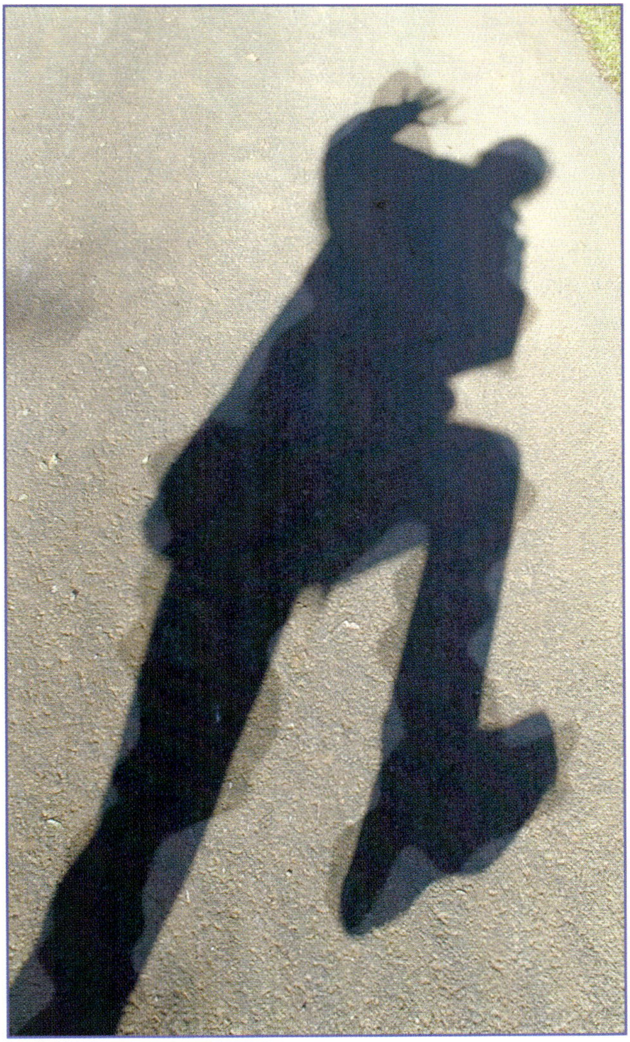

Interessant war, dass die Frage von einer Therapeutin kam, die mit den ***M.E.T.*** bereits hunderte von Patienten erfolgreich behandelt hatte.
Nach ihrer eigenen Statistik waren es lediglich 3 Prozent, bei denen sich nicht die erhoffte Wirkung eingestellt hatte. Obwohl, das räumte sie ein, eine verbesserte Befindlichkeit auch bei diesen Patienten zu beobachten war.

Es ist doch immer wieder spannend, zu erleben, wie schwer es Menschen fällt, sich von Schwierigkeiten in ihrem Leben zu trennen.

Das hängt mit einem tief verwurzelten Schuldbewusstsein und einer gewissen Büßermentalität zusammen, von denen wir Menschen ein bisschen oder ganz viel mit uns herumschleppen.
Zum Teil ist dies in den Genen angelegt, zum Teil anerzogen.
Irgendwie kann man nicht recht glauben, dass es einem dauerhaft gut gehen darf.
Vielmehr sind wir oft davon überzeugt, es nicht verdient zu haben, dauerhaft glücklich zu sein.
Für glückliche Zeiten „muss man bezahlen". Womit? Natürlich mit Schicksalsschlägen und Krankheiten. Das weiß doch jeder, oder?

Ein solches Denken aber ist unnötiger Ballast.
Werfen Sie ihn einfach ab!

Wir sind hier auf der Welt, weil wir das Leben genießen dürfen und sollen. Nicht, damit wir unnötige Bürden tragen.

Wer sich dazu entschließt, alles, was ihm in den Sinn kommt, zu beklopfen, kann einen Stolperstein nach dem anderen aus seinem Leben dauerhaft verbannen.

Er kann Wut, Neid, Ärger, unharmonische Beziehungen privater oder beruflicher Art und auch Anfälligkeit für Krankheiten oftmals ganz hinter sich lassen. Was kann schlecht daran sein, seine Gefühlswelt von Stress zu befreien und Frieden in sein eigenes Gemüt zu holen?

Die Schöpfung hat uns mit unendlich vielen Gaben reichlich bedacht. Es dürfte ausgesprochen gottgefällig sein, sich dieser Geschenke bewusst zu sein und sie für ein schönes, gesundes und reiches Leben zu nutzen.
Und mit Reich ist durchaus auch materieller Reichtum gemeint.
Deshalb ist ein sehr wirkungsvolles ***Regenerations-Projekt*** *(siehe Seite 72)* angeraten. Mit diesem Projekt sollte jeder Anwender der ***Meridian-Energie-Techniken*** wöchentlich zwei Themen behandeln.
Somit können in einem Jahr tatsächlich 104 Lebensthemen bzw. -probleme behandelt werden. 104 Blockaden wären damit beseitigt, die vorher den Fluss von Energie behindert haben.

Wissen Sie, wie man sich fühlt, wenn man 104 Ängste und Probleme überwunden hat?

Sie meinen, so viel Sorgen, Nöte, negative Gedanken, Ärgernisse, frustrierende Erlebnisse, Hemmnisse und Unglücksfälle könne es gar nicht geben in einem Leben?
Sie werden sich wundern.
Mit jedem „Fall" können neue Erinnerungen aufkommen, sich völlig neue Aspekte finden. Und Sie können klopfen und klopfen und zur Seite legen und abhaken und erleichtert aufatmen.
Und Sie können zu dem Menschen werden, der sie wirklich sind. Völlig befreit von genau den Lasten, die Sie vorher mit sich herumgeschleppt haben.
Nach jeder Behandlung werden Sie im Rückblick kaum verstehen, was Sie oftmals so erregt hat an einer Situation. Und Sie können erleben, wie sich die Gefühle mit Leichtigkeit glätten. Scheuen Sie sich also nicht, auch belanglose Dinge zu „behandeln". Wenn sie Ihnen ins Gedächtnis kommen, hatten sie eine Bedeutung und sind wichtig.

Um Ihnen Anregungen zu geben, welche Probleme angesprochen werden können für Ihr persönliches Regenerations-Projekt, schlagen wir Ihnen auf den nächsten Seiten zahlreiche Formulierungen vor. Nehmen Sie sich genau die Sätze heraus, die auf Ihre Vergangenheit zutreffen, und erarbeiten Sie sich zusätzlich eigene für Ihre speziellen Erlebnisse und eigenen Probleme. Erstellen Sie dafür eine ausführliche Liste.

Zwei Themen pro Woche, das sind tatsächlich jedes Mal nur etwa 10 Minuten Behandlungszeit. Berücksichtigt ist dabei bereits, dass das eine oder andere Thema noch einer oder zweier Nachbehandlungen bedarf. Das ist jeweils dann der Fall, wenn der Messwert nach dem ersten Durchgang noch nicht auf null sinken konnte.

Schöne und spannende Monate liegen vor Ihnen.

Sprechen wir uns nach dieser Zeit? Oder vielleicht schon nach der Halbzeit? Wir, die Autoren dieses Buches, freuen uns über Ihren Erfahrungsbericht *(Anschrift siehe Seite 217)*.
Sie werden erstaunliche Beobachtungen an sich machen. Ein neuer Mensch werden Sie sein, wie Sie ihn bisher so nicht kannten. Mit völlig neuen Lebenszielen und einer glücklichen Gelassenheit, um diese zu erreichen.
Und vergessen Sie nicht, für ein so großes Projekt brauchen Sie nur wenige Minuten am Tag.
Und Sie wissen doch:
„Auch ein Weg von tausend Meilen beginnt mit dem ersten Schritt!"

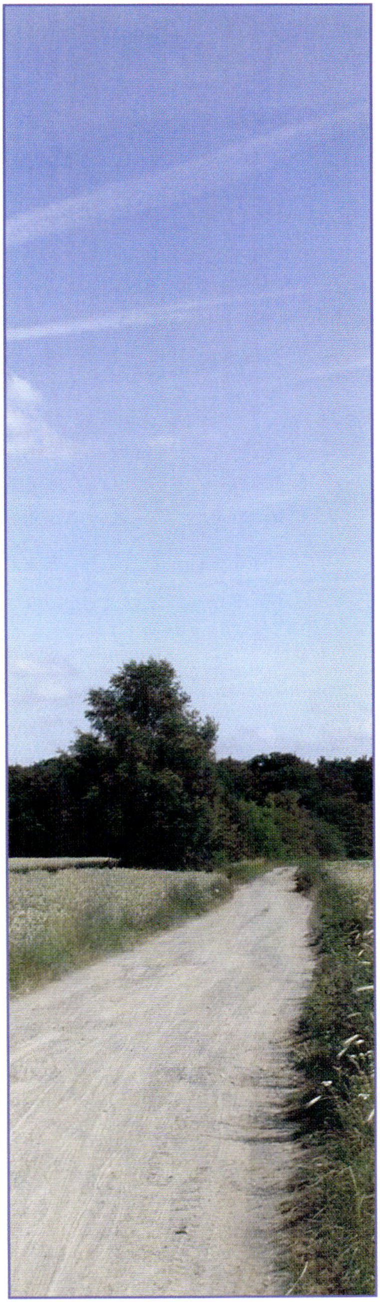

Ihr ganz persönliches
Regenerations-Projekt

Mit diesem Projekt, bei dem Sie Ihre blockierenden Lebensthemen jeweils deutlich beim Namen nennen, können Sie selbst diese auflösen.
Dazu finden Sie nachfolgend Formulierungsbeispiele, die Sie direkt in den Behandlungsablauf einbauen können, wenn sie Ihnen passend erscheinen. Ansonsten formulieren Sie nach diesen Mustern Ihre eigenen Anliegen.

Bedenken Sie bitte, dass es die Erregung, der Stress ist, den Sie von einem Gefühl nehmen wollen, indem Sie die Meridianpunkte beklopfen.
Nach dieser Erkenntnis müssen auch die begleitenden Worte gewählt werden. Ist das Thema z.B. „Angst vor Käfern", so steht das Gefühl „Angst" im Vordergrund und beherrscht die Formulierung. Sie beklopfen also diese spezielle Angst.
Sie nennen also immer das Gefühl, das Sie beim Denken an ein Problem empfinden, beim Namen.

Genauso verhält es sich bei Krankheiten und Schmerzen. Prüfen Sie also bitte Ihre Formulierungen auf diesen Gefühlsinhalt hin.

Formulierungs-Beispiele
die in jeweils einen kompletten Behandlungsablauf *(siehe Seite 34)* **eingebaut werden:**

Themen

- **Lebensangst** (9 Beispielsätze)
- **Partnerschaft/Freundschaft / Mitmenschen** (16 Beispielsätze)
- **Eltern/Kinder** (12 Beispielsätze)
- **Beruf** (13 Beispielsätze)
- **Geld** (4 Beispielsätze)
- **Stress** (3 Beispielsätze)
- **Trauer** (3 Beispielsätze)
- **Sucht/Gier** (4 Beispielsätze)
- **Allgemeine Probleme** (10 Beispielsätze)
- **Äußeres/Optik** (4 Beispielsätze)
- **Krankheiten** (7 Beispielsätze)
- **Schmerzen** (4 Beispielsätze)

Formulierungs-Beispiele zum Thema

Lebensangst

1. Obwohl ich schüchtern bin, liebe und akzeptiere ich mich so, wie ich bin.
2. Obwohl ich es nicht verdient habe, weniger schüchtern zu sein, liebe und akzeptiere ich mich so, wie ich bin.
Meine Schüchternheit, meine ...

1. Obwohl ich mich nicht traue, meine Meinung zu sagen, liebe und akzeptiere ich mich so, wie ich bin.
2. Obwohl ich es nicht verdient habe, meine Meinung zu sagen, liebe und akzeptiere ich mich so, wie ich bin.
Meine Angst, die Meinung zu sagen, meine ...

1. Obwohl ich neidisch bin, dass andere mehr Glück haben als ich, liebe und akzeptiere ich mich so, wie ich bin.
2. Obwohl ich es nicht verdient habe, ohne Neid auf das Glück der anderen zu sein, liebe und akzeptiere ich mich so, wie ich bin.
Mein Neid auf andere, die mehr Glück haben als ich, mein ...

1. Obwohl es mir damals so peinlich war, dass ich kein Wort herausbrachte, liebe und akzeptiere ich mich so, wie ich bin.
2. Obwohl ich es nicht verdient habe, dass es mir weniger peinlich ist, kein Wort herauszubringen, liebe und akzeptiere ich mich so, wie ich bin.
Mein peinliches Gefühl wegen meiner Stummheit damals, mein ...

1. Obwohl ich schnell den Mut verliere, liebe und akzeptiere ich mich so, wie ich bin.
2. Obwohl ich es nicht verdient habe, mehr Mut zu haben, liebe und akzeptiere ich mich so, wie ich bin.
Meine Mutlosigkeit, meine ...

1. Obwohl ich Angst in engen Räumen habe, liebe und akzeptiere ich mich so, wie ich bin.
2. Obwohl ich es nicht verdient habe, ohne Angst in engen Räumen zu sein, liebe und akzeptiere ich mich so, wie ich bin.
Meine Angst in engen Räumen, meine ...

1. Obwohl ich Angst vor der Dunkelheit habe, liebe und akzeptiere ich mich so, wie ich bin.
2. Obwohl ich es nicht verdient habe, ohne Angst vor der Dunkelheit zu sein, liebe und akzeptiere ich mich so, wie ich bin.
Meine Angst vor der Dunkelheit, meine ...

1. Obwohl ich Angst vor der Zukunft habe, liebe und akzeptiere ich mich so, wie ich bin.
2. Obwohl ich es nicht verdient habe, ohne Angst vor der Zukunft zu sein, liebe und akzeptiere ich mich so, wie ich bin.
Meine Angst vor der Zukunft, meine ...

1. Obwohl ich Angst davor habe, dass es Krieg gibt, liebe und akzeptiere ich mich so, wie ich bin.
2. Obwohl ich es nicht verdient habe, ohne Angst vor Krieg zu sein, liebe und akzeptiere ich mich so, wie ich bin.
Meine Angst vor Krieg, meine ...

Formulierungs-Beispiele zum Thema

Partnerschaft/Freundschaft/Mitmenschen

1. Obwohl ich so enttäuscht von meinem Ex-Mann wegen seines Egoismus war, liebe und akzeptiere ich mich so, wie ich bin.
2. Obwohl ich es nicht verdient habe, dass ich ohne Enttäuschung wegen des Egoismus meines Ex-Mannes gewesen wäre, liebe und akzeptiere ich mich so, wie ich bin.
Meine Enttäuschung von meinem Ex-Mann wegen seines Egoismus, meine ...

---

1. Obwohl ich mich so einsam fühle, liebe und akzeptiere ich mich so, wie ich bin.
2. Obwohl ich es nicht verdient habe, weniger einsam zu sein, liebe und akzeptiere ich mich so, wie ich bin.
Meine Einsamkeit, meine ...

---

1. Obwohl es mir peinlich ist, dass ich damals bei (... Betroffenen nennen) **Unrecht hatte, liebe und akzeptiere ich mich so, wie ich bin.**
2. Obwohl ich es nicht verdient habe, dass es mir weniger peinlich ist, dass ich damals Unrecht hatte bei ..., liebe und akzeptiere ich mich so, wie ich bin.
Die Peinlichkeit, dass ich Unrecht hatte, die ...

---

1. Obwohl es mir peinlich ist, dass ich stottere, wenn ich vor mehreren Leuten reden soll, liebe und akzeptiere ich mich so, wie ich bin.
2. Obwohl ich es nicht verdient habe, dass es mir weniger peinlich ist, ohne Stottern vor Leuten zu reden, liebe und akzeptiere ich mich so, wie ich bin.
Mein peinliches Gefühl wegen Stottern, wenn ich vor Leuten reden soll, mein ...

---

1. Obwohl ich immer wütend werde, wenn jemand über mich bestimmen will, liebe und akzeptiere ich mich so, wie ich bin.
2. Obwohl ich es nicht verdient habe, dass ich ohne Wut bin, wenn jemand über mich bestimmen will, liebe und akzeptiere ich mich so, wie ich bin.
Meine Wut, wenn jemand über mich bestimmen will, meine ...

---

1. Obwohl ich immer Hemmungen habe, wenn ich glaube, jemand weiß mehr als ich, liebe und akzeptiere ich mich so, wie ich bin.
2. Obwohl ich es nicht verdient habe, ohne Hemmungen zu sein, wenn ich glaube, jemand weiß mehr als ich, liebe und akzeptiere ich mich so, wie ich bin.
Meine Hemmungen, wenn ich glaube, jemand weiß mehr als ich, meine ...

---

1. Obwohl ich mich nicht traue, etwas zu sagen, wenn jemand wortgewandt ist, liebe und akzeptiere ich mich so, wie ich bin.
2. Obwohl ich es nicht verdient habe, dass ich den Mut habe, etwas zu sagen, wenn jemand wortgewandt ist, liebe und akzeptiere ich mich so, wie ich bin.
Meine Hemmungen, etwas zu sagen, meine ...

---

1. Obwohl ich bereue, dass ich meinen Mann verlassen habe, liebe und akzeptiere ich mich so, wie ich bin.
2. Obwohl ich es nicht verdient habe, ohne Reue zu sein, dass ich meinen

Mann verlassen habe, liebe und akzeptiere ich mich so, wie ich bin.
Meine Reue, weil ich meinen Mann verlassen habe, meine ...

1. Obwohl ich so enttäuscht von meiner Schwester bin, weil sie so egoistisch ist, liebe und akzeptiere ich mich so, wie ich bin.
2. Obwohl ich es nicht verdient habe, nicht enttäuscht darüber zu sein, dass meine Schwester egoistisch ist, liebe und akzeptiere ich mich so, wie ich bin.
Meine Enttäuschung über meine egoistische Schwester, meine ...

1. Obwohl ich Angst davor habe, verletzt zu werden, liebe und akzeptiere ich mich so, wie ich bin.
2. Obwohl ich es nicht verdient habe, ohne Angst vor dem Verletztwerden zu sein, liebe und akzeptiere ich mich so, wie ich bin.
Meine Angst davor, verletzt zu werden, meine ...

1. Obwohl ich meinem Mann nicht verzeihen kann, dass er mich während der Schwangerschaft nicht besser unterstützt hat, liebe und akzeptiere ich mich so, wie ich bin.
2. Obwohl ich es nicht verdient habe, meinem Mann zu verzeihen, dass er mich in der Schwangerschaft nicht besser unterstützt hat, liebe und akzeptiere ich mich so, wie ich bin.
Meine Unfähigkeit zu verzeihen, weil mein Mann mich in der Schwangerschaft nicht unterstützt hat, meine ...

1. Obwohl ich einen Freundeskreis vermisse, liebe und akzeptiere ich mich so, wie ich bin.
2. Obwohl ich es nicht verdient habe, einen Freundeskreis nicht zu vermissen, liebe und akzeptiere ich mich so, wie ich bin.
Mein Vermissen von Freunden, mein ...

1. Obwohl ich mich immer von unpassenden Frauen angezogen fühle, liebe und akzeptiere ich mich so, wie ich bin.
2. Obwohl ich es nicht verdient habe, von passenden Frauen angezogen zu sein, liebe und akzeptiere ich mich so, wie ich bin.
Mein Desinteresse an passenden Frauen, mein ...

1. Obwohl ich wegen (... Anlass benennen) **verzweifelt bin, liebe und akzeptiere ich mich so, wie ich bin.**
2. Obwohl ich es nicht verdient habe, die Verzweiflung wegen ... loszulassen, liebe und akzeptiere ich mich so, wie ich bin.
Meine Verzweiflung wegen, meine ...

1. Obwohl ich traurig darüber bin, von (... Betroffenen nennen) **verlassen worden zu sein, liebe und akzeptiere ich mich so, wie ich bin.**
2. Obwohl ich es nicht verdient habe, nicht traurig darüber zu sein, dass ... mich verlassen hat, liebe und akzeptiere ich mich so, wie ich bin.
Meine Traurigkeit, weil ich von ... verlassen worden bin, meine ...

1. Obwohl ich oft so misstrauisch bin, liebe und akzeptiere ich mich so, wie ich bin.
2. Obwohl ich es nicht verdient habe, dass ich weniger misstrauisch bin, liebe und akzeptiere ich mich so, wie ich bin.
Mein ewiges Misstrauen, mein ...

Formulierungs-Beispiele zum Thema

Eltern/Kinder

1. Obwohl ich mich schuldig fühle, weil ich meine Mutter nicht lieben konnte, liebe und akzeptiere ich mich so, wie ich bin.
2. Obwohl ich es nicht verdient habe, dass ich mich schuldlos fühle, weil ich meine Mutter nicht lieben konnte, liebe und akzeptiere ich mich so, wie ich bin.

Meine Schuld meiner Mutter gegenüber, meine ...

1. Obwohl ich mich schuldig fühle, weil ich nicht gut genug zu meiner Großmutter war, liebe und akzeptiere ich mich so, wie ich bin.
2. Obwohl ich es nicht verdient habe, dass ich mich schuldlos fühle, weil ich nicht gut genug zu meiner Großmutter war, liebe und akzeptiere ich mich so, wie ich bin.

Meine Schuld, weil ich nicht gut genug zu meiner Großmutter war, meine ...

1. Obwohl ich mich schuldig fühle, weil ich meinem Sohn nicht die ideale Mutter war, liebe und akzeptiere ich mich so, wie ich bin.
2. Obwohl ich es nicht verdient habe, dass ich mich weniger schuldig fühle, weil ich meinem Sohn nicht die ideale Mutter war, liebe und akzeptiere ich mich so, wie ich bin.

Meine Schuld, nicht die ideale Mutter gewesen zu sein, meine ...

1. Obwohl ich meine Schwiegermutter nicht mag, liebe und akzeptiere ich mich so, wie ich bin.
2. Obwohl ich es nicht verdient habe, meine Schwiegermutter zu mögen, liebe und akzeptiere ich mich so, wie ich bin.

Die Antipathie meiner Schwiegermutter gegenüber, die ...

1. Obwohl ich mich meinen Kindern gegenüber schuldig fühle, weil ich nicht genug Zeit für sie hatte, liebe und akzeptiere ich mich so, wie ich bin.
2. Obwohl ich es nicht verdient habe, dass ich mich meinen Kindern gegenüber weniger schuldig fühle, liebe und akzeptiere ich mich so, wie ich bin.

Meine Schuldgefühle gegenüber meinen Kindern, meine ...

1. Obwohl ich Angst habe, dass meine Kinder nicht ihren Weg finden, liebe und akzeptiere ich mich so, wie ich bin.
2. Obwohl ich es nicht verdient habe, ohne Angst zu sein, dass meine Kinder ihren Weg finden, liebe und akzeptiere ich mich so, wie ich bin.

Meine Angst, dass meine Kinder ihren Weg nicht finden, meine ...

1. Obwohl ich Angst habe, meinen Kindern später nicht mehr beistehen zu können, liebe und akzeptiere ich mich so, wie ich bin.
2. Obwohl ich es nicht verdient habe, ohne Angst davor zu sein, dass ich meinen Kindern später nicht beistehen kann, liebe und akzeptiere ich mich so, wie ich bin.

Meine Angst, meinen Kindern später nicht mehr beistehen zu können, meine ...

1. Obwohl ich unter der Strenge meines Vaters litt, liebe und akzeptiere ich mich so, wie ich bin.
2. Obwohl ich es nicht verdient habe, nicht unter der Strenge meines Vaters zu leiden, liebe und akzeptiere ich mich so, wie ich bin.
Mein Leiden unter der Strenge meines Vaters, mein ...

1. Obwohl ich wütend darüber bin, dass meine Mutter oft ungerecht war, liebe und akzeptiere ich mich so, wie ich bin.
2. Obwohl ich es nicht verdient habe, nicht wütend darüber zu sein, dass meine Mutter oft ungerecht zu mir war, liebe und akzeptiere ich mich so, wie ich bin.
Meine Wut über die Ungerechtigkeit meiner Mutter, meine ...

1. Obwohl ich traurig darüber bin, dass meine Eltern meinen Bruder vorgezogen haben, liebe und akzeptiere ich mich so, wie ich bin.
2. Obwohl ich es nicht verdient habe, nicht traurig darüber zu sein, dass meine Eltern meinen Bruder vorgezogen haben, liebe und akzeptiere ich mich so, wie ich bin.
Meine Traurigkeit über das Vorziehen meines Bruders durch meine Eltern, meine ...

1. Obwohl ich als Kind meinen Vater sehr vermisst habe, liebe und akzeptiere ich mich so, wie ich bin.
2. Obwohl ich es nicht verdient habe, in meiner Kindheit meinen Vater nicht zu vermissen, liebe und akzeptiere ich mich so, wie ich bin.
Das Vermissen meines Vaters, das ...

1. Obwohl ich als Kind sehr einsam war, liebe und akzeptiere ich mich so, wie ich bin.
2. Obwohl ich es nicht verdient habe, als Kind weniger einsam gewesen zu sein, liebe und akzeptiere ich mich so, wie ich bin.
Meine Einsamkeit als Kind, meine ...

Formulierungs-Beispiele zum Thema

Beruf

1. Obwohl ich mich mit meinem Chef nicht verstehe, liebe und akzeptiere ich mich so, wie ich bin.
2. Obwohl ich es nicht verdient habe, mich mit meinem Chef zu verstehen, liebe und akzeptiere ich mich so, wie ich bin.
Das mangelnde Verstehen mit meinem Chef, das ...

---

1. Obwohl ich unfähig bin, mich durchzusetzen, liebe und akzeptiere ich mich so, wie ich bin.
2. Obwohl ich es nicht verdient habe, mich durchzusetzen, liebe und akzeptiere ich mich so, wie ich bin.
Meine Unfähigkeit, mich durchzusetzen, meine ...

---

1. Obwohl ich mich damals von meinem Chef gedemütigt fühlte, liebe und akzeptiere ich mich so, wie ich bin.
2. Obwohl ich es nicht verdient habe, mich nicht von meinem Chef gedemütigt gefühlt zu haben, liebe und akzeptiere ich mich so, wie ich bin.
Mein Gefühl der Demütigung bei meinem Chef, mein ...

---

1. Obwohl das Geschäft mit den Aktien mich in finanzielle Sorgen gestürzt hatte, liebe und akzeptiere ich mich so, wie ich bin.
2. Obwohl ich es nicht verdient habe, ohne finanzielle Sorgen zu sein, liebe und akzeptiere ich mich so, wie ich bin.
Meine finanziellen Sorgen, meine ...

---

1. Obwohl ich keine Lust habe, das Geschäft meines Vaters zu übernehmen, liebe und akzeptiere ich mich so, wie ich bin.
2. Obwohl ich es nicht verdient habe, Lust auf das Geschäft meines Vaters zu haben, liebe und akzeptiere ich mich so, wie ich bin.
Meine fehlende Lust, das Geschäft meines Vaters zu übernehmen, meine ...

---

1. Obwohl ich Angst vor der Selbstständigkeit habe, liebe und akzeptiere ich mich so, wie ich bin.
2. Obwohl ich es nicht verdient habe, ohne Angst vor der Selbstständigkeit zu sein, liebe und akzeptiere ich mich so, wie ich bin.
Meine Angst vor Selbstständigkeit, meine ...

---

1. Obwohl ich Angst habe, dass meine Firma Pleite geht, liebe und akzeptiere ich mich so, wie ich bin.
2. Obwohl ich es nicht verdient habe, ohne Angst davor zu sein, dass meine Firma Pleite geht, liebe und akzeptiere ich mich so, wie ich bin.
Meine Angst, dass meine Firma Pleite geht, meine ...

---

1. Obwohl ich Angst davor habe, arbeitslos zu werden, liebe und akzeptiere ich mich so, wie ich bin.
2. Obwohl ich es nicht verdient habe, ohne Angst vor der Arbeitslosigkeit zu sein, liebe und akzeptiere ich mich so, wie ich bin.
Meine Angst arbeitslos zu werden, meine ...

---

1. Obwohl ich Angst habe, dass mir die Ideen für meinen Beruf ausgehen, liebe und akzeptiere ich mich so, wie ich bin.
2. Obwohl ich es nicht verdient habe, ohne Angst zu sein, dass mir die Ideen für meinen Beruf ausgehen, liebe und akzeptiere ich mich so, wie ich bin.
Meine Angst, zu wenig Ideen für meinen Beruf zu haben, meine ...

1. Obwohl ich mir im Beruf wenig zutraue, liebe und akzeptiere ich mich so, wie ich bin.
2. Obwohl ich es nicht verdient habe, dass ich mir im Beruf mehr zutraue, liebe und akzeptiere ich mich so, wie ich bin.
Mein geringes Zutrauen im Beruf, mein ...

1. Obwohl ich für meinen beruflichen Werdegang nicht die nötige Geduld habe, liebe und akzeptiere ich mich so, wie ich bin.
2. Obwohl ich es nicht verdient habe, mehr Geduld für meinen beruflichen Werdegang aufzubringen, liebe und akzeptiere ich mich so, wie ich bin.
Meine Ungeduld in Bezug auf meinen beruflichen Werdegang, meine ...

1. Obwohl ich mich so ohnmächtig fühle, wenn mein Chef mir immer über den Mund fährt, liebe und akzeptiere ich mich so, wie ich bin.
2. Obwohl ich es nicht verdient habe, mich nicht ohnmächtig zu fühlen, wenn mein Chef mir über den Mund fährt, liebe und akzeptiere ich mich so, wie ich bin.
Meine Ohnmacht gegenüber meinem Chef, meine ...

1. Obwohl ich mich im Beruf überfordert fühle, liebe und akzeptiere ich mich so, wie ich bin.
2. Obwohl ich es nicht verdient habe, mich im Beruf weniger überfordert zu fühlen, liebe und akzeptiere ich mich so, wie ich bin.
Mein Gefühl des Überfordertseins in meinem Beruf, mein ...

Formulierungs-Beispiele zum Thema

Geld

1. Obwohl ich Angst davor habe, mittellos dazustehen, liebe und akzeptiere ich mich so, wie ich bin.
2. Obwohl ich es nicht verdient habe, ohne Angst davor zu sein, mittellos dazustehen, liebe und akzeptiere ich mich so, wie ich bin.
Meine Angst, mittellos dazustehen, meine ...

1. Obwohl ich Angst habe, im Alter arm zu sein, liebe und akzeptiere ich mich so, wie ich bin.
2. Obwohl ich es nicht verdient habe, ohne Angst davor zu sein, mittellos dazustehen, liebe und akzeptiere ich mich so, wie ich bin.
Meine Angst, im Alter arm zu sein, meine ...

1. Obwohl ich Angst habe, dass die Bank mir die Finanzierung nicht gewährt, liebe und akzeptiere ich mich so, wie ich bin.
2. Obwohl ich es nicht verdient habe, ohne Angst davor zu sein, dass mir die Bank die Finanzierung nicht gewährt, liebe und akzeptiere ich mich so, wie ich bin.
Meine Angst, dass die Bank mir die Finanzierung nicht gewährt, meine ...

1. Obwohl ich Angst habe, dass niemand mein Haus kauft, liebe und akzeptiere ich mich so, wie ich bin.
2. Obwohl ich es nicht verdient habe, ohne Angst zu sein, dass niemand mein Haus kauft, liebe und akzeptiere ich mich so, wie ich bin.
Meine Angst, dass niemand mein Haus kauft, meine ...

Formulierungs-Beispiele zum Thema

Stress

1. Obwohl ich so gestresst bin, liebe und akzeptiere ich mich so, wie ich bin.
2. Obwohl ich es nicht verdient habe, ohne Stress zu sein, liebe und akzeptiere ich mich so, wie ich bin.
Mein Gestresstsein, mein ...

1. Obwohl ich das Gefühl habe, meine Pflichten wachsen mir über den Kopf, liebe und akzeptiere ich mich so, wie ich bin.
2. Obwohl ich es nicht verdient habe, ohne das Gefühl dazustehen, dass mir meine Pflichten über den Kopf wachsen, liebe und akzeptiere ich mich so, wie ich bin.
Meine Gefühle, den Pflichten nicht gewachsen zu sein, meine ...

1. Obwohl ich so gestresst bin, weil ich das Gefühl habe, mein Leben besteht nur noch aus Arbeit, liebe und akzeptiere ich mich so, wie ich bin.
2. Obwohl ich es nicht verdient habe, weniger gestresst zu sein durch viel Arbeit, liebe und akzeptiere ich mich so, wie ich bin.
Mein Stress durch Überarbeitung, mein ...

Formulierungs-Beispiele zum Thema

Trauer

1. Obwohl ich so traurig bin, dass meine Mutter gestorben ist, liebe und akzeptiere ich mich so, wie ich bin.
2. Obwohl ich es nicht verdient habe, dass ich die Trauer über den Tod meiner Mutter loslasse, liebe und akzeptiere ich mich so, wie ich bin.
Meine Traurigkeit, meine ...

1. Obwohl ich traurig darüber bin, dass die Freundschaft zu meiner Freundin zerbrochen ist, liebe und akzeptiere ich mich so, wie ich bin.
2. Obwohl ich es nicht verdient habe, ohne Traurigkeit darüber zu sein, dass die Freundschaft zu meiner Freundin zerbrochen ist, liebe und akzeptiere ich mich so, wie ich bin.
Meine Traurigkeit über die zerbrochene Freundschaft zu meiner Freundin, meine ...

1. Obwohl ich in Trauer darüber bin, dass meine Verlobte bei einem Unfall gestorben ist, liebe und akzeptiere ich mich so, wie ich bin.
2. Obwohl ich es nicht verdient habe, die Trauer loszulassen über den Tod meiner Verlobten, liebe und akzeptiere ich mich so, wie ich bin.
Meine Trauer über den Tod meiner Verlobten, meine ...

Formulierungs-Beispiele zum Thema

Sucht/Gier

1. Obwohl ich lauter Unsinn in mich hineinesse, liebe und akzeptiere ich mich so, wie ich bin.
2. Obwohl ich es nicht verdient habe, dass ich kontrollierter esse, liebe und akzeptiere ich mich so, wie ich bin.
Mein unkontrolliertes Essen, mein ...

1. Obwohl ich zu viel Brot, Nudeln und Süßigkeiten esse, liebe und akzeptiere ich mich so, wie ich bin.
2. Obwohl ich es nicht verdient habe, weniger Brot, Nudeln und Süßigkeiten zu essen, liebe und akzeptiere ich mich so, wie ich bin.
Meine Kohlenhydrat-Sucht, meine ...

1. Obwohl es mich immer wieder zum Spiel-Automaten zieht, liebe und akzeptiere ich mich so, wie ich bin.
2. Obwohl ich es nicht verdient habe, ohne Spiel-Automaten auszukommen, liebe und akzeptiere ich mich so, wie ich bin.
Meine Sucht nach Spiel-Automaten, meine ...

1. Obwohl ich den Drang habe, meine Nägel abzukauen, liebe und akzeptiere ich mich so, wie ich bin.
2. Obwohl ich es nicht verdient habe, den Drang zu verlieren, meine Nägel abzukauen, liebe und akzeptiere ich mich so, wie ich bin.
Mein Drang, meine Nägel abzukauen, mein ...

Formulierungs-Beispiele zum Thema

Allgemeine Probleme

1. Obwohl ich mich schäme, weil ich mich neulich so daneben benommen habe, liebe und akzeptiere ich mich so, wie ich bin.
2. Obwohl ich es nicht verdient habe, dass ich mich weniger schäme, weil ich mich so daneben benommen habe, liebe und akzeptiere ich mich so, wie ich bin.
Meine Scham, weil ich mich daneben benommen habe, meine ...

---

1. Obwohl ich das Gefühl habe, dass ich es nicht wert bin, glücklich zu sein, liebe und akzeptiere ich mich so, wie ich bin.
2. Obwohl ich es nicht verdient habe, das Gefühl zu haben, dass ich es wert bin, glücklich zu sein, liebe und akzeptiere ich mich so, wie ich bin.
Mein Gefühl der Wertlosigkeit, mein ...

---

1. Obwohl ich immer diese Schuldgefühle habe, wenn ich glücklich bin, liebe und akzeptiere ich mich so, wie ich bin.
2. Obwohl ich es nicht verdient habe, ohne Schuldgefühle zu sein, wenn ich glücklich bin, liebe und akzeptiere ich mich so, wie ich bin.
Meine Schuldgefühle, meine ...

---

1. Obwohl ich keine Energie für Sport aufbringe, liebe und akzeptiere ich mich so, wie ich bin.
2. Obwohl ich es nicht verdient habe, mehr Energie für Sport aufzubringen, liebe und akzeptiere ich mich so, wie ich bin.
Meine Energielosigkeit in Bezug auf Sport, meine ...

---

1. Obwohl ich diese Lernschwäche habe, liebe und akzeptiere ich mich so, wie ich bin.
2. Obwohl ich es nicht verdient habe, dass ich leicht lerne, liebe und akzeptiere ich mich so, wie ich bin.
Meine Lernschwäche, meine ...

---

1. Obwohl es mir so schwer fällt, mich zu konzentrieren, liebe und akzeptiere ich mich so, wie ich bin.
2. Obwohl ich es nicht verdient habe, dass es mir leicht fällt, mich besser zu konzentrieren, liebe und akzeptiere ich mich so, wie ich bin.
Meine Unkonzentriertheit, meine ...

---

1. Obwohl ich mich unwohl fühle, wenn ich zu viel Fernsehen gucke, liebe und akzeptiere ich mich so, wie ich bin.
2. Obwohl ich es nicht verdient habe, mich wohler zu fühlen, obwohl ich viel Fernsehen gucke, liebe und akzeptiere ich mich so, wie ich bin.
Mein Unwohlfühlen wegen meiner Fernsehleidenschaft, mein ...

---

1. Obwohl ich mich dafür schäme, dass ich (... Anlass benennen)**, liebe und akzeptiere ich mich so, wie ich bin.**
2. Obwohl ich es nicht verdient habe, dass ich aufhöre, mich wegen ... zu schämen, liebe und akzeptiere ich mich so, wie ich bin.
Meine Scham darüber, dass ich ..., meine ...

---

1. Obwohl ich mich so schwer entscheiden kann, liebe und akzeptiere ich mich so, wie ich bin.
2. Obwohl ich es nicht verdient habe, mich rascher zu entscheiden, liebe und akzeptiere ich mich so, wie ich bin.
Meine Entscheidungsunfähigkeit, meine ...

---

1. Obwohl ich mich oft nicht an Dinge oder Geschehnisse erinnern kann, liebe und akzeptiere ich mich so, wie ich bin.
2. Obwohl ich es nicht verdient habe, dass ich mich an Dinge oder Geschehnisse besser erinnern kann, liebe und akzeptiere ich mich so, wie ich bin.
Meine Erinnerungsschwäche, meine ...

Formulierungs-Beispiele zum Thema

Äußeres/Optik

1. Obwohl ich Angst davor habe, alle Haare zu verlieren, liebe und akzeptiere ich mich so, wie ich bin.
2. Obwohl ich es nicht verdient habe, ohne Angst davor zu sein, meine Haare zu verlieren, liebe und akzeptiere ich mich so, wie ich bin.
Mein Angst vor Haarausfall, meine ...

---

1. Obwohl ich mich unattraktiv finde, liebe und akzeptiere ich mich so, wie ich bin.
2. Obwohl ich es nicht verdient habe, mich attraktiv zu finden, liebe und akzeptiere ich mich so, wie ich bin.
Mein unattraktives Aussehen, mein ...

---

1. Obwohl ich diese trockene und schuppige Haut habe, liebe und akzeptiere ich mich so, wie ich bin.
2. Obwohl ich es nicht verdient habe, eine schöne Haut zu haben, liebe und akzeptiere ich mich so, wie ich bin.
Meine trockene und schuppige Haut, meine ...

---

1. Obwohl ich zur Warzenbildung an Gesicht und Körper neige, liebe und akzeptiere ich mich so, wie ich bin.
2. Obwohl ich es nicht verdient habe, ohne Warzen zu sein, liebe und akzeptiere ich mich so, wie ich bin.
Meine Warzen an Gesicht und Körper, meine ...

Formulierungs-Beispiele zum Thema

■ Krankheiten

1. Obwohl ich Angst habe, dass meine Kinder krank werden, liebe und akzeptiere ich mich so, wie ich bin.
2. Obwohl ich es nicht verdient habe, ohne Angst zu sein, dass meine Kinder krank werden, liebe und akzeptiere ich mich so, wie ich bin.
Meine Angst, dass meine Kinder krank werden, meine ...

---

1. Obwohl ich immer kränklich bin, liebe und akzeptiere ich mich so, wie ich bin.
2. Obwohl ich es nicht verdient habe, ohne Krankheiten zu sein, liebe und akzeptiere ich mich so, wie ich bin.
Mein Kränklichsein, mein ...

---

1. Obwohl ich Angst habe, dass ich krank werde, liebe und akzeptiere ich mich so, wie ich bin.
2. Obwohl ich es nicht verdient habe, ohne Angst vor Krankheit zu sein, liebe und akzeptiere ich mich so, wie ich bin.
Meine Angst, dass ich krank werde, meine ...

---

1. Obwohl ich Angst habe, dass ich im Alter ein Pflegefall werde, liebe und akzeptiere ich mich so, wie ich bin.
2. Obwohl ich es nicht verdient habe, ohne Angst davor zu sein, im Alter ein Pflegefall zu werden, liebe und akzeptiere ich mich so, wie ich bin.
Meine Angst, im Alter ein Pflegefall zu werden, meine ...

---

1. Obwohl ich diese Allergie habe, liebe und akzeptiere ich mich so, wie ich bin.
2. Obwohl ich es nicht verdient habe, ohne Allergie zu sein, liebe und akzeptiere ich mich so, wie ich bin.
Meine Allergie, meine ...

---

1. Obwohl ich bei dem kleinsten Fehlschlag Depressionen bekomme, liebe und akzeptiere ich mich so, wie ich bin.
2. Obwohl ich es nicht verdient habe, ohne Depressionen zu sein, liebe und akzeptiere ich mich so, wie ich bin.
Meine Depressionen bei dem kleinsten Fehlschlag, meine ...

---

1. Obwohl ich unter einem so schlechten Gedächtnis leide, liebe und akzeptiere ich mich so, wie ich bin.
2. Obwohl ich es nicht verdient habe, ein besseres Gedächtnis zu haben, liebe und akzeptiere ich mich so, wie ich bin.
Mein Leiden unter einem schlechten Gedächtnis, mein ...

Formulierungs-Beispiele zum Thema

Schmerzen

1. Obwohl ich diese Schmerzen im Oberarm habe, liebe und akzeptiere ich mich so, wie ich bin.
2. Obwohl ich es nicht verdient habe, ohne die Schmerzen im Oberarm zu sein, liebe und akzeptiere ich mich so, wie ich bin.
Meine Schmerzen im Oberarm, meine ...

1. Obwohl ich dieses Jucken auf dem Kopf habe, liebe und akzeptiere ich mich so, wie ich bin.
2. Obwohl ich es nicht verdient habe, ohne das Jucken auf dem Kopf zu sein, liebe und akzeptiere ich mich so, wie ich bin.
Mein Kopfjucken, mein ...

1. Obwohl ich diese Magenschmerzen habe, liebe und akzeptiere ich mich so, wie ich bin.
2. Obwohl ich es nicht verdient habe, ohne diese Magenschmerzen zu sein, liebe und akzeptiere ich mich so, wie ich bin.
Meine Magenschmerzen, meine ...

1. Obwohl ich diese Schmerzen durch die Verstauchung habe, liebe und akzeptiere ich mich so, wie ich bin.
2. Obwohl ich es nicht verdient habe, ohne diese Schmerzen von der Verstauchung zu sein, liebe und akzeptiere ich mich so, wie ich bin.
Meine Schmerzen durch die Verstauchung, meine ...

Nach diesem Schema können Sie mit Ihrem persönlichen Thema jeweils eigene Formulierungen finden. Sie fügen die Sätze sodann direkt in Ihren Behandlungsablauf ein.

Das Beklopfen in der
Öffentlichkeit mit M.E.T.

Überall, wo man geht und steht, ist es möglich, sich mit den ***Meridian-Energie-Techniken*** zu behandeln, ohne dass die einen umgebenden Menschen das bemerken.
Die Methoden dafür sind ein wenig anders, nach meiner eigenen Erfahrung und den Aussagen meiner Patienten nach jedoch genauso effektiv wie die Behandlung, die Sie auf den vorhergehenden Seiten kennen gelernt haben.
Dazu möchte ich Ihnen verschiedene Techniken vorstellen, für die Sie die jeweils zur Situation passende auswählen.

1. Gesamter Behandlungsablauf

- Stimmen Sie sich auf Ihr Thema ein, indem Sie intensiv daran denken
- Reiben oder massieren Sie sich dazu den **HP** (Heilenden Punkt) im Uhrzeigersinn

und ***denken*** Sie die beiden Sätze zum Thema jeweils ca. 10-mal:

> ***„Obwohl ich diese Angst ... habe,***
> ***liebe und akzeptiere ich mich so, wie ich bin."***

und

> ***„Obwohl ich es nicht verdient habe, ohne die Angst vor ... zu sein,***
> ***liebe und akzeptiere ich mich so, wie ich bin."***

- Klopfen Sie dann kurz einmal auf den **AB** (Augenbrauen-Punkt) und ***denken*** Sie:

> ***„Meine Angst, weil ..., meine ..."***

- Das einmalige Klopfen wiederholen Sie auf allen Behandlungspunkten
- Klopfen Sie dann einmal kurz auf den Handrücken-Punkt (**HR**) und lassen Sie Ihre Finger dort liegen, während Sie sich den Ablauf der Verankerung ***vorstellen***.

2. Kurzform

- Sie beklopfen den **HK** (Handkanten-Punkt) und wiederholen mindestens dreimal ***gedanklich***:

> ***„Ich liebe und akzeptiere mich so, wie ich bin."***

oder

> ***„Ich habe es verdient, glücklich zu sein."***

oder

„Ich bin ganz und gar einverstanden mit mir."

oder

„Ich nehme mich an, mit allen meinen Schwächen und Problemen."

oder

„Mir fließen Energie und Liebe zu."

oder

„Ich erledige alles mit Leichtigkeit."

oder, oder, oder ...

Sie sprechen Motivationssätze Ihrer Wahl, die Ihrer Selbstakzeptanz und Eigenliebe dienen. Dieses kleine Behandlungssegment können Sie nicht oft genug ausführen. Es hilft sehr, sich selbst Sicherheit zu vermitteln und die Mühe aus dem Alltag zu nehmen.
Kaum einem Menschen fällt es wohl auf, wenn Sie spielerisch auf Ihre Handkante klopfen.

3. Klopfen ohne Berührung

Mitunter ergibt sich keine Gelegenheit, unbemerkt zu klopfen, oder man hat keine Hände frei. So wie es möglich ist, sich gedanklich auf ein Problem einzustimmen, kann man auch gedanklich Verbindung aufnehmen mit seinen eigenen Meridianpunkten. Stellt man sich intensiv vor, dass sie beklopft würden, sind sie ähnlich zu stimulieren, wie wenn die Handlung erfolgt wäre.

Ich selbst sitze oftmals im Auto und nutze die Zeit, um mich gedanklich zu beklopfen. Damit hole ich verlorene Energie zurück, lasse kleine Ärgernisse hinter mir, nehme die Aufregung von einem Problem oder stimme mich einfach ein auf einen guten und glücklichen Tag.

4. 7-Punkte-Programm

Dabei werden die ersten 7 Behandlungspunkte sowie der Scheitel-Punkt (**SP**) einmal beklopft, wobei beispielsweise laut der Satz gesprochen oder gedacht wird:

***„Obwohl ich Kopfschmerzen habe,
liebe und akzeptiere ich mich so, wie ich bin."***

5. Thymusklopfen

Auch diese Methode eignet sich hervorragend für „zwischendurch". Das Thymusklopfen kann ebenfalls unbemerkt, z.B. während des Laufens, mit entsprechend gedachten Formulierungen angewandt werden. *(Siehe „Die Thymusdrüse ist die Schaltstelle der Gefühle" Seite 52/53)*

Chronische Krankheit oder Schmerzen? Nur Mut!

Auch körperliche Leiden lassen sich erfolgreich mit *M.E.T.* behandeln

Mein Interesse an den ***Meridian-Energie-Techniken*** bezog ich zunächst einmal auf die Anwendung in meiner psychologischen Praxis.
Es war die Möglichkeit, Ängste, Traumen, Phobien bei meinen Patienten so rasch und erfolgreich zu behandeln, die mich so faszinierte.
Und so wandte ich diese Methode in den ersten Monaten ausschließlich in diesem Bereich an.

Aber – im Rahmen meiner Ausbildung in diesen Techniken war auch immer wieder die Rede von Erfolgen bei Schmerzbehandlung, ja auch sogar von Heilung chronischer körperlicher Erkrankungen wurde berichtet.
In den Büchern von Callahan und Gallo sind ebenfalls beeindruckende Fälle beschrieben worden. In anderer Literatur konnte man darüber ebenfalls nachlesen.

Es hat eine ganze Weile gedauert, bis auch ich mit solchen Behandlungen begonnen habe. Die Patienten selbst waren es, die mich indirekt zu diesen Einsätzen genötigt hatten. Automatisch, wenn es um psychische Probleme ging, kamen im Patientengespräch auch körperliche Beschwerden zur Sprache. So lag es schließlich nahe, dass ich in den Behandlungsablauf auch solche Anliegen mit einbaute. Ich gebe es zu: zuerst einmal „probehalber". Von den erstaunlichen Ergebnissen bei psychischen Problemen hatte ich mich in unzähligen Fällen ja längst überzeugen können.
Aber auf der körperlichen Ebene?

Es war auch für mich nur schwer vorstellbar, dass auch Schmerzen mithilfe der *Meridian-Energie-Techniken* verschwinden sollten.

Nach und nach kamen die ersten Rückmeldungen von behandelten Patienten und die waren durchweg positiv. Na schön, dachte ich. Es handelt sich in solchen Fällen eben um Erkrankungen, die auch das Ergebnis einer energetischen Blockade sind. Werden diese Blockaden dann beseitigt, kann die Lebensenergie frei fließen und Heilung kann stattfinden.

Heute behandele ich jede Art von Schmerzzuständen und alle körperlichen Beschwerden sehr erfolgreich mit den ***Meridian-Energie-Techniken***.

Zusätzlich fordere ich meine Patienten auf, diese Methode selbst zu erlernen und sie täglich anzuwenden. Eine wichtige Rolle spielt dabei, dass eine ***Energetische Fehlschaltung*** oftmals Heilung verhindert oder Rückfälle nach Besserung des Zustandes verursacht *(siehe Seite 56)*.

Da der kranke Mensch leichter immer wieder in den Zustand der ***Energetischen Fehlschaltung*** zurückfällt, ist eine tägliche Korrektur, und das möglichst mehrmals, nötig *(siehe Seite 57)*. Also auch diese Behandlungssegmente sollen so oft wie möglich angewandt werden.

So haben viele Patienten mit Hilfe dieser Methode Schmerzfreiheit oder sogar Heilung erfahren, obwohl sie schon austherapiert waren und ihre Ärzte ihnen schwere Medikamente, aber kaum Hoffnung geben konnten.

Meine Erfahrungen dürfen für einen Patienten keinesfalls Anlass sein, seine ärztlich verordneten Medikamente abzusetzen und ausschließlich die ***Meridian-Energie-Techniken*** anzuwenden. Vielmehr kann diese Methode auf der Stelle parallel zu dem ärztlichen Behandlungskonzept genutzt werden. Nach den ersten deutlichen Erfolgen können unter Aufsicht des behandelnden Arztes die Mittel ausschleichend derart herabgesetzt werden, wie die verringerten Beschwerden das erlauben.

Bei folgenden körperlichen Erkrankungen habe ich bei meinen Patienten durch den Einsatz der ***Meridian-Energie-Techniken*** zum Teil dramatische gesundheitliche Verbesserungen erlebt:

■ Fibromyalgie	Schmerzen überall
■ Rheuma	Hüftschmerzen, Gliederschmerzen
■ Knieschmerzen	besonders beim Laufen
■ Migräne	seit der Jugend
■ Schmerzen im rechten Oberarm	wie wenn ein Messer hineinschnitte
■ Allergien	verschiedener Art
■ Akne	und andere Hautunreinheiten
■ Energielosigkeit	mit Antriebsarmut
■ Kraftlosigkeit	erschöpft nach jeder Arbeit
■ Magenschmerzen	immer wiederkehrende Magengeschwüre/ Magenschleimhautentzündungen
■ Haarausfall	bei Damen und Herren
■ Gürtelrose	immer wiederkehrend
■ Erkältung/Grippe	in den ersten Anfängen oder wenn sie fortgeschritten ist
■ Herpes	immer wieder ausbrechend
■ Schwitzen	übermäßiges
■ Gelenkschmerzen	an allen Gliedern

■ Rückenschmerzen	ziehend, reißend
■ Frauenbeschwerden	während der Menstruation oder in den Wechseljahren
■ Frauenbeschwerden	eitriger Ausfluss nach Gebärmutterentfernung
■ Entzündungen	Nagelbett
■ Operation	Linderung der Narkosefolgen
■ AIDS	Kraftlosigkeit und Erschöpfung

Zu meiner eigenen Verblüffung, und erst recht der der Betroffenen, verschwand ein Teil ihrer Beschwerden nach wenigen Tagen. Das habe ich besonders bei Allergien erlebt, aber auch bei Herpes und Migräne. Grippe, wird sie im Anfangsstadium beklopft, kommt oft kaum noch zum Ausbruch.
Genauso zeigt es sich bei beginnenden Kopfschmerzen oder Magenschmerzen.

Es lohnt sich bei allen Beschwerden immer und grundsätzlich der Einsatz der *Meridian-Energie-Techniken*. Ich habe tatsächlich noch niemals einen Fall erlebt, wo nicht zumindest eine deutliche Besserung zu erzielen war.

Freilich habe ich mir Gedanken darüber gemacht, wie es sein kann, dass eine Methode, die auf der psychischen Ebene wirkt, so erfolgreich auch bei physischen Problemen eingesetzt werden kann.

Die Ursache ist nach meiner Auffassung darin zu finden, dass wohl jeder Krankheit, ob seelischer oder körperlicher Natur, eine energetische Blockade in den Meridianen zu Grunde liegt.

Können diese beseitigt werden, steht oft der Heilung nichts mehr im Wege.

Jeder kann selbst ausprobieren, welche Heilmöglichkeiten es mithilfe der ***Meridian-Energie-Techniken*** für ihn gibt. Dazu benötigt er nur seine Fingerspitzen und den Entschluss, täglich wenige Minuten Einsatz zu bringen.

Egal wie krank Sie sind: Fassen Sie Mut und behandeln Sie Ihre Beschwerden. Denn Resignation ist schließlich das Traurigste von allem, nicht wahr?
Und ich verspreche Ihnen, dass Sie mithilfe der ***Meridian-Energie-Techniken*** eine deutliche Verbesserung Ihres Gesundheitszustandes erreichen und sich weitaus glücklicher fühlen können als zuvor.
Nehmen Sie mich also beim Wort und fangen Sie einfach an!

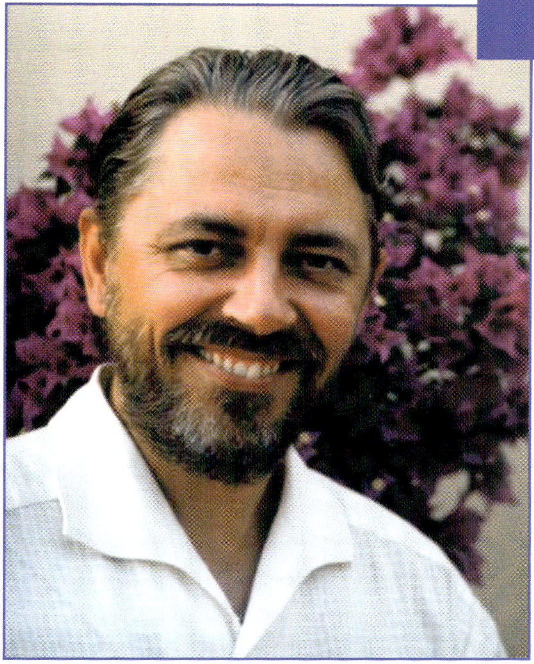

Rainer Franke

**Dipl.-Psychologe,
Palma de Mallorca und Hamburg**

Fallbeispiele
aus der psychologischen Praxis

Angst vor Menschenansammlungen

Frau N. wurde von ihrer Schwester in meine Praxisräume in Hamburg begleitet.
Sie erzählte mir von ihrer Angst, alleine auf die Straße zu gehen. Seit 15 Jahren würde sie es nur an der Hand einer anderen Person wagen, überhaupt das Haus zu verlassen.
Mehrere Therapien und auch eigene Willensanstrengungen hatten leider nicht gefruchtet.
Frau N. hatte vielmehr den Eindruck, als verstärkten sich die Angstgefühle von Jahr zu Jahr.
Sie führte deshalb schon fast ein Einsiedlerleben und war sehr unglücklich.
Da die Patientin ihre Situation unbedingt verbessern wollte, wurde erneut ein Therapieversuch unternommen. Dazu waren bislang schon 20 Stunden Verhaltenstherapie absolviert worden.
An den Angstzuständen hatte sich dadurch jedoch nichts verändert.
Deshalb wollte sie sich nun zusätzlich mit ***M.E.T.*** behandeln lassen.
Eigentlich kam sie ohne große Hoffnung. Aber sie wollte wenigstens den Versuch unternommen haben, zumal eine Bekannte mit meiner Hilfe ihre Nikotinsucht aufgeben konnte.
Ich ging nicht weiter auf die Skepsis von Frau N. ein, sondern formulierte mit ihr gemeinsam ihre vordergründigsten Ängste:

„Meine Angst vor Menschen“
„Meine Angst vor Menschenansammlungen“

Nachdem wir mit diesem Wortlaut die zwei Durchgänge beklopft hatten, konnte sich Frau N. vorstellen, mit mir gemeinsam vor die Tür zu gehen. Dazu muss ich bemerken, dass meine Praxis in Hamburg an einem sehr belebten Platz liegt.
Wir gingen also gemeinsam auf die Straße. Dort schlug ich der Patientin vor, zunächst einmal nur 10 Meter von mir wegzugehen und dann gleich wieder zurückzukommen.
Sie aber ging gleich 20 Meter weit, ohne sich umzudrehen. Ihr Gang war erstaunlich sicher. Dann drehte sie sich um und kam langsam wieder auf mich zu. Sie berichtete mir, dass sie völlig angstfrei habe gehen können, nicht zitternd und schwankend, wie sie das seit langem gewohnt war, obwohl sie ja sonst noch von einer Hand gestützt wurde.
Sie konnte das gar nicht recht fassen, da sie sich seit so vielen Jahren nicht gewagt hatte, auch nur wenige Schritte ohne Hilfe zurückzulegen.

Frau N. wirkte wie euphorisiert und wollte nun versuchen, alleine bis zur Mitte des Platzes zu gehen. Sie legte diesen Weg und auch den Rückweg ohne den befürchteten Angstanfall respektive eine Panikattacke zurück.

Ich schlug ihr nun vor, dass sie ohne meine Begleitung in meine Praxis zurückgehen solle, ich würde ihr dann langsam in großem Abstand folgen.

Auch diese Hürde nahm meine Patientin mit Bravour und empfing mich freudestrahlend vor meiner Tür.

In meiner Praxis angekommen, besprachen wir das Erreichte. Frau N. begann vor Rührung zu weinen. Sie fühlte sich, als wäre sie einem 15 Jahre währenden Albtraum entronnen.

Sie konnte gar nicht fassen, dass nur eine einzige Stunde gereicht haben sollte, um den Spuk zu beenden.

Einen nächsten Termin verabredete ich mit Frau N., damit wir weitere Lebensthemen auflösen konnten.

Einige Tage nach dieser ersten Behandlung rief eine glückliche Frau N. bei meiner Frau an und meldete sich zusätzlich zu einem ***M.E.T.***-Selbsthilfe-Seminar an, weil sie selbst nun auch aktiv an ihrer Gesundheit mitarbeiten wolle. Eine Seminarteilnahme inmitten einer Gruppe von Menschen wäre vorher für Frau N. undenkbar gewesen.

Behandlungsablauf

Einstimmen auf das Thema:
Angst vor Menschen

Thymusklopfen:
„Ich liebe, glaube, vertraue, ich bin dankbar und mutig."

Vorbereitungssätze:
1. „Obwohl ich diese Angst vor Menschen habe, liebe und akzeptiere ich mich so, wie ich bin."
2. „Obwohl ich es nicht verdient habe, ohne Angst vor Menschen zu sein, liebe und akzeptiere ich mich so, wie ich bin."

Behandlungssatz:
„Meine Angst vor Menschen, meine ..."

Verankern: Handrücken-Serie

Einstimmen auf das Thema:
Angst vor Menschenansammlungen

Thymusklopfen:
„Ich liebe, glaube, vertraue, ich bin dankbar und mutig."

Vorbereitungssätze:
1. „Obwohl ich Angst vor Menschenansammlungen habe, liebe und akzeptiere ich mich so, wie ich bin."
2. „Obwohl ich es nicht verdient habe, ohne Angst vor Menschenansammlungen zu sein, liebe und akzeptiere ich mich so, wie ich bin."

Behandlungssatz:
„Meine Angst vor Menschenansammlungen, meine ..."

Verankern: Handrücken-Serie

Erlebter
Missbrauch in der Kindheit

Eine meiner Patientinnen, Frau L., eine groß gewachsene, schlanke Frau von Anfang 50, schien mir bei der ersten Begegnung seelisch sehr belastet. Das zeigte sich auch in ihrem blassen Gesicht. Ihre Augen waren traurig und wirkten wie erloschen.
Frau L. hatte von mir durch eine erfolgreich behandelte Freundin, die sich überraschend schnell von ihren Depressionen verabschieden konnte, gehört. Sie sagte mir, dass sie seit etwa einem halben Jahr ihre gesamte Lebensfreude verloren hätte. Sie müsse jetzt immer an den in der Kindheit erlebten, über Jahre währenden Missbrauch durch ihren Vater denken.

Nie hatte sie darüber sprechen können. Sie hatte sich nun aber ihrem Mann anvertraut. Alleine könne sie mit den Erinnerungen nicht mehr fertig werden.

Eigentlich habe sie nach einer Frau Ausschau gehalten, die ihr seelischen Beistand leisten sollte. Aber aufgrund der positiven Berichte ihrer Freundin erhoffte sie Hilfe von der Methode, die ich praktiziere. Schon in der ersten Sitzung konnte meine Patientin Wut auf die erlebten Situationen entwickeln. Es war dann nicht mehr schwer, diese aufzulösen. Nur noch ein einziger Termin wurde absolviert. Danach besuchte Frau L. auch noch mein Selbsthilfe-Seminar.

Heute hat sie ihre Lebenslust wieder völlig zurückgewonnen. Das wirkt sich äußerst positiv auch auf ihre Ehe und ihr Berufsleben aus. Das kann man übrigens auch aus dem Äußeren meiner Patientin ablesen.

Sie ist nun wieder eine strahlende Erscheinung, kann herzlich lachen und sich über das Leben freuen.

Behandlungsablauf

Einstimmen auf das Thema:

Erlebter Missbrauch

Thymusklopfen:

„Ich liebe, glaube, vertraue, ich bin dankbar und mutig."

Vorbereitungssätze:

1. „Obwohl ich darunter leide, dass ich von meinem Vater als Kind missbraucht wurde, liebe und akzeptiere ich mich so, wie ich bin."

2. „Obwohl ich es nicht verdient habe, nicht unter dem Missbrauch durch meinen Vater zu leiden, liebe und akzeptiere ich mich so, wie ich bin."

Behandlungssatz:

„Mein Leiden unter dem Missbrauch durch meinen Vater, mein ..."

Verankern: Handrücken-Serie

Einstimmen auf das Thema:

Wut auf den Vater

Thymusklopfen:

„Ich liebe, glaube, vertraue, ich bin dankbar und mutig."

Vorbereitungssätze:

1. „Obwohl ich solche Wut auf meinen Vater habe, weil er mich als Kind missbraucht hat, liebe und akzeptiere ich mich so, wie ich bin."

2. „Obwohl ich es nicht verdient habe, ohne Wut auf meinen Vater zu sein, liebe und akzeptiere ich mich so, wie ich bin."

Behandlungssatz:

„Meine Wut auf meinen Vater, meine ..."

Verankern: Handrücken-Serie

Einstimmen auf das Thema:

Wut auf die Mutter

Thymusklopfen:

„Ich liebe, glaube, vertraue, ich bin dankbar und mutig."

Vorbereitungssätze:

1. „Obwohl ich solche Wut auf meine Mutter habe, weil sie mich nicht vor meinem Vater beschützt hat, liebe und akzeptiere ich mich so, wie ich bin."

2. „Obwohl ich es nicht verdient habe, ohne Wut auf meine Mutter zu sein, liebe und akzeptiere ich mich so, wie ich bin."

Behandlungssatz:

„Meine Wut auf meine Mutter, meine ..."

Verankern: Handrücken-Serie

Massive Existenzangst
bei einem Unternehmer

Vor einigen Monaten suchte mich ein weißhaariger, sehr selbstbewusst auftretender Herr mit Namen Alfred K. auf. Es stellte sich im Gespräch heraus, dass dieser ein bekannter Industrieunternehmer war, der mit seinen beiden Söhnen und seiner Tochter auch international agierende Firmen betrieb. Seit mehr als einem Jahr waren seine Betriebsumsätze jedoch stark rückläufig. Dies resultierte aus der allgemeinen Wirtschaftslage, den Geschehnissen am 11. September 2001, der Einführung des (T)Euro und der Zurückhaltung auf dem gesamten Kapitalmarkt. So sah sich mein Patient genötigt, seine gesamte Betriebsstruktur zu verändern. Das schloss auch die Entlassung von langjährigen Mitarbeitern, die Aufnahme von zusätzlichen Krediten und das Erschließen neuer Absatzmöglichkeiten ein. Dazu hätte er auch die Kraft, beschrieb Herr K. seine Aufgaben.
„Wenn nur die Angst nicht wäre."
Er berichtete, dass er nachts oft stundenlang wach liege und grübele. An Einschlafen sei dann nicht mehr zu denken. Und am Tage, wenn seine Situation ihm während seiner Arbeit bewusst werde, habe er regelrechte Panikattacken. Es war ihm dann so, als ob er förmlich spürte, wie ihm Adrenalin ins Blut schösse. Sein Herz war dann kaum zu beruhigen.
Solche Erlebnisse überlagerten also Tage und Nächte, raubten die Energie und den Schlaf, die er doch so dringend für seine Pflichten benötigte, und sie erlaubten keinen Lebensgenuss mehr.
In dem geschilderten Fall ist es tatsächlich innerhalb einer einzigen Sitzung gelungen, dem Mann die verlorene Ruhe zurückzugeben.

Er berichtete mir beim zweiten Besuch, dass er nur noch zweimal ganz kurz etwas Angst verspürt hatte, diese jedoch unverzüglich durch Eigenbehandlung in den Griff bekommen konnte.
Er sei sehr, sehr dankbar, dass er jetzt wieder seine ganze Arbeitskraft zur Verfügung habe.
Er zeigte sich jetzt auch optimistisch, seine Firma wieder „über die Runden" zu bringen.

Behandlungsablauf

Einstimmen auf das Thema:

Angst, die Existenz zu verlieren

Thymusklopfen:

„Ich liebe, glaube, vertraue, ich bin dankbar und mutig."

Vorbereitungssätze:

1. „Obwohl ich Angst davor habe, meine Existenz zu verlieren, liebe und akzeptiere ich mich so, wie ich bin."

2. „Obwohl ich es nicht verdient habe, ohne Existenzangst zu sein, liebe und akzeptiere ich mich so, wie ich bin."

Behandlungssatz:

„Meine Angst, die Existenz zu verlieren, meine …"

Verankern: Handrücken-Serie

Einstimmen auf das Thema:

Mittellosigkeit

Thymusklopfen:

„Ich liebe, glaube, vertraue, ich bin dankbar und mutig."

Vorbereitungssätze:

1. „Obwohl ich Angst davor habe, gänzlich ohne Mittel dazustehen, liebe und akzeptiere ich mich so, wie ich bin."

2. „Obwohl ich es nicht verdient habe, ohne Angst davor zu sein, ohne Mittel dazustehen, liebe und akzeptiere ich mich so, wie ich bin."

Behandlungssatz:

„Meine Angst, ohne Mittel dazustehen, meine …"

Verankern: Handrücken-Serie

Einstimmen auf das Thema:

Armut im Alter

Thymusklopfen:

„Ich liebe, glaube, vertraue, ich bin dankbar und mutig."

Vorbereitungssätze:

1. „Obwohl ich Angst davor habe, im Alter arm zu sein, liebe und akzeptiere ich mich so, wie ich bin."

2. „Obwohl ich es nicht verdient habe, ohne Angst davor zu sein, im Alter arm zu sein, liebe und akzeptiere ich mich so, wie ich bin."

Behandlungssatz:

„Meine Angst, im Alter arm zu sein, meine …"

Verankern: Handrücken-Serie

Eingeschränkte Sexualität
nach Operation

Die Entfernung der Gebärmutter ist für viele Patientinnen ein einschneidendes Problem, das sich schicksalhaft auswirken kann.
Die körperlichen Beschwerden, die oft als Folge auftreten, sind dadurch ausgelöst, dass ein hervorragend funktionierender Regelkreis brutal durchbrochen ist.

Die Hormonproduktion, auf welche die verschiedenen Körpersysteme angewiesen sind, ist dann nur noch teilweise vorhanden oder wirkt nicht mehr bestimmungsgemäß. Dadurch wiederum kann es sein, dass auch die Gefühlswelt der Betroffenen in Mitleidenschaft gezogen ist. Sind es doch in diesem Fall besonders die Sexualhormone, die nicht mehr ausreichend gebildet werden, die aber ein wichtiger Motor für den Energielevel eines Menschen sind.

Auch Empfindungen und Stimmungen sind dadurch stark beeinflusst.
Hinzu kommt, dass eine Patientin sich ohne ihre Gebärmutter oft nicht mehr als vollwertige Frau fühlt.
Genauso war es bei Frau S. (52 Jahre), die mich in meiner Praxis aufsuchte, weil sie jetzt große Probleme mit ihrem Mann hatte.
Sie beide waren seit 35 Jahren glücklich verheiratet und hatten eigentlich immer ein erfülltes Sexualleben gehabt.
Vor zwei Jahren nun musste sich Frau S. die Gebärmutter entfernen lassen. Danach war nichts mehr so, wie es sein sollte. Im Bett lief es einfach nicht mehr.
Frau S. hatte seit der Operation Angst vor Schmerzen. Sie hatte das Gefühl, einen Ring um die Scheide zu haben. Sie konnte einfach nicht mehr locker sein und verkrampfte sich total.

Außerdem sei sie so nörgelig und unzufrieden geworden, wie sie selbst sich gar nicht kannte.
Ihr Mann verstand die Welt nicht mehr. Frau S. verstand sich auch nicht.

Dies alles sei erst seit der Operation so. Sie mochte gar nicht mehr daran denken, dass ihr dabei ein Organ herausgezogen worden sei. Auch die Narkose hatte sie albtraumhaft erlebt.
Insgesamt sei sie auch sauer auf ihren Arzt, der in keiner Weise auf sie und ihre Nöte eingegangen sei und sie auch nicht auf die Zeit danach vorbereitet habe.
Ohne weiter auf Einzelheiten einzugehen, wurde von mir zunächst folgender Satz beklopft:

„Mein Gefühl, dass ich nicht mehr so gut funktioniere durch die Operation ..."

Nachdem dieses Thema von Frau S. mit null auf der Skala bemessen wurde, formulierten wir den nächsten Satz:

„Meine Angst, dass es mir wehtut beim Geschlechtsverkehr ..."

Nach diesem Durchgang fühlte sich die Patientin ganz locker und bekam jetzt Zugang zu ihren Aggressionen. Dazu formulierte sie den Satz:

„Mein Zorn auf den Arzt, der nicht auf mich eingegangen ist."

Diesen Durchgang wiederholten wir und beschäftigten uns auch mit der Wut darüber, dass ihr etwas aus dem Körper genommen wurde und sie dafür keine Alternative gehabt hatte.

Nach der recht umfangreichen Behandlung berichtete mir die Patientin, dass es ihr im Moment gut gehe. Sie habe jetzt das Gefühl: „Ist passiert, regt mich nicht auf."
Die Patientin verließ sehr zuversichtlich meine Praxis und will mir berichten, wie es ihr in der Ehe nun geht.

Behandlungsablauf

Einstimmen auf das Thema:

Sexuelle Probleme nach Operation

Thymusklopfen:

„Ich liebe, glaube, vertraue, ich bin dankbar und mutig."

Vorbereitungssätze:

1. „Obwohl ich die Angst habe, seit der Operation nicht mehr richtig zu funktionieren, liebe und akzeptiere ich mich so, wie ich bin."

2. „Obwohl ich es nicht verdient habe, ohne Angst zu sein, seit der Operation nicht richtig zu funktionieren, liebe und akzeptiere ich mich so, wie ich bin."

Behandlungssatz:
„Meine Angst, nicht richtig zu funktionieren nach der Operation, meine ...“
Verankern: Handrücken-Serie

Einstimmen auf das Thema:
Angst vor Schmerzen beim Geschlechtsverkehr
Thymusklopfen:
„Ich liebe, glaube, vertraue, ich bin dankbar und mutig.“
Vorbereitungssätze:
1. „Obwohl ich Angst habe, dass es mir wehtut beim Geschlechtsverkehr, liebe und akzeptiere ich mich so, wie ich bin.“
2. „Obwohl ich es nicht verdient habe, ohne Angst davor zu sein, dass es mir beim Geschlechtsverkehr wehtut, liebe und akzeptiere ich mich so, wie ich bin.“
Behandlungssatz:
„Meine Angst, dass es mir wehtut beim Geschlechtverkehr, meine ...“
Verankern: Handrücken-Serie

Einstimmen auf das Thema:
Zorn auf den Arzt
Thymusklopfen:
„Ich liebe, glaube, vertraue, ich bin dankbar und mutig.“
Vorbereitungssätze:
1. „Obwohl ich Zorn habe auf den Arzt, weil er nicht auf mich eingegangen ist, liebe und akzeptiere ich mich so, wie ich bin.“
2. „Obwohl ich es nicht verdient habe, ohne Zorn auf den Arzt zu sein, liebe und akzeptiere ich mich so, wie ich bin.“
Behandlungssatz:
„Mein Zorn auf den Arzt, weil er nicht auf mich eingegangen ist, mein ...“
Verankern: Handrücken-Serie

Einstimmen auf das Thema:
Restwut auf den Arzt
Thymusklopfen:
„Ich liebe, glaube, vertraue, ich bin dankbar und mutig.“

Vorbereitungssätze:

1. „Obwohl ich noch eine Restwut habe auf den Arzt, weil er nicht auf mich eingegangen ist, liebe und akzeptiere ich mich so, wie ich bin."

2. „Obwohl ich es nicht verdient habe, ohne Wut zu sein, liebe und akzeptiere ich mich so, wie ich bin."

Behandlungssatz:

„Meine Restwut, auf den Arzt, meine ..."

Verankern: Handrücken-Serie

Einstimmen auf das Thema:

Wut, weil mir was rausgenommen wurde

Thymusklopfen:

„Ich liebe, glaube, vertraue, ich bin dankbar und mutig."

Vorbereitungssätze:

1. „Obwohl ich Wut habe, weil mir da was rausgenommen wurde und ich keine Alternative hatte, liebe und akzeptiere ich mich so, wie ich bin."

2. „Obwohl ich es nicht verdient habe, ohne Wut zu sein, weil mir da was rausgenommen wurde, liebe und akzeptiere ich mich so, wie ich bin."

Behandlungssatz:

„Meine Wut, weil mir da was rausgenommen wurde, meine ..."

Verankern: Handrücken-Serie

Einstimmen auf das Thema:

Restangst vor Schmerzen beim Geschlechtsverkehr

Thymusklopfen:

„Ich liebe, glaube, vertraue, ich bin dankbar und mutig."

Vorbereitungssätze:

1. „Obwohl ich noch eine Restangst habe, dass es mir beim Geschlechtsverkehr wehtut, liebe und akzeptiere ich mich so, wie ich bin."

2. „Obwohl ich es nicht verdient habe, ohne Restangst zu sein, liebe und akzeptiere ich mich so, wie ich bin."

Behandlungssatz:

„Meine Restangst, dass es mir beim Geschlechtsverkehr wehtut, meine ..."

Verankern: Handrücken-Serie

„Geschäftstüchtig zu sein ist unmoralisch“

Ein Patient hatte mir von einem Freund erzählt, der sich selbstständig gemacht habe. Obwohl dieser sehr fleißig und umtriebig sei, komme er nicht so recht „zu Potte“. Das Konzept würde stimmen, er habe gute Geschäftsräume, die Kontakte seien in Ordnung. Alles, alles sei eigentlich perfekt, dennoch komme kaum genug Geld in die Kasse, um Miete und Licht zu bezahlen. Sein Freund Reginald F. sei schon ganz verzweifelt.

Mein Patient, der selbst bei mir innerhalb weniger Behandlungen seine wichtigsten Lebensprobleme hatte zurücklassen können, meinte nun, mit den ***Meridian-Energie-Techniken*** müsste sich doch auch ein Weg für seinen Freund finden lassen.

In Herrn F. begegnete mir dann auch wirklich ein smarter junger Mann, den man optisch gleich als Geschäftsmann ausmachen konnte. Die Einzelheiten, die er mir von seiner Selbstständigkeit erzählte, bestätigten die Schilderungen seines Bekannten.

Sehr schnell ermittelte ich, dass Herr F. trotz seines Ehrgeizes und seines Willen, erfolgreich zu sein, ein gestörtes Verhältnis zum Geldverdienen hatte.

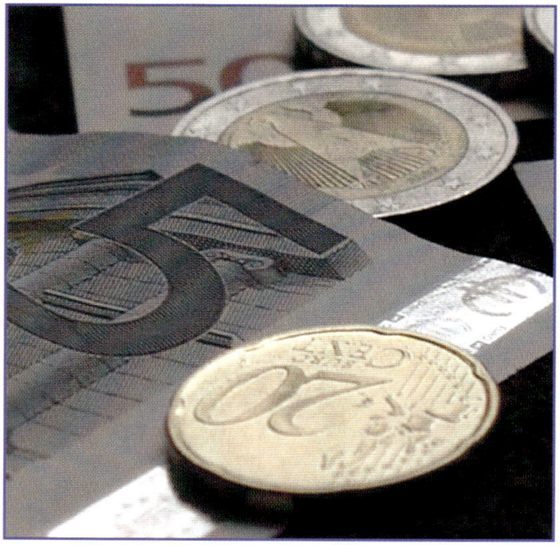

Ja, das Geld an sich war ihm nicht recht geheuer.
Er kam aus einer sehr religiösen Familie, die nicht sehr begütert war. Geld wurde von seinen Eltern als Teufelswerk betrachtet und als notwendiges Übel in Kauf genommen, um die Familie zu ernähren.
Herr F. war aufgewachsen in dem Gedanken, dass Geld etwas Schlechtes sei und dass Verdienen von viel Geld nicht mit rechten Dingen zugehen könne.

Er untergrub mit seiner Einstellung selbst seine eigenen Geschäftsbemühungen, ohne dass er seine destruktive Rolle dabei erkannte.

Seine Glaubenssätze waren so tief in ihm verankert, dass wir mehrere Behandlungssitzungen absolvieren mussten, bevor Herr F. in der Lage war, seine Geschäfte so zu führen, dass seine fleißigen Einsätze dann endlich auch von Erfolg gekrönt waren.

Behandlungsablauf

Einstimmen auf das Thema:
Meine Einstellung zum Geldverdienen

Thymusklopfen:
„Ich liebe, glaube, vertraue, ich bin dankbar und mutig."

Vorbereitungssätze:
1. „Obwohl ich eine problematische Einstellung zum Geldverdienen habe, liebe und akzeptiere ich mich so, wie ich bin."
2. „Obwohl ich es nicht verdient habe, Geld zu verdienen, liebe und akzeptiere ich mich so, wie ich bin."

Behandlungssatz:
„Meine problematische Einstellung zum Geldverdienen, meine ..."

Verankern: Handrücken-Serie

Einstimmen auf das Thema:
Geldverdienen ist unanständig

Thymusklopfen:
„Ich liebe, glaube, vertraue, ich bin dankbar und mutig."

Vorbereitungssätze:
1. „Obwohl ich mich immer schuldig fühle, wenn ich Geld verdiene, liebe und akzeptiere ich mich so, wie ich bin."
2. „Obwohl ich es nicht verdient habe, mich nicht schuldig zu fühlen, wenn ich Geld verdiene, liebe und akzeptiere ich mich so, wie ich bin."

Behandlungssatz:
„Meine Einstellung, dass Geldverdienen unanständig ist, meine ..."

Verankern: Handrücken-Serie

Einstimmen auf das Thema:

Probleme, geschäftliche Verhandlungen zum Abschluss zu bringen

Thymusklopfen:

„Ich liebe, glaube, vertraue, ich bin dankbar und mutig."

Vorbereitungssätze:

1. „Obwohl es mir schwer fällt, geschäftliche Verhandlungen zum Abschluss zu bringen, liebe und akzeptiere ich mich so, wie ich bin."

2. „Obwohl ich es nicht verdient habe, geschäftliche Verhandlungen zum Abschluss zu bringen, liebe und akzeptiere ich mich so, wie ich bin."

Behandlungssatz:

„Meine Scheu davor, geschäftliche Verhandlungen zum Abschluss zu bringen, meine ..."

Verankern: Handrücken-Serie

Einstimmen auf das Thema:

Meine Einstellung zum Geld

Thymusklopfen:

„Ich liebe, glaube, vertraue, ich bin dankbar und mutig."

Vorbereitungssätze:

1. „Obwohl ich das Geld nicht ausreichend achte und ehre, liebe und akzeptiere ich mich so, wie ich bin."

2. „Obwohl ich es nicht verdient habe, das Geld ausreichend zu achten und zu ehren, liebe und akzeptiere ich mich so, wie ich bin."

Behandlungssatz:

„Meine zu geringe Achtung dem Geld gegenüber, meine ..."

Verankern: Handrücken-Serie

Flugangst

Eine Patientin, Frau Z., 43 Jahre alt, hatte sich in meiner Praxis in Hamburg angemeldet, weil sie hoffte, von ihrer Flugangst befreit zu werden.
Ich kannte Frau Z. schon lange, denn ich hatte ihr vor einigen Jahren therapeutisch beistehen können, als sie ihren ersten Mann durch einen Unfall verloren hatte. Damals hatten wir in einer Reihe von Sitzungen ihre tiefe Trauer aufgearbeitet, aus der sie aus eigener Kraft nicht mehr herausgefunden hatte.
Heute würde ich solche Trauerzustände mit ***M.E.T.*** behandeln. Ich habe gerade bei diesem Thema herausragende Erfahrungen damit gemacht.

Nun aber kommt Frau Z. mit einem viel profaneren Problem. So wie sie es mir schildert, macht sie dieses aber sehr unglücklich und stört die Gemeinschaft mit der Familie.
Frau Z. hat Flugangst.
Dazu muss erläutert werden, dass sie als Witwe mit drei Kindern einen allein erziehenden Vater mit zwei Kindern geheiratet hat. Alle zusammen sind eine große, glückliche Familie geworden.
Herr Z. ist ein sehr sportlicher Mensch und unternehmungslustig. Er unternahm Urlaubsreisen in ferne Länder, ans Meer zum Tauchen und Segeln, zum Skifahren in die Schweiz, zum Bergsteigen nach Chile, zum Wandern nach Portugal oder zum Radfahren nach Mallorca.
Er mochte sooft es geht unterwegs sein, und das mit dem ganzen Familientross im Schlepptau. Alle genossen es, so mobil zu sein, zumal der neue Familienvater erfolgreich selbstständig war und man nicht auf den Cent achten musste.

Eine Familie im Glück also. Wenn, ja wenn die Flugangst von Frau Z. nicht gewesen wäre.

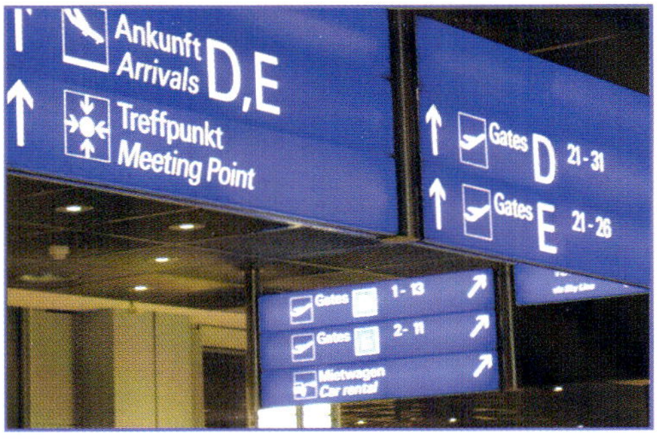

Wenn die Reiseziele sich auf Europa beschränkten, gab es ja die Möglichkeit, dass die Mutter mit dem Auto oder Zug hinterherreiste. Sie war dann manchmal 15 Stunden unterwegs, wenn die Kids sich längst in den Wellen tummelten.

Richtigen Stress gab es bei Fernreisen. Die mussten ohne Frau Z. stattfinden, weil sie es einfach nicht über sich brachte, ein Flugzeug zu besteigen. Ja, schon bei dem Gedanken, die Reise zu buchen, geriet sie bereits in Panik.
Es gab dann nur zwei Möglichkeiten: Die Familie verzichtete auf ein Traumziel oder Frau Z. blieb daheim. Beide Lösungen führten zu Frust auf beiden Seiten.

Um ihr Familienglück nicht zu gefährden, ersuchte Frau Z. um Hilfe bei mir.
Als ich ihr von der neuen Methode erzählte, ließ sich Frau Z. etwas ungläubig auf einen Versuch damit ein. Eigentlich hatte sie dafür mit einer ganzen Reihe von Therapiesitzungen gerechnet. Sie staunte nicht schlecht, dass sie nach nur drei Behandlungssegmenten auf der Werteskala keine Gemütserregung mehr angeben konnte.
Allerdings blieb sie bei der festen Überzeugung, dass der Gefühlsstress zurückkehren würde.

Ich stimmte also zu, als Frau Z. auf einen weiteren Behandlungstermin bestand.
Dieser fand nur wenige Tage später statt.
Frau Z. kam freudestrahlend in die Praxis und berichtete, dass sie mit ihrem Mann übers Wochenende nach Paris geflogen war. Weder das Buchen noch der Flug hatten ihr Probleme bereitet.
So beklopften wir in nur noch einem einzigen Durchgang eine winzige Restangst.

Dafür blieb dann die Zeit, uns mit weiteren Lebensthemen zu beschäftigen.

Behandlungsablauf

Einstimmen auf das Thema:

Flugangst

Thymusklopfen:

„Ich liebe, glaube, vertraue, ich bin dankbar und mutig.“

Vorbereitungssätze:

1. „Obwohl ich diese Flugangst habe, liebe und akzeptiere ich mich so, wie ich bin.“

2. „Obwohl ich es nicht verdient habe, ohne Flugangst zu sein, liebe und akzeptiere ich mich so, wie ich bin.“

Behandlungssatz:

„Meine Flugangst, meine ..."

Verankern: Handrücken-Serie

Einstimmen auf das Thema:

Angst abzustürzen

Thymusklopfen:

„Ich liebe, glaube, vertraue, ich bin dankbar und mutig."

Vorbereitungssätze:

1. „Obwohl ich Angst davor habe, dass das Flugzeug abstürzt, liebe und akzeptiere ich mich so, wie ich bin."

2. „Obwohl ich es nicht verdient habe, ohne Angst davor zu sein, dass das Flugzeug abstürzt, liebe und akzeptiere ich mich so, wie ich bin."

Behandlungssatz:

„Meine Angst abzustürzen, meine ..."

Verankern: Handrücken-Serie

Einstimmen auf das Thema:

Angst vor Unwetter

Thymusklopfen:

„Ich liebe, glaube, vertraue, ich bin dankbar und mutig."

Vorbereitungssätze:

1. „Obwohl ich Angst davor habe, dass das Flugzeug in ein Unwetter gerät, liebe und akzeptiere ich mich so, wie ich bin."

2. „Obwohl ich es nicht verdient habe, ohne Angst zu sein, dass das Flugzeug in ein Unwetter gerät, liebe und akzeptiere ich mich so, wie ich bin."

Behandlungssatz:

„Meine Angst davor, dass das Flugzeug in ein Unwetter gerät, meine ..."

Verankern: Handrücken-Serie

Nadine ist Bettnässerin

Als Herr S. einen Behandlungstermin für seine Stieftochter Nadine mit mir vereinbaren wollte, erzählte er mir gleich am Telefon, es gehe darum, dass Nadine Bettnässerin sei und dass sie, die Eltern, am Ende seien mit ihrem Latein.
Auf meine Frage erfuhr ich, dass das Mädchen 9 Jahre alt sei. Ich bat darum, dass mich die Eltern erst einmal alleine, ohne das Kind aufsuchen sollten. Als die beiden kamen, fiel mir auf, dass sie sehr liebevoll miteinander umgingen. Sie erzählten mir dann auch, dass sie seit einem Jahr verheiratet waren und kürzlich eine kleine Tochter bekommen hätten.
Sorgen machte ihnen die ältere Tochter, die Frau S. mit in die Ehe gebracht hatte. Frau S. war vorher allein erziehend gewesen. Der leibliche Vater hatte sich bisher gar nicht um Nadine gekümmert und auch keinen Unterhalt gezahlt. Um sich und die Kleine durchzubringen, hatte Frau S. nachts gearbeitet. So konnte sie wenigstens am Nachmittag für das Kind da sein.

Die Kleine aber war äußerst schwierig, bockig, aufsässig und verschlossen. Außerdem war sie noch immer Bettnässerin. Da hatte weder liebevolle Nachsicht geholfen, noch Vorwürfe, Schelte oder Bestrafungen.

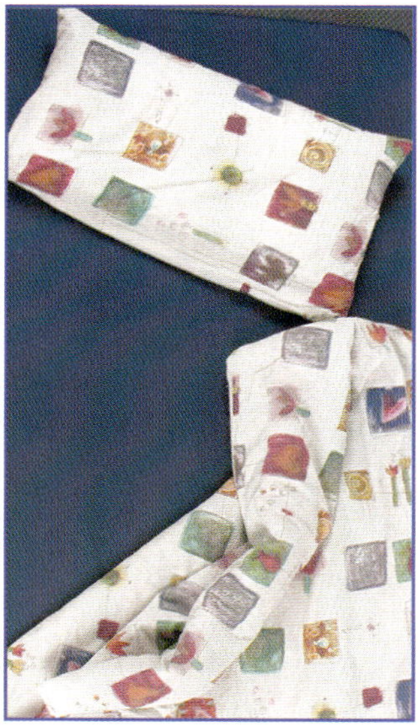

Nadine nässte praktisch jede Nacht ein.
Auch Arztbesuche blieben völlig ergebnislos. Angeblich aber war das Kind körperlich gesund.
Der Hausarzt überwies das Mädchen dann an eine Psychologin. Diese stellte fest, dass möglicherweise die Lebenssituation der kleinen Familie der Grund für das regelmäßige Bettnässen sei.

Frau S. lernte dann bald ihren heutigen Mann kennen und freute sich auch für Nadine, dass diese nun endlich auch eine Vaterfigur in ihrem Leben hatte.
Als dann noch geheiratet wurde und ein Baby sich anmeldete, schien das Glück perfekt. Gewiss würde sich nun auch das Problem mit den „nächtlichen Überschwemmungen" geben.

Das jedoch erledigte sich keineswegs. Als die Mutter im Krankenhaus war, um das Baby zu entbinden, blieb die Große

bei einer Freundin der Familie. Frau S. hatte vorher Molton-Tücher besorgt, damit die Betten ihrer Freundin nicht für immer ruiniert würden.
Aber – die befürchteten Pannen blieben aus. Nadine machte in den ganzen 10 Tagen, die sie in der fremden Familie weilte, nicht ein einziges Mal ins Bett.
Herr und Frau S. waren überglücklich, als sie das hörten.

Als alle wieder daheim waren, rief Frau S. ihre Freundin gleich aufgeregt an und berichtete ihr, dass Nadine gerade auf das feine, weiche Schafsfell, das für das Baby bestimmt war, Pipi gemacht hatte. Sie wusste nun einfach nicht mehr weiter.

Dabei hatten sie und ihr Mann sich jetzt besonders um Nadine bemüht, damit sie sich nicht etwa wegen des Säuglings zurückgesetzt fühlen müsste.
Und nun das!

Nachdem ich den Eltern meine Behandlungsmethode erklärt hatte, waren sie bereit, mithilfe der ***Meridian-Energie-Techniken*** für Nadine die Voraussetzungen zu schaffen, dass sie sich in der Familie willkommen und sicher fühlen konnte. Ich beklopfte also Vater und Mutter in einer Sitzung. Wenige Tage später war ich auch mit Nadine verabredet. Obwohl sie anfänglich sehr verschlossen war, konnte ich doch allmählich Zugang zu ihr finden. Ich freute mich, dass sie sich auf die Behandlung einließ.
Sie hat seither übrigens nicht einmal mehr ins Bett gemacht.

Behandlungsablauf – Die Mutter

Einstimmen auf das Thema:
Ärger über Bettnässen von Nadine

Thymusklopfen:
„Ich liebe, glaube, vertraue, ich bin dankbar und mutig."

Vorbereitungssätze:
1. „Obwohl ich mich darüber ärgere, dass Nadine immer wieder ins Bett macht, liebe und akzeptiere ich mich so, wie ich bin."
2. „Obwohl ich es nicht verdient habe, ohne Ärger darüber zu sein, dass Nadine ins Bett macht, liebe und akzeptiere ich mich so, wie ich bin."

Behandlungssatz:
„Mein Ärger auf Nadines Bettnässen, mein ..."

Verankern: Handrücken-Serie

Einstimmen auf das Thema:

Wut auf Nadine

Thymusklopfen:

„Ich liebe, glaube, vertraue, ich bin dankbar und mutig."

Vorbereitungssätze:

1. „Obwohl ich so eine Wut auf Nadine habe, weil das Bettzeug immer nass ist und das ganze Bett stinkt, liebe und akzeptiere ich mich so, wie ich bin."

2. „Obwohl ich es nicht verdient habe, ohne Wut auf Nadine zu sein, liebe und akzeptiere ich mich so, wie ich bin."

Behandlungssatz:

„Meine Wut auf Nadine, weil das Bett immer nass ist, meine ..."

Verankern: Handrücken-Serie

Behandlungsablauf – Der Vater

Einstimmen auf das Thema:

Enttäuschung über Nadine

Thymusklopfen:

„Ich liebe, glaube, vertraue, ich bin dankbar und mutig."

Vorbereitungssätze:

1. „Obwohl ich so enttäuscht bin, weil ich keinen Zugang zu Nadine finde, liebe und akzeptiere ich mich so, wie ich bin."

2. „Obwohl ich es nicht verdient habe, ohne Enttäuschung darüber zu sein, dass ich keinen Zugang zu Nadine finde, liebe und akzeptiere ich mich so, wie ich bin."

Behandlungssatz:

„Meine Enttäuschung, dass ich keinen Zugang zu Nadine finde, meine ..."

Verankern: Handrücken-Serie

Behandlungsablauf – Nadine

Einstimmen auf das Thema:

Fühle mich vernachlässigt

Thymusklopfen:

„Ich liebe, glaube, vertraue, ich bin dankbar und mutig."

Vorbereitungssätze:

1. „Obwohl ich mich von meiner Mutter vernachlässigt fühle, weil sie so wenig Zeit für mich hat, finde ich, dass ich ein tolles Mädchen bin."

2. „Obwohl ich es nicht verdient habe, dass ich mich nicht vernachlässigt fühle, weil meine Mutter weniger Zeit für mich hat, liebe und akzeptiere ich mich so, wie ich bin."

Behandlungssatz:

„Mein Gefühl, vernachlässigt zu werden, mein ..."

Verankern: Handrücken-Serie

Angst
vor dem Reden
in der Öffentlichkeit

Helga S. rief mich eines Tages in meiner Praxis in Palma an, um zu erfragen, ob ich ihr helfen könne, ihre Angst vor Auftritten in der Öffentlichkeit zu mindern. Sie mache gerade Urlaub und könnte sich für eine Behandlung jetzt etwas Zeit nehmen.
Nachdem ich einen Termin mit ihr vereinbart hatte, sagte sie mir noch, dass sie selbst nicht verstehen könne, weshalb sie solche Probleme habe, vor versammelten Menschen zu sprechen. Schließlich sei sie Unternehmensberaterin und durchaus versiert in der Menschenführung.
Entsprechend trat Frau Helga S. auf. Sie war eine schicke Frau, Anfang 40, von der man sich beim besten Willen nicht vorstellen konnte, dass sie von irgendwelchen Ängsten auch nur ansatzweise geplagt sein könnte.
Sie versicherte mir jedoch, dass sie regelrecht Todesängste verspüren würde, wenn sie nur daran dächte, vor einem Saal voller Menschen zu stehen.
Sie hatte dann das Gefühl, die Luft würde ihr abgeschnürt. Schweißausbrüche überfielen sie derart, dass nicht daran zu denken war, bei solchen Auftritten beispielsweise eine seidene Bluse anzuziehen.

Frau Helga S. hatte sich diesbezüglich schon mehrfach psychologisch beraten lassen und auch einmal eine Therapie absolviert.
Auch beruhigende Medikamente halfen ihr nicht weiter. Ganz im Gegenteil. Zusätzlich zu dem inneren Stress kam dann noch, dass sie sich wie gelähmt fühlte.
Ansonsten aber war Frau Helga S. in ihrem Beruf sehr erfolgreich.
Leider konnte sie mit niemandem aus ihrem Kollegenkreis oder mit den jeweiligen Auftraggebern über ihre Nöte sprechen. Sie hatte viel zu große Angst davor, dass sie das beruflich abwerten würde.

Ich stellte meiner neuen Patientin die Frage nach ihrer Kindheit. Wie hatte sie die Schule erlebt? Wie war die Situation in ihrem Elternhaus?
Beides schilderte Frau Helga S. als nicht so erfreuliche Erfahrungen. Sie war die Zweitälteste von sechs Geschwistern. Eigentlich hatte sie sich immer etwas zurückgesetzt gefühlt, da den jüngeren Geschwistern wesentlich mehr Aufmerksamkeit gewidmet wurde als ihr. Wenn sie mit schlechten Noten heimkam, schimpfte der Vater und meinte, seine Intelligenz hätte er gewiss nicht auf sie vererbt.

Im Übrigen mussten die Kinder daheim den Mund halten und durften in Gegenwart ihrer Eltern nur sprechen, wenn sie gefragt wurden.

Ähnlich verhielt es sich auch in der Schule. Ihre Lehrer waren ungewöhnlich streng und Frau Helga S. war sehr ungern zur Schule gegangen. Sie war froh, als sie die Schulzeit endlich hinter sich gebracht hatte.

Erst in der Lehre erwies sie sich als ausgesprochen geschickt im Umgang mit Kunden und wurde dafür von ihren Chefs, einem freundlichen älteren Ehepaar, sehr gelobt.
Demzufolge schloss sie ihre Lehre mit ausgezeichneten Noten ab. Der Ehrgeiz in Frau Helga S. war nun geweckt. So stieg sie die Karriereleiter hinauf und gehörte nun, mit gerade einmal 40 Jahren, zu den gefragtesten Unternehmensberatern ihrer Branche.

Wenn nur die Redehemmung nicht gewesen wäre.

Mir war sehr schnell klar, aus welchen Erlebnissen heraus sich ihre Ängste entwickelt hatten. So nannte mir Frau Helga S., die ihren Gefühlsstress anfänglich mit 9 angegeben hatte, nach der Behandlung nur noch die 1 als Bemessungswert auf der Skala. Im Prinzip hätten wir es damit auf sich beruhen lassen können. Nur zur Sicherheit verabredeten wir jedoch einen neuen Termin, zu dem Sie extra angeflogen kam, denn die Urlaubszeit war ja beendet. Nun erzählte mir Frau Helga S., dass sie gar nicht mehr verstehen könne, wovor sie sich früher so gefürchtet habe. So befreit habe sie noch nie in ihrem Leben eine Rede gehalten, wie nach der Behandlung mit den ***Meridian-Energie-Techniken.***
Seit einem Seminarbesuch in Deutschland nun gehört Frau Helga S. zu meinen fleißigsten Selbstanwendern und hat bereits viele Lebensprobleme auflösen können.

Behandlungsablauf

Einstimmen auf das Thema:

Angst vor dem Reden auf einer großen Versammlung

Thymusklopfen:

„Ich liebe, glaube, vertraue, ich bin dankbar und mutig."

Vorbereitungssätze:

1. „Obwohl ich diese Angst vor dem Reden habe, wenn ich auf einer großen Versammlung sprechen muss, liebe und akzeptiere ich mich so, wie ich bin."

2. „Obwohl ich es nicht verdient habe, ohne Angst beim Reden zu sein, liebe und akzeptiere ich mich so, wie ich bin."

Behandlungssatz:
„Meine Angst vor dem Sprechen auf einer großen Versammlung, meine ..."
Verankern: Handrücken-Serie

Einstimmen auf das Thema:
Sprechen, ohne dass man gefragt wird
Thymusklopfen:
„Ich liebe, glaube, vertraue, ich bin dankbar und mutig."
Vorbereitungssätze:
1. *„Obwohl ich diese Hemmung habe, weil meine Eltern mir immer den Mund verboten haben, wenn ich etwas sagte ohne gefragt zu sein, liebe und akzeptiere ich mich so, wie ich bin."*
2. *„Obwohl ich es nicht verdient habe, ohne Hemmung etwas zu sagen ohne gefragt zu sein, liebe und akzeptiere ich mich so, wie ich bin."*

Behandlungssatz:
„Meine Hemmung beim Sprechen ohne gefragt zu sein, meine ..."
Verankern: Handrücken-Serie

Einstimmen auf das Thema:
Angst, etwas Falsches zu sagen
Thymusklopfen:
„Ich liebe, glaube, vertraue, ich bin dankbar und mutig."
Vorbereitungssätze:
1. *„Obwohl ich als Kind immer Angst davor hatte, etwas Falsches zu sagen, liebe und akzeptiere ich mich so, wie ich bin."*
2. *„Obwohl ich es nicht verdient habe, ohne Angst zu sein, dass ich etwas Falsches sage, liebe und akzeptiere ich mich so, wie ich bin."*

Behandlungssatz:
„Meine Angst, etwas Falsches zu sagen, meine ..."
Verankern: Handrücken-Serie

Mein überaktives Kind macht mich wahnsinnig

„Ich weiß einfach nicht mehr, was ich mit dem Bengel noch machen soll."
So klagte eine Patientin, Frau C., mir ihr Leid. Sie war 36 Jahre alt, hatte einen guten Beruf und lebte mit ihrem 13-jährigen Sohn und der 11-jährigen Tochter alleine.

So gesehen verlief das Leben der Familie in recht geregelten Bahnen. Zwar war das Geld manchmal etwas knapp, aber Not musste man nicht leiden.
Schade war, dass der Vater, der einigermaßen pünktlich den Unterhalt für seine zwei Kinder zahlte, sich sonst wenig um die beiden kümmerte. Er war zwar recht nett zu seinen Sprösslingen, aber nicht wirklich interessiert.
War er mal mit ihnen verabredet, versetzte er sie oder vertröstete sie auf einen anderen Termin, den er aber selten einhielt. Waren die Kinder mal bei ihm und seiner Freundin, wurde eigentlich nie etwas mit ihnen unternommen, sondern der Vater telefonierte viel oder hatte geschäftlichen Besuch, sodass die Kinder überwiegend leise sein mussten.

„Trotz allem lieben die beiden Kinder ihren Vater heiß und innig. Sie entschuldigen ihn sogar vor mir, wenn ich auf sein Verhalten sauer bin.
Dennoch ist heute alles besser und harmonischer als früher. Mein Geschiedener und ich hatten uns in der Ehe eigentlich nur gestritten. Wir haben bis heute grundsätzlich unterschiedliche Vorstellungen von unserem Leben, der Arbeit und auch der Kindererziehung.
Jetzt können wir wesentlich besser miteinander reden als in der Zeit des Zusammenlebens.
Wir sprechen nun auch über die Probleme mit unserem Sohn.

Der ist seit seiner Geburt nämlich überaktiv und stellt seit seiner Kleinkinderzeit eigentlich pausenlos etwas an.

Als Baby konnte man ihn kaum auf dem Arm halten, so strampelte er herum. Wollte ich Kartoffeln schälen, musste ich ihn hochsetzen, damit er mir nicht alles Erreichbare abräumte. Gingen wir mit ihm einkaufen, hielt ich ihn am Oberarm fest, nicht etwa an der Hand, damit nicht genügend Spielraum blieb, dass der Bursche in Windeseile die Regale leeren konnte.
Später absolvierte unser Sohn mehrere Schulen.

Es ist jedes Mal ein Riesentheater, weil keine Schule ihn behalten will. Dabei ist mein Lars ein intelligenter Bursche, hat ein gutes Herz und eigentlich einen lieben Charakter.

Und jetzt ist er ständig mit Freunden unterwegs, die mir gar nicht gefallen, denn immerzu wird etwas ausgeheckt, werden beispielsweise Motorräder zusammengeschraubt mit Teilen, die gewiss nicht in einem Geschäft erstanden sind. Für solche Sachen könnte ich noch unzählige Beispiele anführen."

„Was soll ich bloß tun?", fragte meine Patientin ziemlich resigniert. „Warum ist er so und meine Tochter genau das Gegenteil? Sie ist brav und sonnig, fleißig und charmant."
Ich fragte nun gezielt nach der ganzen Vorgeschichte.
Wie verlief die Zeit der Schwangerschaft, was ging in Frau C. dabei vor. Wie stand es um ihre eigenen Idealvorstellungen, ihre Wünsche, Träume? Was war davon übrig geblieben und was war verwandelt in Enttäuschung, Bitterkeit, Resignation.
Es stellte sich für mich rasch heraus, dass es erst einmal wichtig war, die Lebensblockaden für Frau C. selbst aufzulösen. Nur dann konnte sie die Mutter sein, die ihr Sohn braucht.

Der Grundstein für die gesamte Problematik war offensichtlich bereits in der Schwangerschaft gelegt worden.

Frau C. und ihr Mann waren nicht verheiratet gewesen und auch nicht darauf eingerichtet, ein Kind zu bekommen. Ja, sie trennten sich in dieser Zeit sogar. Frau C. lebte dann mit ihrem Kind im Bauch gefühlsmäßig, aber auch materiell, ausgesprochen unsicher. Sie wusste damals einfach nicht, wie alles weitergehen sollte. Erst zum Ende der Schwangerschaft fand man wieder zusammen und heiratete später, als bereits ein zweites Kind unterwegs war.
Aber auch die Ehe war ein ständiges Auf und Ab, begleitet von Traurigkeit, Missverständnissen, einem Selbstmordversuch von Frau C., Trennungen und neuen Versuchen, miteinander auszukommen.

Heute sah es so aus, als hätte Lars diese ganze Problematik geschultert und müsste nun mit den Symptomen fertig werden.

Frau C. war damit einverstanden, erst einmal eine Auflösung ihrer eigenen Probleme in Angriff zu nehmen.
Das gelang uns gleich innerhalb der ersten zwei Sitzungen.
Danach lernte ich Lars kennen. Diesem intelligenten, offenen Burschen erklärte ich unsere Methode, die er auf Anhieb verstand. Auch ihn habe ich bisher zweimal behandelt.
Der Familie geht es jetzt deutlich besser. Zwar ist Lars immer noch ein Temperamentsbündel, aber er selbst kann nun seine eigenen Handlungen anders beurteilen und hat sie viel besser unter Kontrolle.
Wir wollen allerdings noch weiter an diesem Thema arbeiten.

So stehen zielgerichtetes Handeln, Verbesserung der Konzentrationsfähigkeit, ruhiger, kluger Einsatz der Kräfte und stressfreier Umgang mit Lehrern und Mitschülern noch auf dem Behandlungsprogramm.

Behandlungsablauf – Die Mutter

Einstimmen auf das Thema:

Gefühls-Probleme in der Schwangerschaft

Thymusklopfen:

„Ich liebe, glaube, vertraue, ich bin dankbar und mutig."

Vorbereitungssätze:

1. „Obwohl ich mich während der Schwangerschaft so verlassen gefühlt habe, liebe und akzeptiere ich mich so, wie ich bin."

2. „Obwohl ich es nicht verdient hatte, mich in der Schwangerschaft behütet zu fühlen, liebe und akzeptiere ich mich so, wie ich bin."

Behandlungssatz:

„Meine Verlassenheitsgefühle in der Schwangerschaft, meine ..."

Verankern: Handrücken-Serie

Einstimmen auf das Thema:

Fehlende Freude auf das Kind

Thymusklopfen:

„Ich liebe, glaube, vertraue, ich bin dankbar und mutig."

Vorbereitungssätze:

1. „Obwohl ich mich auf das Kind nicht freuen konnte, liebe und akzeptiere ich mich so, wie ich bin."

2. „Obwohl ich es nicht verdient hatte, mich auf das Kind zu freuen, liebe und akzeptiere ich mich so, wie ich bin."

Behandlungssatz:

„Meine fehlende Freude auf das Kind, meine ..."

Verankern: Handrücken-Serie

Einstimmen auf das Thema:

Unsicherheit und Verzweiflung während der Ehe

Thymusklopfen:

„Ich liebe, glaube, vertraue, ich bin dankbar und mutig."

Vorbereitungssätze:

1. „Obwohl ich mich in der Ehe oft unsicher und verzweifelt gefühlt habe, liebe und akzeptiere ich mich so, wie ich bin."

2. „Obwohl ich es nicht verdient hatte, mich in der Ehe sicher zu fühlen, liebe und akzeptiere ich mich so, wie ich bin."

Behandlungssatz:

„Meine Unsicherheit und Verzweiflung in der Ehe, meine ..."

Verankern: Handrücken-Serie

Einstimmen auf das Thema:

Existenzängste

Thymusklopfen:

„Ich liebe, glaube, vertraue, ich bin dankbar und mutig."

Vorbereitungssätze:

1. „Obwohl ich oft Existenzängste habe, liebe und akzeptiere ich mich so, wie ich bin."

2. „Obwohl ich es nicht verdient habe, ohne Existenzängste zu sein, liebe und akzeptiere ich mich so, wie ich bin."

Behandlungssatz:

„Meine Existenzängste, meine ..."

Verankern: Handrücken-Serie

Einstimmen auf das Thema:

Verlassenheitsgefühle

Thymusklopfen:

„Ich liebe, glaube, vertraue, ich bin dankbar und mutig."

Vorbereitungssätze:

1. „Obwohl ich mich oft recht einsam und verlassen fühle, liebe und akzeptiere ich mich so, wie ich bin."

2. „Obwohl ich es nicht verdient habe, mich weniger einsam zu fühlen, liebe und akzeptiere ich mich so, wie ich bin."

Behandlungssatz:

„Meine Verlassenheits- und Einsamkeitsgefühle, meine ..."

Verankern: Handrücken-Serie

Einstimmen auf das Thema:

Ärger über meinen Sohn

Thymusklopfen:

„Ich liebe, glaube, vertraue, ich bin dankbar und mutig."

Vorbereitungssätze:

1. „Obwohl ich oft ärgerlich über meinen Sohn bin, weil er so viel anstellt, liebe und akzeptiere ich mich so, wie ich bin."

2. „Obwohl ich es nicht verdient habe, ohne Ärger über meinen Sohn zu sein, liebe und akzeptiere ich mich so, wie ich bin."

Behandlungssatz:

„Mein Ärger über meinen Sohn, weil er so viel anstellt, mein ..."

Verankern: Handrücken-Serie

Einstimmen auf das Thema:

Wut auf meinen Sohn

Thymusklopfen:

„Ich liebe, glaube, vertraue, ich bin dankbar und mutig."

Vorbereitungssätze:

1. „Obwohl ich manchmal regelrechte Wut auf meinen Sohn habe, weil er immer Probleme macht, liebe und akzeptiere ich mich so, wie ich bin."

2. „Obwohl ich es nicht verdient habe, ohne Wut auf meinen Sohn zu sein, liebe und akzeptiere ich mich so, wie ich bin."

Behandlungssatz:

„Meine Wut auf meinen Sohn, wegen der Probleme, die er immer macht, meine ..."

Verankern: Handrücken-Serie

Behandlungsablauf – Das Kind

Einstimmen auf das Thema:

Ärger der Erwachsenen über mich

Thymusklopfen:

„Ich liebe, glaube, vertraue, ich bin dankbar und mutig."

Vorbereitungssätze:

1. „Obwohl sich die Erwachsenen immer über mich ärgern müssen, weiß ich, dass ich ein cooler Typ bin."

2. „Obwohl ich es nicht verdient habe, dass die Erwachsenen sich nicht über mich ärgern müssen, weiß ich, dass ich ein cooler Typ bin."

Behandlungssatz:

„Der Ärger der Erwachsenen über mich, der ..."

Verankern: Handrücken-Serie

Einstimmen auf das Thema:

Zerstörungswut

Thymusklopfen:

„Ich liebe, glaube, vertraue, ich bin dankbar und mutig."

Vorbereitungssätze:

1. „Obwohl ich immer etwas kaputt mache, finde ich, dass ich o.k. bin."

2. „Obwohl ich es nicht verdient habe, dass ich ohne Zerstörungswut bin, finde ich, dass ich o.k. bin."

Behandlungssatz:

„Meine Zerstörungswut, meine ..."

Verankern: Handrücken-Serie

Einstimmen auf das Thema:

Konzentrationsschwierigkeiten beim Lernen

Thymusklopfen:

„Ich liebe, glaube, vertraue, ich bin dankbar und mutig."

Vorbereitungssätze:

1. „Obwohl ich mich auf das Lernen nicht konzentrieren kann, finde ich, dass ich ein guter Typ bin."

2. „Obwohl ich es nicht verdient habe, dass ich mich auf das Lernen konzentrieren kann, finde ich, dass ich ein guter Typ bin."

Behandlungssatz:

„Meine Unfähigkeit, mich zu konzentrieren, meine ..."

Verankern: Handrücken-Serie

Einstimmen auf das Thema:

Aggressionen

Thymusklopfen:

„Ich liebe, glaube, vertraue, ich bin dankbar und mutig."

Vorbereitungssätze:

1. „Obwohl ich immer Stress mache mit anderen Typen, bin ich mit mir einverstanden."

2. „Obwohl ich es nicht verdient habe, dass ich ohne Stress mit anderen Typen bin, bin ich mit mir einverstanden."

Behandlungssatz:

„Meine Aggressionen, meine ..."

Verankern: Handrücken-Serie

Schlaflosigkeit

Ingrid S. fühlte sich seit fast einem Jahrzehnt sehr gequält von ihrer Schlaflosigkeit.
Bislang hatten herkömmliche Mittel nicht geholfen. Frau S. kannte einen erholsamen Schlaf praktisch nicht mehr. Nach 1 bis 2 Stunden wachte sie nachts regelmäßig auf und konnte erst in den Morgenstunden fest schlafen.
Allerdings schreckte sie dann wieder vor 6.00 Uhr morgens hoch. An Ausschlafen war also auch nicht zu denken.
Die Situation wurde etwas erträglicher, als Frau S. Schlaftabletten fand, die ihre Energie nicht erheblich dämpften. Zusätzlich nahm sie abends eine Tablette Melatonin ein. Das ist ein Schlafhormon, das nur in den USA frei verkäuflich ist und das von Flugpersonal genommen wird, um Jetlags auszugleichen.
Wie gesagt, es ging ihr damit wesentlich besser, dennoch war sie von geregeltem Schlaf weit entfernt.

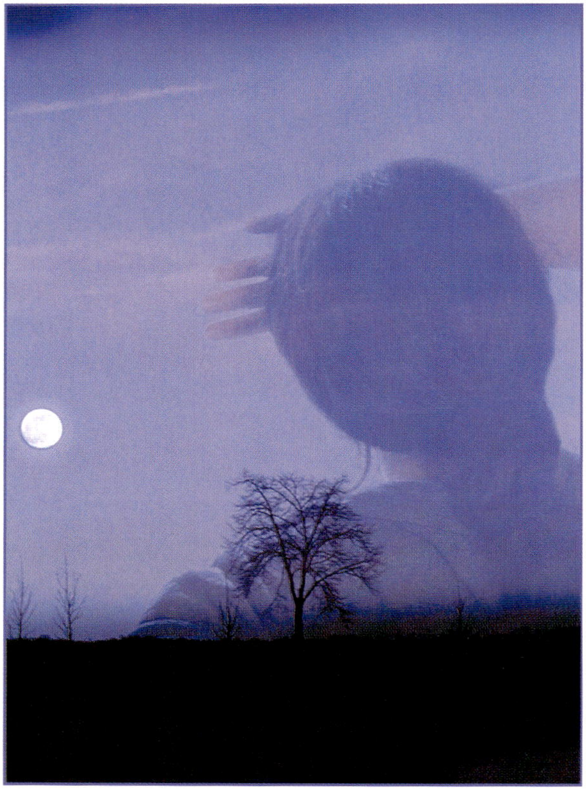

Recht hoffnungslos kam Frau S., die von der *M.E.T.*-Behandlung gehört hatte, in meine Praxis.
Sie wäre schon froh, so sagte sie, wenn sie hin und wieder eine ganze Nacht gut schlafen könnte.

Frau S. schläft heute wieder.
Wir haben nur zwei Behandlungssitzungen dafür gebraucht. Zusätzlich besuchte Frau S. meinen Workshop zum Erlernen der Selbstanwendung. Wenn sich heute Unruhe ankündigt, dann behandelt sich Frau S. jetzt selbst. Sie ist erstaunt, dass auch das ausgezeichnet funktioniert.

Behandlungsablauf

Einstimmen auf das Thema:

Schlaflosigkeit

Thymusklopfen:

„Ich liebe, glaube, vertraue, ich bin dankbar und mutig."

Vorbereitungssätze:

1. „Obwohl ich Angst davor habe, in der Nacht nicht schlafen zu können, liebe und akzeptiere ich mich so, wie ich bin."

2. „Obwohl ich es nicht verdient habe, ohne Angst davor zu sein, in der Nacht nicht zu schlafen, liebe und akzeptiere ich mich so, wie ich bin."

Behandlungssatz:

„Meine Angst, nachts nicht schlafen zu können, meine ..."

Verankern: Handrücken-Serie

Einstimmen auf das Thema:

Wiederholtes Aufwachen

Thymusklopfen:

„Ich liebe, glaube, vertraue, ich bin dankbar und mutig."

Vorbereitungssätze:

1. „Obwohl ich Angst davor habe, nachts immer wieder aufzuwachen und nicht wieder einschlafen zu können, liebe und akzeptiere ich mich so, wie ich bin."

2. „Obwohl ich es nicht verdient habe, ohne Angst davor zu sein, nachts nicht durchschlafen zu können, liebe und akzeptiere ich mich so, wie ich bin."

Behandlungssatz:

„Meine Angst, nachts immer wieder aufzuwachen, meine ..."

Verankern: Handrücken-Serie

Einstimmen auf das Thema:

Angst vor den Gedanken in der Nacht

Thymusklopfen:

„Ich liebe, glaube, vertraue, ich bin dankbar und mutig."

Vorbereitungssätze:

1. „Obwohl mich nachts die Gedanken und Sorgen nicht loslassen, liebe und akzeptiere ich mich so, wie ich bin."

2. „Obwohl ich es nicht verdient habe, dass mich nachts die Gedanken und Sorgen loslassen, liebe und akzeptiere ich mich so, wie ich bin."

Behandlungssatz:

„Meine Gedanken in der Nacht, meine ..."

Verankern: Handrücken-Serie

Einstimmen auf das Thema:

Unausgeschlafen am Tag

Thymusklopfen:

„Ich liebe, glaube, vertraue, ich bin dankbar und mutig."

Vorbereitungssätze:

1. „Obwohl ich Angst davor habe, am Tag unausgeschlafen zu sein und mich wie gerädert zu fühlen, liebe und akzeptiere ich mich so, wie ich bin."

2. „Obwohl ich es nicht verdient habe, ohne Angst davor zu sein, unausgeschlafen zu sein, liebe und akzeptiere ich mich so, wie ich bin."

Behandlungssatz:

„Meine Angst, unausgeschlafen zu sein, meine ..."

Verankern: Handrücken-Serie

Generelle und grundlegende Blockade

Der Fall meiner Patientin Frau P. zeigt deutlich, dass sich durch die Auflösung einer generellen und grundlegenden Blockade mehrere andere Störungen auflösen.
Man nennt dieses Phänomen den Generalisierungs-Effekt.

Frau P. suchte mich in meiner Praxis wegen ihrer andauernden Depressionen auf. Dagegen war sie bislang mit Diazepam und Betablockern behandelt worden. Aufgrund dieser Medikation fühlte sie sich ewig müde und antriebslos. Auch die Stimmung hatte sich nicht wirklich aufgehellt.
Und innerlich sei sie eigentlich immer aufgeregt. Dabei habe sie Angst, in der Öffentlichkeit einfach umzukippen. Sie scheue sich deshalb, über große Plätze zu gehen. Sie mochte auch gar nicht mehr in einem Bus fahren, weil sie sich auch dort stark beklemmt fühlte.
Seit langem konnte sie es im Supermarkt kaum aushalten, mit anderen Menschen in einer Schlange zu stehen. Oftmals verspüre sie dann Druck auf der Brust und könne nicht richtig durchatmen, zudem habe sie beim Trinken unangenehme Schluckbeschwerden.
Um die Ursachen für die Befindlichkeit meiner Patientin zu ermitteln, befragte ich sie nach ihren Lebensumständen. Ich erfuhr, dass sie Mitte 50 war und ihre drei Kinder großgezogen hatte. Ihrem Mann gegenüber fühlte sie sich oftmals unterlegen und konnte sich nicht recht gegen ihn durchsetzen.

Frau P. erzählte mir, dass sie schon mit zwei Jahren ihre Mutter durch einen Unfall verloren hatte. Darüber sei sie ihr ganzes Leben lang traurig gewesen. Auch fühlte sie eine große Wut auf ihre Mutter, weil sie sie im Stich gelassen hatte. Frau P. wusste, dass dieses Gefühl ausgesprochen ungerecht war, sie konnte sich dagegen jedoch nicht wehren.

Nach dem Tod der Mutter lebte Frau P. kurzfristig bei ihren Großeltern. Von dort wurde sie von ihrem Vater entführt und von ihm und einer Stiefmutter aufgezogen. Von der Stiefmutter wurde das Kind seelisch und körperlich zum Teil schwer misshandelt. Sie hatte vor der Frau fürchterliche Angst gehabt. Die Kleine hatte jedoch immer geschwiegen, weil sie sich selbst die Schuld an den schlimmen Geschehnissen gab.
Nun sei die Stiefmutter vor zwei Jahren gestorben. Statt sich befreit zu fühlen, seien die Ängste und Depressionen seither aber noch schlimmer geworden. Ständig träume sie von der Stiefmutter und werde im Traum dann von ihr bedroht.
Auch musste meine Patientin oft an ihre Kindheit denken. Im Rückblick gab es überhaupt keine schönen Erinnerungen.

Während des Berichtes stiegen Frau P. immer wieder Tränen in die Augen.

Ich begann die ***M.E.T.***-Behandlung mit der Trauer über den Tod der Mutter. Dafür lag der von ihr angegebene Wert auf der Belastungsskala bei 10. Nach nur einem Durchgang äußerte die Patientin: „Als wenn es weg ist!“ Sie erklärte, im Moment keine Trauer zu spüren, sie sei vollkommen ruhig. Anschließend beklopfte ich die innere Unruhe.

Als Frau P. zur zweiten Sitzung erschien, berichtete sie mir von folgenden Veränderungen:
Es gehe ihr derzeit supertoll. Sie sei mit einem Bekannten in ihre Geburtsstadt gefahren, um etwas über ihre Mutter herauszufinden. Dort habe sie Verwandte aufgesucht, die sie bis dahin nicht kennen gelernt hatte. Endlich konnte sie etwas über ihre leibliche Mutter erfahren. Von den Verwandten erhielt sie auch ein Bild ihrer Mutter. Es war das erste Bild, das sie von ihr je zu Gesicht bekommen hatte.
Erstaunlich fand Frau P., dass sie bei dem Besuch zwar sehr gerührt war, aber nicht geweint oder sich sonderlich belastet gefühlt hatte.
Übrig war nur noch die Wut auf die Stiefmutter, von der sie so schlimm behandelt worden war.
Also beklopfe ich einen Durchgang mit diesem Thema.
Anschließend war der Erregungslevel bei null.

Auf meine Nachfrage nach den anderen Beschwerden versichert meine Patientin, dass sie keine Panik-Attacken auf großen Plätzen mehr habe, dass sie jetzt ohne Behinderung trinken könne, Menschenansammlungen sie nicht mehr beängstigen und dass sie auch ganz befreit durchatmen könne.

Als angenehmen Nebeneffekt empfindet es Frau P., dass es ihr nun gelingt, ihre eigene Position dem Ehemann gegenüber zu behaupten.

Behandlungsablauf

Einstimmen auf das Thema:

Trauer über den frühen Tod der Mutter

Thymusklopfen:

„Ich liebe, glaube, vertraue, ich bin dankbar und mutig."

Vorbereitungssätze:

1. „Obwohl ich traurig bin, dass meine Mutter so früh gestorben ist, liebe und akzeptiere ich mich so, wie ich bin."

2. „Obwohl ich es nicht verdient habe, dass ich ohne Traurigkeit über den Tod der Mutter bin, liebe und akzeptiere ich mich so, wie ich bin."

Behandlungssatz:

„Meine Trauer über den frühen Tod meiner Mutter, meine ..."

Verankern: Handrücken-Serie

Einstimmen auf das Thema:

Wut auf die Stiefmutter

Thymusklopfen:

„Ich liebe, glaube, vertraue, ich bin dankbar und mutig."

Vorbereitungssätze:

1. „Obwohl ich noch immer eine solche Wut auf meine Stiefmutter habe, weil sie mich als Kind so gequält hat, liebe und akzeptiere ich mich so, wie ich bin."

2. „Obwohl ich es nicht verdient habe, dass ich ohne Wut auf meine Stiefmutter bin, liebe und akzeptiere ich mich so, wie ich bin."

Behandlungssatz:

„Meine Wut auf meine Stiefmutter, meine ..."

Verankern: Handrücken-Serie

Angstzustände
beengen das Herz

Als mein Patient Holger M. mit mir einen Praxistermin vereinbarte, sagte er mir am Telefon, dass er Angstzustände habe, die ihm Herzprobleme bereiteten.
Herr M. war Manager einer großen Hotelkette in Spanien und trat entsprechend selbstbewusst auf. Seine verbindliche und gewinnende Art ließ zunächst einmal nicht darauf schließen, dass ihn körperliche oder seelische Probleme bedrücken könnten. So ließ ich ihn dann erst einmal von seinen Beschwerden erzählen: Herr M. war glücklich verheiratet und hatte drei Kinder. Leider blieb ihm bei seinem verantwortungsvollen Beruf nicht allzu viel Zeit für die Familie. Überhaupt der Beruf. Eigentlich übte mein Patient ihn mit jeder Faser seines Herzens aus. Er liebte den Umgang mit Menschen, war in die Personalführung hineingewachsen und erwies sich als sehr begabt für das Hotelmanagement.
Er war also ausgesprochen erfolgreich die Karriereleiter hinaufgestiegen.

Wenn da nicht die grauenvollen Nächte gewesen wären. Manchmal schlief er tief und traumlos. In vielen anderen Nächten aber quälten ihn zwei in loser Folge immer wiederkehrende Träume.

Entweder er erlebte sich von einer Schneelawine zugeschüttet oder er befand sich in einem Gang mit hohen, glatten Metallwänden, der immer enger wurde. Während des jeweiligen Traumes schon fühlte Herr M. größte Panik. Er wachte dann schweißgebadet auf und spürte sein Herz wie verrückt rasen. Dazu stolperte es von Zeit zu Zeit und setzte öfter sogar ganz aus. Da sich diese Erlebnisse in letzter Zeit sehr häuften, war Holger M. in großer Sorge um seine Gesundheit, zumal er sich extrem gestresst fühlte und kaum noch ausschlafen konnte. Das raubte ihm alle Energie, die er doch so nötig für sein anstrengendes Tagewerk brauchte. Seine Frau war es schließlich, die ihn zu mir in die Praxis schickte, weil sie von meiner Arbeit gehört hatte.

Über die Befindlichkeit von Holger M. gäbe es noch viel zu sagen. Über die Länge der Behandlungen nicht. Wir schafften es tatsächlich in einer einzigen Sitzung, die beiden Panik-Verursacher vollkommen aufzulösen.

Herr M. bestand noch auf ein zweites Treffen, bei dem wir dieses Ergebnis manifestierten und noch kleinere Probleme behandelten.
Frau M. besuchte zu einem späteren Zeitpunkt eines meiner Seminare. Von ihr weiß ich, dass die Albträume ihren Mann kein einziges Mal mehr gequält haben.

Behandlungsablauf

Einstimmen auf das Thema:

Angst, unter Schnee begraben zu sein

Thymusklopfen:

„Ich liebe, glaube, vertraue, ich bin dankbar und mutig."

Vorbereitungssätze:

1. „Obwohl ich Angst bei der Vorstellung habe, unter Schnee begraben zu sein, liebe und akzeptiere ich mich so, wie ich bin".

2. Obwohl ich es nicht verdient habe, ohne die Angst zu sein, dass ich unter Schnee begraben bin, liebe und akzeptiere ich mich so, wie ich bin."

Behandlungssatz:

„Meine Angst, unter Schnee begraben zu sein, meine ..."

Verankern: Handrücken-Serie

Einstimmen auf das Thema:

Angst bei der Vorstellung von einem zu engen Gang

Thymusklopfen:

„Ich liebe, glaube, vertraue, ich bin dankbar und mutig."

Vorbereitungssätze:

1. „Obwohl ich Angst bei der Vorstellung von einem zu engen Gang habe, liebe und akzeptiere ich mich so, wie ich bin".

2. „Obwohl ich es nicht verdient habe, ohne die Angst zu sein, dass ich in einem zu engen Gang bin, liebe und akzeptiere ich mich so, wie ich bin."

Behandlungssatz:

„Meine Angst vor der Vorstellung von einem zu engen Gang, meine ..."

Verankern: Handrücken-Serie

Schuldgefühle waren ihr wirkliches Problem

Vor etwa einem Jahr suchte eine hübsche junge Dame von etwa 35 Jahren meine Praxis auf. Der erste Eindruck von ihr war, dass sie eine positive Ausstrahlung hatte und dass man sich von ihr gut vorstellen konnte, dass sie das Leben bestens meisterte.
Aber wie sooft in meinem Beruf wurde schnell klar, dass das Äußere trog. Meine Patientin, ich nenne sie hier Silke K., beklagte sich über tiefe Depressionen, die ihr Leben seit etwa zwei Jahren überschatteten. Anfänglich dauerten diese Phasen nur wenige Tage und Frau K. fühlte sich von diesen gelegentlichen Stimmungseinbrüchen erst einmal nicht so sehr beeinträchtigt. Seit einem Jahr jedoch hielten die Verstimmungen über jeweils längere Zeiträume an.
Meine Patientin war als Reiseleiterin hier auf Mallorca beschäftigt und konnte wegen der Depressionen ihrem Beruf gar nicht mehr ordnungsgemäß nachgehen. Das führte natürlich auch noch zu massiven Existenzängsten. Schließlich ist nachzuvollziehen, dass ihre Arbeitgeber über die langen Ausfallzeiten nicht gerade beglückt waren.

Silke K. erzählte mir unter Tränen von ihrer Situation. Oftmals konnte sie gar nicht sprechen, weil ihre Stimme und ihr ganzer Körper von Schluchzen erschüttert war.
Während des sehr emotional gefärbten Berichtes fragte ich mehrfach nach und versuchte herauszufinden, bei welchem Anlass der Stimmungsumschwung bei meiner Patientin begonnen hatte. Zunächst vermutete ich, dass ihr Umzug nach Mallorca, mit der vorangegangenen Trennung von ihrem Freund, der Anlass war.

Ich erklärte Silke K. nun, nach welcher Methode ich Behandlungen bei meinen Patienten vornehmen würde. Dafür hatte ich mich auf ***M.E.T.*** spezialisiert.

Diese Methode erspart ellenlange Psychotherapien und bewirkt nach sehr kurzer Zeit schon, dass tief sitzende Ängste, Traumen, ja Blockaden im Gefühlserleben aufgelöst werden können.

Frau K. war nicht sonderlich überrascht davon, dass sie bei mir keine übliche Psychotherapie erleben sollte. Schließlich kam sie auf Empfehlung von Kollegen und Bekannten. Diese hatten ihr schon berichtet, dass sie selbst, nach der Behandlung mit ***M.E.T.***, heute völlig befreit seien von ihren Problemen, mit denen sie in meine Praxis gekommen waren.
Aufgrund dieser Erzählungen hoffte meine Patientin nun, ich könne auch ihrem Leben wieder rasch eine positive Richtung geben.

Tatsächlich können Heilerfolge oftmals in einer einzigen Sitzung erlebt werden. Es gibt aber auch genügend Fälle, in denen intensivere Arbeit miteinander nötig ist, da unter Umständen verschiedene Aspekte des Problems bearbeitet werden müssen.
Und genau diese Notwendigkeit ergab sich in vorliegendem Fall.
Wir fingen also mit dem vordergründigsten Problem an. Dafür formulierten wir gemeinsam Sätze, die das Problem der Patientin am besten beschrieben.

Während die Patientin diese Sätze stets wiederholte, wurden von mir die entsprechenden Punkte auf ihren Meridianen geklopft. Dadurch löste sich das Problem auf.

Auf mein Befragen fühlte sich meine Patientin nach jedem Durchgang deutlich besser. Schritt für Schritt konnten wir in den darauf folgenden Sitzungen die positive Befindlichkeit weiter erhöhen. Noch immer aber konnte Silke K. nicht zu ihrer alten Lebensfreude zurückfinden. Wenngleich die Depressionen längst nicht mehr so heftig und lang anhaltend waren, so gelang es einfach nicht, sie gänzlich zum Verschwinden zu bringen.
Da sich ***M.E.T.*** hervorragend zur Selbstanwendung eignet, riet ich Frau K., an einem Wochenendkursus teilzunehmen, damit sie sich künftig zusätzlich selbst behandeln könne.
Das Seminar fand auf Mallorca in einem romantischen Kloster statt und brachte für Silke K. tatsächlich die Wende.
In der Gruppe erzählte sie von ihren Depressionen und den Fortschritten, die sie bisher gemacht hatte. Dabei erwähnte sie, dass sie sich damals von ihrem Freund getrennt hatte, weil sie sich nach dem Tod seiner Schwester überhaupt nicht mehr mit ihm verstanden hatte. Sie fügte noch an, dass die Schwester ermordet worden war. Das habe ihr zwar Leid getan, aber so richtig traurig sei sie nicht gewesen, denn die Schwester habe die Beziehung mit dem Freund stark gestört.
Plötzlich war mir alles klar. Ich hatte Silke K. die ganze Zeit über auf Verlust hin behandelt. Wir hatten Probleme mit den Eltern, Geschwistern, Freunden und Kollegen aufgearbeitet.

Jetzt aber fiel es mir wie Schuppen von den Augen. Bei meiner Patientin lag offensichtlich ein Schuldgefühl vor!

Das war ihr keineswegs bewusst. Ganz tief innen aber saß der Stachel. Sie konnte sich nicht verzeihen, dass sie nicht traurig gewesen war über den Tod der Schwester ihres Freundes, wie es sich gehört hätte. Nach und nach gelang es Frau K. mit meiner Hilfe, ihre Schuldgefühle zu formulieren, sodass ich begann, zu den entsprechenden Sätzen ihre Meridiane zu beklopfen. Vor den Augen der Anwesenden verwandelte sich die junge Frau innerhalb weniger Minuten in genau die strahlende Person, die sie auch früher gewesen sein musste.
Als wir die richtigen Formulierungen für ihre Gefühle gemeinsam aufstellten, war sie wieder in Tränen ausgebrochen. Auch während der Behandlung, die nur noch wenige Minuten dauerte, weinte sie bitterlich.

Danach war es, als hätte jemand die Wolken vor ihrem Gesicht weggezogen.
Sie bestätigte uns allen, dass sie sich genau so fühle, wie sie aussah – nämlich befreit.
Silke K. bedankte sich überschwänglich bei mir und entschuldigte sich, dass ich ja nun leider künftig nichts mehr an ihr verdienen würde. Dafür wolle sie sich selbst weiter behandeln und sämtliche Blockaden, die sich noch aus ihrer Vergangenheit angesammelt hatten, auflösen.

Bei einem Folgekurs, auf dem ich meine ehemalige Patientin wieder traf, versicherte sie mir, dass es ihr jetzt so gut gehe wie nie zuvor.
Das im Übrigen bekomme ich oft zu hören, seit ich M.E.T. in meiner Praxis anwende.

Behandlungsablauf

Einstimmen auf das Thema:
Sich schuldig fühlen

Thymusklopfen:
„Ich liebe, glaube, vertraue, ich bin dankbar und mutig."

Vorbereitungssätze:
1. „Obwohl ich mich schuldig fühle, weil ich um die ermordete Schwester meines Freundes nicht trauerte, liebe und akzeptiere ich mich so, wie ich bin."
2. Obwohl ich es nicht verdiene, dass ich mich unschuldig fühle, weil ich um die ermordete Schwester meines Freundes nicht trauerte, liebe und akzeptiere ich mich so, wie ich bin."

Behandlungssatz:
„Meine Schuld, weil ich nicht trauern konnte, meine ..."

Verankern: Handrücken-Serie

„Ich gönne mir nichts“

Ein Ehepaar, Jutta und Thomas B., beide Ende 40, hatten sich zu einer Partnerberatung bei mir angemeldet. Schon am Telefon hatte ich ihnen gesagt, dass ich statt der üblichen Psychotherapie ein neues Verfahren anwenden würde. Damit erklärten sie sich einverstanden.

Das Paar hatte drei Kinder großgezogen, zwei von ihnen stehen schon im Berufsleben, sind verheiratet und haben je ein Kind. Die Jüngste studierte noch.
Wirtschaftlich geht es der Familie recht gut, zumal Herr B. eine sichere Beamtenstelle innehat und Frau B. noch halbtags dazuverdient. Auch das eigene Haus ist bald abgezahlt.

Eigentlich hatte man sich auf diese Zeit gefreut. Die Kinder waren aus dem Haus und das Ehepaar fühlte sich noch jung genug, um auch einmal an das eigene Leben zu denken. Endlich musste nicht mehr auf den Cent geschaut werden.
Herr und Frau B. hatten früher immer geplant, schöne Urlaubsreisen zu machen, sich ein tolles Auto zu leisten und sich auch mal dem eigenen Wohlbefinden zu widmen.

Und hier beginnt das Problem des Ehepaares. Frau B. brachte es nicht über sich, es sich gut gehen zu lassen. Sie bestand beispielsweise darauf, den Kindern einen Zuschuss für ihre Autos zu geben. Auch wollte sie selbst nur einen bescheidenen Urlaub machen, „weil doch die Kinder sich auch keinen teuren Urlaub leisten konnten ...“ Auch war sie bereit, immer den Babysitter zu spielen, wenn die Enkelkinder gehütet werden mussten. Herr B. war enttäuscht von der Situation. Denn auch daheim wuselte seine Frau weiter umher, als wäre das Haus noch immer dicht bevölkert. Für ihn gab es nicht die ersehnte Gemütlichkeit, das entspannte Miteinander mit seiner Frau, worauf er so gehofft hatte.

Erstmalig in ihrer Ehe waren die Partner sehr unterschiedlicher Auffassung davon, wie ihr Leben aussehen sollte.

Bevor es zu einer ernsthaften Krise kommen würde, wollte man meinen Rat einholen.
Nach kurzem Gespräch war mir klar, dass Frau B. immer ein schlechtes Gewissen hatte, wenn sie sich selbst etwas Gutes tat. Sie gönnte sich selbst nichts. Sie hatte tief in ihrem Inneren das Gefühl, „es nicht zu verdienen“.
Schuld an einer solchen Auffassung, die im Übrigen in sehr, sehr vielen Menschen tief verwurzelt ist, sind Erziehung zur Bescheidenheit, Selbstlosigkeit und Zurückhaltung. Auch die Wertschätzung für die eigene Person ist häufig unterentwickelt.

Besonders Mütter stellen so viele Jahre ihre Bedürfnisse hinter denen der Familie weit zurück und „opfern“ praktisch ihre eigene Persönlichkeit.
Ohne lange Erklärung formulierte ich gemeinsam mit Frau B. einige passende Sätze und beklopfte sie daraufhin.
Nachdem sie vorher ihre eigene Einschätzung mit dem Skalenwert 8 angegeben hatte, war dieser nach der Behandlung auf 3 gesunken.
Kurzum: Wir brauchten gerade mal 3 Sitzungen, bis Frau B. davon überzeugt war, dass sie es wirklich verdient hat, glücklich zu sein und sich selbst ein wichtiger Mensch zu sein.

Das Ehepaar führt heute ein sehr intensives und ausgefülltes Leben, in dem sie beide im Mittelpunkt stehen, nicht mehr die Kinder oder die selbst auferlegten Pflichten des Alltags.

Behandlungsablauf

Einstimmen auf das Thema:
Was ich mir gönne
Thymusklopfen:
„Ich liebe, glaube, vertraue, ich bin dankbar und mutig.“
Vorbereitungssätze:
1. „Obwohl ich mir nichts gönne, liebe und akzeptiere ich mich so, wie ich bin.“
2. „Obwohl ich es nicht verdient habe, dass ich mir etwas gönne, liebe und akzeptiere ich mich so, wie ich bin.“
Behandlungssatz:
„Ich gönne mir nichts, ich ...“
Verankern: Handrücken-Serie

Einstimmen auf das Thema:
Eigene Wertschätzung
Thymusklopfen:
„Ich liebe, glaube, vertraue, ich bin dankbar und mutig.“

Vorbereitungssätze:

1. „Obwohl ich das Gefühl habe, es nicht wert zu sein, dass es mir gut geht, liebe und akzeptiere ich mich so, wie ich bin."

2. „Obwohl ich es nicht verdient habe, ohne das Gefühl zu sein, es nicht wert zu sein, dass es mir gut geht, liebe und akzeptiere ich mich so, wie ich bin."

Behandlungssatz:

„Mein Gefühl, es nicht wert zu sein, dass es mir gut geht, mein ..."

Verankern: Handrücken-Serie

Einstimmen auf das Thema:

Schlechtes Gewissen bei zu wenig Arbeit

Thymusklopfen:

„Ich liebe, glaube, vertraue, ich bin dankbar und mutig."

Vorbereitungssätze:

1. „Obwohl ich immer ein schlechtes Gewissen habe, wenn ich zu wenig arbeite, liebe und akzeptiere ich mich so, wie ich bin."

2. „Obwohl ich es nicht verdient habe, dass ich ohne schlechtes Gewissen bin, liebe und akzeptiere ich mich so, wie ich bin."

Behandlungssatz:

„Mein schlechtes Gewissen bei zu wenig Arbeit, mein ..."

Verankern: Handrücken-Serie

Er fühlte sich sehr einsam

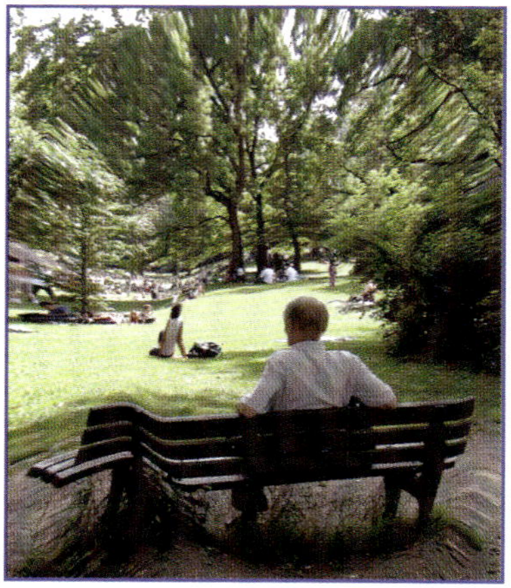

Eigentlich waren es die Depressionen, wegen denen mich Hugo L., 62 Jahre, aufsuchte.
Sein Hausarzt hatte ihm geraten, dagegen professionelle Hilfe in Anspruch zu nehmen.
Ich ließ mir von Herrn L. seine Gesamtsituation erklären und wollte dann mit ihm gemeinsam ein Behandlungskonzept festlegen. Schnell stellte sich heraus, dass sein Hauptproblem die Einsamkeit war. Seine Frau war vor etwas mehr als einem Jahr gestorben und Herr L. vermisste sie schmerzlich. Sie waren fast 40 Jahre verheiratet gewesen und hatten eigentlich alles gemeinsam gemacht. Als mein Patient mir von seiner Frau erzählte, stockte er oft, weil die Stimme ihm versagte.
Er war sehr, sehr traurig und fühlte sich einsam, denn seine Ehe war kinderlos geblieben, obwohl sich beide sehnlichst Nachwuchs gewünscht hatten. Vielleicht hatte sich gerade deshalb eine so enge Bindung zwischen den Eheleuten entwickelt. Man war sich selbst genug. So ist es dann auch gekommen, dass die wenigen Bekannten und Kollegen, die man früher hatte, im Laufe der Jahre verloren gingen.

Herr L. stand nun ganz alleine da. Manchmal sprach er den ganzen Tag über mit keinem einzigen Menschen.

Eigentlich hatte er gar keinen Lebensmut mehr. Weil er betriebsbedingt schon mit 60 Jahren in die Rente gehen musste, hatte er auch gar keine Aufgaben mehr außer dem Einkaufen und dem Putzen seiner Wohnung.
Erst als er von einer Leiter gefallen war und eine Nachbarin den Arzt gerufen hatte, erkannte dieser auch den seelischen Zustand von Herrn L. Der jedoch war nur schwer davon zu überzeugen, dass es Hilfe für ihn gegen könnte. Nach dem Gehörten war mir klar, dass es hier in erster Linie um Einsamkeit und Traurigkeit ging. Bevor Herr L. nicht von diesen verzweifelten Gefühlen befreit wäre, könnte nicht daran gedacht werden, dass er wieder ein für ihn lohnendes Leben führen könnte.
Ich schlug meinem Patienten also vor, ihn mit den ***Meridian-Energie-Techniken*** zu behandeln. Wenig begeistert stimmte er zu.

Da ich beste Erfahrungen damit gemacht habe, immer erst das vordergründigste Problem zu beklopfen, fingen wir also mit der Einsamkeit an. Dann folgte die Traurigkeit, dann das Vermissen der Frau, dann das Gefühl der Nutzlosigkeit.

Außerdem trug ich Herrn L. auf, die Energie-Atmung *(siehe Seite 64)* täglich morgens und nachmittags auszuführen. Zusätzlich sollte er sich mehrfach täglich den Handkanten-Punkt (**HK**) beklopfen, um seine Energetische Fehlschaltung zu beheben.

Die Erfolge, die wir mit dieser Behandlung bisher hatten, können sich sehen lassen.
Gewiss, noch immer ist mein Patient kein vor Lebensfreude strotzender Mensch. Aber nach nur 6 Sitzungen haben wir es bereits erreichen können, dass er wieder am Leben teilnimmt. Er ist zwar immer noch traurig, dass seine Frau nicht mehr da ist, aber er versinkt nicht mehr in diesem Gefühl. Besonders freut es mich, dass Herr L. sich Beschäftigungen gesucht hat. Er hilft jetzt stundenweise in einer Gärtnerei und betreut zweimal wöchentlich Obdachlose und organisiert ihre ärztliche Versorgung. Ich habe ihn auch dazu motivieren können, sich Brieffreunde überall in Deutschland zu suchen.

Einige Male werde ich Herrn L. noch in meiner Praxis sehen. Aber ich bin davon überzeugt, dass er sein Lebenstief schon jetzt überwunden hat. Leider konnte ich ihn nicht davon überzeugen, ein ***M.E.T.***-Selbsthilfeseminar zu besuchen, damit er seine jetzige Seelenlage auch selbst immer noch weiter verbessern könnte.

Behandlungsablauf

Einstimmen auf das Thema:
Einsamkeit

Thymusklopfen:
„Ich liebe, glaube, vertraue, ich bin dankbar und mutig."

Vorbereitungssätze:
1. „Obwohl ich mich so einsam fühle, liebe und akzeptiere ich mich so, wie ich bin."
2. „Obwohl ich es nicht verdient habe, mich weniger einsam zu fühlen, liebe und akzeptiere ich mich so, wie ich bin."

Behandlungssatz:
„Meine Einsamkeit, meine ..."

Verankern: Handrücken-Serie

Einstimmen auf das Thema:
Fehlender Kontakt zu anderen Menschen
Thymusklopfen:
„Ich liebe, glaube, vertraue, ich bin dankbar und mutig."
Vorbereitungssätze:
1. „Obwohl ich den Kontakt zu anderen Menschen so vermisse, liebe und akzeptiere ich mich so, wie ich bin."
2. „Obwohl ich es nicht verdient habe, Kontakt zu anderen zu haben, liebe und akzeptiere ich mich so, wie ich bin."
Behandlungssatz:
„Mein Kontakt zu anderen Menschen, den ich so vermisse, mein ..."
Verankern: Handrücken-Serie

Einstimmen auf das Thema:
Traurigkeit
Thymusklopfen:
„Ich liebe, glaube, vertraue, ich bin dankbar und mutig."
Vorbereitungssätze:
1. „Obwohl ich mich so traurig fühle, liebe und akzeptiere ich mich so, wie ich bin."
2. „Obwohl ich es nicht verdient habe, mich weniger traurig zu fühlen, liebe und akzeptiere ich mich so, wie ich bin."
Behandlungssatz:
„Meine Traurigkeit, meine ..."
Verankern: Handrücken-Serie

Einstimmen auf das Thema:
Vermissen meiner Frau
Thymusklopfen:
„Ich liebe, glaube, vertraue, ich bin dankbar und mutig."
Vorbereitungssätze:
1. „Obwohl ich meine Frau so schmerzlich vermisse, liebe und akzeptiere ich mich so, wie ich bin."
2. „Obwohl ich es nicht verdient habe, dass ich meine Frau nicht so vermisse, liebe und akzeptiere ich mich so, wie ich bin."

Behandlungssatz:

„Das schmerzliche Vermissen meiner Frau, das ...“

Verankern: Handrücken-Serie

Einstimmen auf das Thema:

Nutzlosigkeit wegen Frührente

Thymusklopfen:

„Ich liebe, glaube, vertraue, ich bin dankbar und mutig.“

Vorbereitungssätze:

1. „Obwohl ich mich ohne Arbeit so nutzlos fühle, liebe und akzeptiere ich mich so, wie ich bin.“

2. „Obwohl ich es nicht verdient habe, mich ohne Arbeit nützlich zu fühlen, liebe und akzeptiere ich mich so, wie ich bin.“

Behandlungssatz:

„Mein Gefühl der Nutzlosigkeit, mein ...“

Verankern: Handrücken-Serie

Wespenallergie

kann lebensbedrohlich sein

Im Juli 2003 konnte ich im Seminarhaus Hoher Vogelsberg eine 79-jährige Teilnehmerin, Frau Johanna R., begrüßen.

Sie war mit ihrem Wohnwagenbus angereist, mit dem sie es sich auf dem Parkplatz des Hauses gemütlich eingerichtet hatte.

Während des Seminars erzählte sie uns, dass sie an einer Wespenallergie leiden würde. In diesem Zusammenhang fragte sie gleich, wie das hier auf dem Lande sei, ob man Angst haben müsste vor Wespen.

Wir beruhigten sie und sagten ihr, dass uns bisher noch keine im Seminarhaus begegnet sei. Das sei gut, meinte unsere Frau R., denn ihr Arzt hätte ihr dringlich zu einer Desensibilisierungs-Therapie geraten, denn weitere Stiche könnten bei ihr tatsächlich lebensbedrohlich wirken.

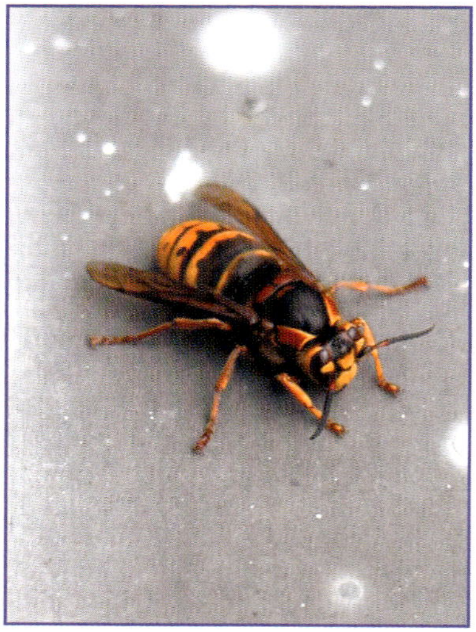

Aber, wie das eben manchmal so ist im Leben – die einzige Wespe, die weit und breit zu finden war, verirrte sich ausgerechnet in den Wohnwagen unserer Teilnehmerin.

Diese war noch erfüllt von dem schönen Seminartag und wollte ihn abends in ihrer rollenden Behausung, bei einem Glas Rotwein, gemütlich ausklingen lassen. Just, als sie das Glas an die Lippen setzte, stach ihr so ein Biest direkt in den oberen Lippenrand.

Frau R. versuchte, Ruhe zu bewahren, um nicht in Panik zu geraten. Sie hatte noch die Warnung ihres Arztes im Ohr, wovon ihr in diesem Moment besonders das Wort „lebensbedrohlich" in Erinnerung war.

Ihr schoss durch den Kopf, wie schlimm sie sich bei früheren Wespenstichen gefühlt hatte. Die Schwellungen nahmen dann monströse Formen an.

Auch jetzt konnte man zusehen, wie der Mund zuschwoll. Dazu kam, dass die ganze Geschichte höllisch schmerzte. Was aber war zu tun? Weit und breit keine Arztpraxis.

Es kamen Frau R. glücklicherweise die soeben gelernten ***M.E.T.***-Klopfpunkte in den Sinn und dass es nach den Berichten des Seminarleiters (meiner) erfolgreich bei Allergien eingesetzt worden war.

Also begann sie, sich sofort selbst zu behandeln.
Das Einstimmen auf das Thema konnte sie sich schenken, denn sie war ohnehin mittendrin.
Also rieb sie sich den Heilenden Punkt (**HP**) mit den Worten:

> ***„Obwohl mich soeben eine Wespe gestochen hat, liebe und akzeptiere ich mich so, wie ich bin."***

Dann folgte:

> ***„Der Wespenstich, der Wespenstich ..."***

Die Verankerung mit der Handrücken-Serie beendete die Anwendung.
Frau R. meinte, einen kleinen Rückgang der Schwellung zu spüren, und klopfte sogleich die nächsten Durchgänge.
Ob bei einer so starken Allergieausprägung das bisschen Klopfen wirklich genügen könnte?
Aber – der Schmerz ließ tatsächlich etwas nach, die Hautspannung ging zurück.

Es vergingen keine zwei Stunden, und es waren lange Stunden, da war das Schlimmste überstanden.

Am nächsten Tag erinnerte nur noch der Einstich auf der Oberlippe und ein winziger Knubbel daran, dass Frau R. am Vorabend noch Todesängste ausgestanden hatte.

Behandlungsablauf

Einstimmen auf das Thema:

Der Wespenstich

Thymusklopfen:

„Ich liebe, glaube, vertraue, ich bin dankbar und mutig."

Vorbereitungssätze:

1. *„Obwohl mich gerade eine Wespe gestochen hat, liebe und akzeptiere ich mich so, wie ich bin."*
2. *„Obwohl ich es nicht verdient habe, ohne Wespenstich zu bleiben, liebe und akzeptiere ich mich so, wie ich bin."*

Behandlungssatz:

„Der Wespenstich, der ..."

Verankern: Handrücken-Serie

Einstimmen auf das Thema:

Allergie nach Wespenstich

Thymusklopfen:

„Ich liebe, glaube, vertraue, ich bin dankbar und mutig."

Vorbereitungssätze:

1. „Obwohl ich diese Allergie auf Wespenstiche habe, liebe und akzeptiere ich mich so, wie ich bin."

2. „Obwohl ich es nicht verdient habe, ohne Allergie auf Wespenstiche zu bleiben, liebe und akzeptiere ich mich so, wie ich bin."

Behandlungssatz:

„Meine Allergie auf Wespenstiche, meine ..."

Verankern: Handrücken-Serie

Einstimmen auf das Thema:

Restliche Allergie auf Wespenstiche

Thymusklopfen:

„Ich liebe, glaube, vertraue, ich bin dankbar und mutig."

Vorbereitungssätze:

1. „Obwohl ich noch immer ein wenig allergische Wirkung auf den Wespenstich habe, liebe und akzeptiere ich mich so, wie ich bin."

2. „Obwohl ich es nicht verdient habe, ohne diese restliche allergische Wirkung zu bleiben, liebe und akzeptiere ich mich so, wie ich bin."

Behandlungssatz:

„Meine restliche Allergie auf Wespenstiche, meine ..."

Verankern: Handrücken-Serie

Qualmen,
wo er geht und steht

Hans M., ein gestandener Geschäftsmann, hatte sich zu einem ***M.E.T.***-Raucherentwöhnungs-Wochenende angemeldet.
In der Gruppe berichtete er von seinen vielen Versuchen, von dieser Sucht endlich loszukommen.
Von Genuss konnte ja schon längst nicht mehr die Rede sein. Vielmehr steckte er sich eine Zigarette nach der anderen an. Das tat er meistens unbewusst, wie nebenbei. Kaum klingelte das Telefon, schon griff er automatisch zur Zigarettenschachtel. Jede Arbeit am Schreibtisch, Gespräche mit Lieferanten, Konferenzen, immer, immer war die Zigarette dabei, gehörte der tiefe Zug in die Lunge zwanghaft dazu.
Ein gemütlicher Abend daheim ohne das Ritual des ständigen Rauchens? Undenkbar. Erst recht gehörten die Glimmstängel zum Ausgehen. Befand sich Hans M. in netter Gesellschaft, in der man auch noch Alkohol trank, wurde praktisch eine Zigarette an der anderen angezündet.
Sicher muss nicht erwähnt werden, dass alle Räume, in denen sich Hans M. aufhielt, verqualmt waren und trotz nachhaltigen Lüftens der Geruch von kaltem Zigarettenrauch wie festbetoniert in Polstermöbeln, Teppichen und Gardinen hockte. Aber auch die Kleidung strömte diesen penetranten „Duft“ aus.
Die Frau von Hans M. wusste ein Lied davon zu singen. Kritisch wurde die Situation für ihn aber auch in gesundheitlicher Hinsicht. Durch das Rauchen verschlimmerten sich seine Magenbeschwerden, die er stressbedingt ohnehin öfter hatte. Nun spürte er, dass jeder Zug an der Zigarette diese Beschwerden verschlimmerte. Bei einer Magen-Spiegelung zeigten sich vernarbte Geschwüre im Magen und Zwölffingerdarm. Dazu war seine Magenschleimhaut chronisch entzündet.

Der Arzt riet dringend zur Reduktion des Zigarettenkonsums. Das war der Anlass für den Entschluss, die Sucht endgültig aufzugeben. Es stellte sich nur die Frage nach dem „Wie“.

Nachdem Hans M. einige vergebliche Versuche im Alleingang unternommen hatte, hörte er von erfolgreichen Behandlungen mit ***M.E.T.*** Er war ehrlich genug, um zu gestehen, dass er doch sehr skeptisch sei und nicht wirklich glaube, dass ein einziges Wochenende ausreichen könne, um bei ihm den Zwang zum Rauchen zu beenden.

Während der Behandlung in der Gruppe wurden die typischen Situationen, die zum Rauchen veranlassten, durchgesprochen. Das Verlangen von Herrn M. nach einer Zigarette wurde geprüft durch Beriechen der Zigarette und dem Ziehen daran. Am Ende der Behandlung war sein Verlangen tatsächlich weg. Was blieb, war die Skepsis, ob der Erfolg anhielt.

Am Folgetag berichtete Hans M. den Versammelten freudestrahlend, dass er am Abend nach der Behandlung mit Freunden ausgegangen sei. An sich war das genau die Situation, die normalerweise Anlass für eine große Nikotin-Session gewesen wäre. Alle Anwesenden hatten nämlich gequalmt wie die Schlote.
Außer unserem Hans M. Ihn hatte das Rauchen weder gestört noch stimuliert. Er hatte einfach keine Lust auf eine Zigarette. Wovon er sich allerdings massiv belästigt fühlte, war das Gehuste der Raucher um ihn herum. Es machte ihn recht nachdenklich, wenn er daran dachte, dass er bis gestern auch zu der Riege von Menschen gehört hatte, die ihre Lunge freiwillig so brutal ruinierten.

Einen Monat nach dem Seminar berichtete mir die Frau von Hans M. davon, wie super es ihm jetzt gehe. Er könne immer noch nicht ganz glauben, wie einfach alles gewesen war.
Er findet es heute erstaunlich, womit man sich so quälen kann und womit er selbst sich jahrelang gequält hatte.

Jetzt jedoch fühlt er sich total wohl. Das bezieht sich besonders auf seinen Magen. Die Beschwerden sind nämlich spurlos verschwunden.

Mehrere Aspekte

Bei der Raucherentwöhnung spielt eine Reihe von Aspekten eine Rolle, die es zu behandeln gilt.
Es würde den Rahmen dieses Buches sprengen, dafür ein Selbsthilfeprogramm ausführlich zu erläutern. Ich empfehle daher den Besuch bei einem Therapeuten oder die Teilnahme an einem Wochenend-Seminar, das sich speziell mit der Raucher-Entwöhnung befasst. Ab Seite 215 des Buches finden Sie ein Info-Verzeichnis.
Vor dieser Teilnahme rate ich zu einer vorbereitenden Eigenbehandlung, die jeder täglich einige Wochen vor Besuch des Raucherentwöhnungs-Wochenendes an sich vornehmen kann. Er/Sie ist damit bestens eingestimmt auf die dann folgende Sucht-Behandlung und hat beste Aussichten auf endgültige Befreiung von der Nikotin-Sucht.

Vorbereitung auf Raucher-Entwöhnung
Der Handkanten-Punkt wird in rascher Folge aneinander geklopft. Dabei sprechen Sie dreimal langsam:

„Obwohl ich bezweifle, dass ich mich von der Nikotin-Sucht befreien kann, liebe und akzeptiere ich mich so, wie ich bin.“

Mit dieser Einstimmung beseitigen Sie die Energetische Fehlschaltung, die möglicherweise den anhaltenden Behandlungserfolg verhindern könnte.

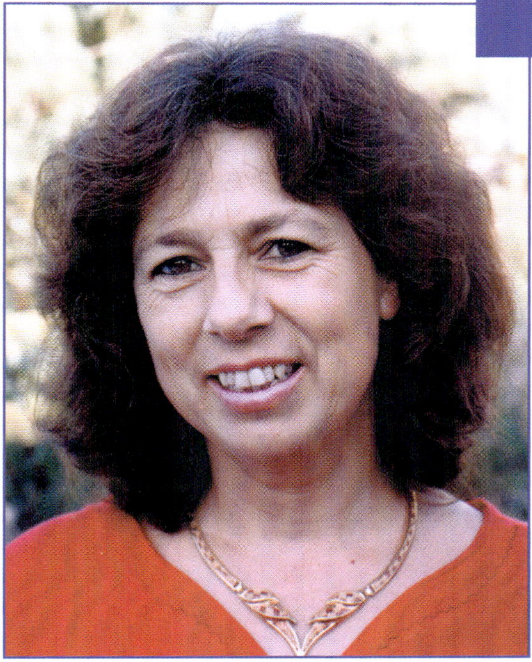

Regina Franke

Heilpraktikerin,
und Reiki-Meisterin
Llucmajor

Fallbeispiele

aus eigenem Erleben

Ohne die Meridian-Energie-Techniken geht bei uns gar nichts mehr

Ja, ich kann schon sagen, dass sich mein Leben und das meiner gesamten Familie von Grund auf verändert hat.
Die Ursache dafür sind ganz eindeutig die ***Meridian-Energie-Techniken***.
Niemals hätte ich damit gerechnet, dass eine so winzige Anwendung wie das Beklopfen von Meridianpunkten innerhalb von Minuten so viel Befreiung bringen könnte.
Vielmehr, das will ich an dieser Stelle gestehen, war ich zu Beginn schon ein ganz klein bisschen skeptisch.
Im Mai 2001 trat der „Zauber“, wie ich es gerne bezeichne, in unser Leben. Denn wie mit Zauberhand konnten wir seither für uns, für Seminarteilnehmer und die Patienten meines Mannes vielfach Heilung auf seelischer und körperlicher Ebene erreichen. Dabei fing alles recht unspektakulär an.

Mein Mann, Rainer Franke, kehrte im Mai 2001 von einem Weiterbildungs-Seminar nach Hause zurück. Vorher schon hatte er am Telefon total begeistert von einer neuen richtungweisenden Heilmethode berichtet.
Er hatte mir versichert, dass diese Technik unser Leben verändern würde.
Um ehrlich zu sein, ich hatte nicht recht begriffen, was genau er mir erzählen wollte. Eigentlich hatte ich nur „Bahnhof“ verstanden. Da war von Klopfen und Meridianpunkten die Rede und Heilung und Frieden und einer neuen Lebensqualität.
Da ich wusste, dass mein Mann sich beruflich in einer tiefen Sinnkrise befand, wollte ich ihn auf jeden Fall bei der Suche nach neuen Wissensinhalten unterstützen.
Als er nun daheim eintraf, ganz erfüllt von den interessanten Eindrücken, und mir versicherte, dass unser Leben von nun an eine völlig neue Richtung nehmen würde, verdrehte ich innerlich die Augen und dachte bei mir: „Was kann das denn schon Sensationelles sein ...!“
Schließlich waren mir als Heilpraktikerin und Reiki-Meisterin so ziemlich alle Heilmethoden bereits bekannt.
Dachte ich ...
Aber da ich meinen Mann liebe und ihm vertraue, ließ ich mich auf die von ihm vorgeschlagenen Experimente ein.
Dafür sollten unsere zwei Kinder Ramon (15 J.) und Samira (12 J.) und ich an irgendeine Angst denken, die wir hätten. Er würde sie uns dann auf der Stelle „wegklopfen“.
Fragen Sie mich bitte nicht, was wir über diese Aussage dachten. Aber wir stellten uns willig als Patienten zur Verfügung. Und dann erlebten wir, dass tatsächlich Minuteneinsätze die

Probleme und Problemchen, die soeben noch als dunkle Wolken durch unseren Alltag gezogen waren, sich in ein Nichts auflösten. Gerade noch voller Skepsis, wuchs unser Vertrauen in diese neue Methode, obwohl wir nicht wirklich begriffen, was da eigentlich geschah.

Von den Erfolgen beflügelt, fanden wir nun ständig irgendetwas, das Rainer uns „wegklopfen“ konnte. Seien es die mangelhaften Leistungen der Kinder in der Schule, Lernblockaden, Ärger mit Freunden, Trauer über irgendetwas, immer musste Rainer an die Front.
Wir konnten auf diese Weise die Erfolge unserer Tochter in der Schule erheblich verbessern und Ramons Selbstbewusstsein steigern.

Aber neben diesen alltäglichen Dingen kamen wir auch zu tieferen Schichten, zum „Eingemachten“, wie man so schön sagt. Besonders dort nämlich wirkt M.E.T. tief greifend, wie wir an uns selbst erfahren durften. Themen waren hier z.B. meine Abtreibungen, die begleitenden Schuldgefühle und die Trauer.
Aber auch Ärger auf Leute aus der Vergangenheit und Enttäuschungen, die damit verbunden waren, konnten völlig beseitigt werden.
Themen wurden bearbeitet, von denen man meint, sie längst abgeschlossen zu haben, weil sie schon so lange zurückliegen, aber an die man doch immer wieder denkt.
Durch ***M.E.T.*** konnte die emotionale Verbundenheit mit jedem dieser Themen ausgelöscht werden. Man erinnert sich dann noch an die negative Erfahrung, jedoch ohne bemerkenswerte Gefühlsregung.
Das Ergebnis ist, dass man mit seiner ganzen Energie im Hier und Jetzt sein kann, weil es keine Blockaden mehr gibt, die an zurückliegende Ereignisse „fesseln“.

Später wagten wir es auch, körperliche Leiden zu behandeln.
Es gibt da große Themen, die wir mit ***M.E.T.*** wahrlich und wahrhaftig beseitigt haben. Auch Patienten und Seminarteilnehmer bestätigen uns immer wieder, wie sie sich mit ***M.E.T.*** von Schmerzen und chronischen Erkrankungen durch Behandlungen oder in Eigenhilfe befreien konnten.
Längst ist es auch nicht mehr nötig, dass mein Mann die Behandlungen in der Familie übernimmt. Das Vertrauen in die Wirkung der ***Meridian-Energie-Techniken*** ist bei uns zwischenzeitlich so gewachsen, dass bei allen negativen Befindlichkeiten jeder von uns sofort selbst zur Tat schreitet und Kopfschmerzen, Energielosigkeit, Anwandlungen von Depressionen, Schwitzen in der Sommerhitze oder Lernblockaden auf der Stelle selbst behandelt.

Oder wir sind uns gegenseitig behilflich, die angesammelten Störungen aus unserem Leben zu entfernen. Das ist jedes Mal ein besonders schönes Erlebnis, das die Familie zusätzlich zusammenschweißt.

Die Spinnenphobie
löste hysterisches Gekreische aus

Unsere Tochter Samira machte den Anfang. Sie hatte eine entsetzliche, für uns unerklärliche Angst vor Spinnen.
Unsere Argumente, wie z.B.: „Ich finde Spinnen toll! Sie sind so nützlich. Sie tun dir doch gar nichts", halfen überhaupt nicht. Auch das eigene angstfreie Vorbild war nicht wirklich hilfreich.

Wenn morgens im Auto eine klitzekleine Spinne herumgeisterte, gab es hysterisches Gekreische. Ich musste das verängstigte Tierchen auf der Stelle entfernen, vorher war an ein Weiterfahren nicht zu denken.

Also gingen wir das Thema an: Samira benannte ihre Angst vor Spinnen.
Dann sollte sie diese Angst auf einer Skala von 0 bis 10 einschätzen. Ohne Zögern entschied sich unser Kind für den Messwert 10.
Hiernach musste sie ihre Thymusdrüse beklopfen, danach einen Punkt über der linken Brust reiben und dabei den Satz sagen:

„Obwohl ich diese Angst vor Spinnen habe, liebe und akzeptiere ich mich so, wie ich bin."

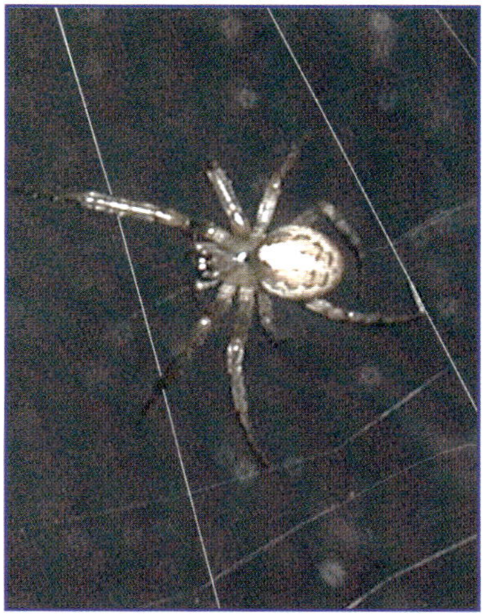

Mein Sohn und ich saßen derweil auf dem Sofa und sahen etwas ratlos dieser Vorführung zu.
Samira aber rieb brav und sprach wie ihr befohlen.
Danach musste sie laufend den Satz wiederholen „Meine Angst vor Spinnen", während mein Mann bestimmte Punkte in ihrem Gesicht, am Körper und auf den Händen beklopfte.
Das alles sah recht befremdlich aus.

Dann fragte Rainer unsere Tochter, wie hoch jetzt ihr Angstlevel sei. Dieser war nach ihrer Aussage auf der Skala deutlich heruntergegangen.
Dann klopfte er noch auf ihrem Handrücken herum, wobei Samira mit den Augen kreisen musste, summen und zählen und wieder summen.

Ich dachte etwas irritiert: „Was ist das denn für ein sonderbarer Kram?“

Aber als dann meine Tochter auf Nachfrage äußerte, dass ihre Angst weg sei, war ich doch etwas erstaunt. Aber an eine endgültige Heilung der Spinnenphobie mochte ich nicht recht glauben. Aber tatsächlich: Die nächste Spinne wurde mit Neugier und Aufmerksamkeit betrachtet. Die Angst war wirklich weg.

Samira entwickelte in der Zeit nach dieser Behandlung ein respektvolles, fast zärtliches Verhältnis zu Spinnen und Insekten generell. Es war fast nicht zu glauben.

Nach dieser ersten ***M.E.T.***-Anwendung ließ Samira sich neben mich auf unser Sofa fallen und blieb dort entspannt liegen.

Behandlungsablauf

Einstimmen auf das Thema:

Spinnenphobie

Thymusklopfen:

„Ich liebe, glaube, vertraue, ich bin dankbar und mutig.“

Vorbereitungssätze:

1. „Obwohl ich diese Angst vor Spinnen habe, liebe und akzeptiere ich mich so, wie ich bin.“

2. „Obwohl ich es nicht verdient habe, ohne Angst vor Spinnen zu sein, liebe und akzeptiere ich mich so, wie ich bin.“

Behandlungssatz:

„Meine Angst vor Spinnen, meine ...“

Verankern: Handrücken-Serie

Das Panaritium
Heilung auch bei körperlichen Beschwerden

Ein Panaritium ist eine eitrige Entzündung am Nagelbett. Sie war im Falle unseres Sohnes durch eine kleine Verletzung mit der Nagelschere hervorgerufen worden.
Ich hatte die ganze Homöopathie rauf und runter bemüht. Kurzfristige Verbesserungen ließen immer wieder hoffen, aber eine endgültige Heilung blieb aus.

Nach einem halben (!) Jahr, schließlich sind wir geduldige Menschen, *sprach mein Mann ein Machtwort.* Wir gingen zum Arzt und ließen das Panaritium wegschneiden.
Das war für Ramon schmerzhaft und für uns teuer.
Nachdem der Verband abgenommen worden war, sah der Finger erst mal schlimm aus. Was dann passierte, war noch schlimmer: Die eitrige Entzündung wuchs nach. Jetzt waren wir am Ende mit unserem Latein: Homöopathie hilft nicht, Operation hilft nicht, Reiki hilft nicht. Was tun?

Nun sprach ich ein Machtwort: „Rainer, jetzt musst du es mit ***M.E.T.*** versuchen!" Gesagt, getan. Mein Mann besprach mit Ramon die Angelegenheit und hat dann das ganze Thema, die Entzündung des Fingers und das emotionale Feld drumherum, wie die Angst, sich durchzusetzen, Angst, aggressiv zu sein, und die Angst vor Zurückweisungen durch die Schulkameraden, beklopft.

Uns fiel dann auch ein, dass dieses Panaritium genau zu dem Zeitpunkt auftrat, nachdem unser Sohn von einem guten Freund sehr mies behandelt worden war.

Und was soll ich sagen: *Man konnte förmlich zusehen, wie das Panaritium verschwand. Nach wenigen Tagen war nichts mehr davon zu sehen.*

Wir staunten selbst nicht schlecht. Das hatten wir so prompt dann doch nicht erwartet.
Aber ganz offensichtlich war das Panaritium der körperliche Ausdruck eines emotionalen Dilemmas, und mit dem Verschwinden dieser Gefühls-Aufregung konnte auch der körperliche Ausdruck hiervon, nämlich das Panaritium, verschwinden, weil es überflüssig geworden war.

Behandlungsablauf

Einstimmen auf das Thema:

Entzündung am Nagelbett

Thymusklopfen:

„Ich liebe, glaube, vertraue, ich bin dankbar und mutig."

Vorbereitungssätze:

1. „Obwohl ich an dieser Entzündung leide, liebe und akzeptiere ich mich so, wie ich bin."

2. „Obwohl ich es nicht verdient habe, ohne Entzündung zu sein, liebe und akzeptiere ich mich so, wie ich bin."

Behandlungssatz:

„Mein Leiden an der Entzündung, mein ..."

Verankern: Handrücken-Serie

Einstimmen auf das Thema:

Angst davor, mich durchzusetzen

Thymusklopfen:

„Ich liebe, glaube, vertraue, ich bin dankbar und mutig."

Vorbereitungssätze:

1. „Obwohl ich immer Angst davor habe, mich durchzusetzen, liebe und akzeptiere ich mich so, wie ich bin."

2. „Obwohl ich es nicht verdient habe, mich durchzusetzen, liebe und akzeptiere ich mich so, wie ich bin."

Behandlungssatz:

„Meine Angst, mich durchzusetzen, meine ..."

Verankern: Handrücken-Serie

Einstimmen auf das Thema:

Angst davor, aggressiv zu sein

Thymusklopfen:

„Ich liebe, glaube, vertraue, ich bin dankbar und mutig."

Vorbereitungssätze:

1. „Obwohl ich Angst davor habe, aggressiv zu sein, liebe und akzeptiere ich mich so, wie ich bin."

2. „Obwohl ich es nicht verdient habe, ohne Angst vor Aggression zu sein, liebe und akzeptiere ich mich so, wie ich bin."

Behandlungssatz:

„Meine Angst, aggressiv zu sein, meine ..."

Verankern: Handrücken-Serie

Einstimmen auf das Thema:

Angst vor Zurückweisung

Thymusklopfen:

„Ich liebe, glaube, vertraue, ich bin dankbar und mutig."

Vorbereitungssätze:

1. „Obwohl ich Angst vor Zurückweisung durch meine Schulkameraden habe, liebe und akzeptiere ich mich so, wie ich bin."

2. „Obwohl ich es nicht verdient habe, ohne Angst vor Zurückweisung durch meine Schulkameraden zu sein, liebe und akzeptiere ich mich so, wie ich bin."

Behandlungssatz:

„Meine Angst vor der Zurückweisung durch meine Schulkameraden, meine ..."

Verankern: Handrücken-Serie

Wechseljahrsbeschwerden

Monika B. suchte bei mir Rat wegen ihrer Wechseljahrsbeschwerden, da sie wusste, dass ich früher als Heilpraktikerin tätig war.
Seit sechs Jahren verwendete sie Hormonpflaster, die sie von ihrem Frauenarzt verschrieben bekommen hatte. Nun aber fühlte sie sich mit diesen Hormongaben nicht mehr wohl und wollte sie am liebsten absetzen. Allerdings fürchtete sie, dass die Symptomatik wieder auftreten würde, wegen der sie die Hormontherapie begonnen hatte. Ich erläuterte Frau B. meine Sicht ihres Problems von der Homöopathie her und erklärte ihr, was gerade in ihrem Körper vor sich ging. Dabei unterstützte ich ihren Impuls, dass sie auf die Hormone verzichten wollte.

Meiner Meinung nach ist darin ein Hinweis zu sehen, dass ihr Körper erkannte, dass er ohne den Eingriff in den Hormonhaushalt auskommen wollte.

Eine solche Regung ist immer ein Zeichen dafür, dass der Körper genesen will und sich selbst regenerieren möchte. Das eigene Unterbewusstsein hat hier Frau S. dazu geraten, wieder zu einer natürlichen Art zu leben zurückzufinden.

Wie zu erwarten war, reagierte der Körper von Monika B. sehr heftig auf den Entzug. Frau B. konnte die Beschwerden, die nun massiv auftraten, kaum aushalten.

Statt Frau B. zu raten, sich wieder mit Medikamenten zu versorgen, unterstützte ich sie darin, sich selbst zu helfen. Schließlich hatte sie die beiden ***M.E.T.***-Kurse bei meinem Mann und mir besucht und war nach meinem Dafürhalten durchaus in der Lage, energetische Psychologie zur Lösung ihres Problems nun gezielt anzuwenden. Dazu empfahl ich ihr sämtliche Aspekte, wie zum Beispiel ziehende Unterleibsschmerzen im linken Eierstock, Rückenschmerzen, Herzrasen, aber auch die Angst vor sämtlichen Wechseljahrsbeschwerden zu beklopfen. Monika B. sah mich etwas zweifelnd an, da sie bislang ***M.E.T.*** bevorzugt bei psychischen Problemen, weniger bei körperlichen Beschwerden angewandt hatte. Sie versprach mir dennoch, den Versuch zu wagen.

Der folgende Bericht erreichte mich am nächsten Tag:
Liebe Regina, ich kann es noch gar nicht glauben. Mir geht es wieder gut. Nachdem wir miteinander gesprochen hatten, habe ich sofort begonnen, alle Aspekte, die mir wegen des Absetzens von Östrogen und Progesteron und der körperlichen Folgen einfielen, zu beklopfen. Es war ein bisschen Arbeit und kostete auch mehr Zeit, als ich üblicherweise täglich für ***M.E.T.*** *verwende.*

Schon um zehn Uhr abends fühlte ich mich erheblich besser. Das Ziehen am linken Eierstock und in der Gebärmutter und die unteren Rückenschmerzen hatten nachgelassen, waren aber noch nicht weg. Bis gestern habe ich mich dreimal beklopft, immer auf die Aspekte, die im Vordergrund meines Befindens standen. Und ab heute fühle ich mich wieder richtig gut. Ganz normal eben.
Es war gut, mit dir noch einmal gesprochen zu haben. Denn ich war ja sehr in Sorge und habe ernsthaft darüber nachgedacht, wieder zum Arzt zu gehen, so schlecht ging es mir. Ich konnte die Tage zuvor ja nur mit Mühe überstehen.
Nun bin ich von dem Erfolg meines vergleichsweise kleinen Einsatzes völlig überrascht und finde es sehr traurig, dass ich niemandem so richtig über die Methode dieser schnellen Genesung berichten kann. Deshalb diese Zeilen an dich.
Ich grüße dich und Rainer sehr herzlich
Gisela S.

Behandlungsablauf

Einstimmen auf das Thema:
Unterleibsprobleme
Thymusklopfen:
„Ich liebe, glaube, vertraue, ich bin dankbar und mutig."
Vorbereitungssätze:
1. „Obwohl ich so ziehende Unterleibsschmerzen habe, liebe und akzeptiere ich mich so, wie ich bin."
2. „Obwohl ich es nicht verdient habe, ohne Unterleibsprobleme zu sein, liebe und akzeptiere ich mich so, wie ich bin."
Behandlungssatz:
„Meine ziehenden Unterleibsschmerzen, meine ..."
Verankern: Handrücken-Serie

Einstimmen auf das Thema:
Schmerzen im linken Eierstock
Thymusklopfen:
„Ich liebe, glaube, vertraue, ich bin dankbar und mutig."
Vorbereitungssätze:
1. „Obwohl mir der linke Eierstock Schmerzen bereitet, liebe und akzeptiere ich mich so, wie ich bin."
2. „Obwohl ich es nicht verdient habe, ohne Schmerzen im linken Eierstock zu sein, liebe und akzeptiere ich mich so, wie ich bin.

Behandlungssatz:

„Meine Schmerzen im linken Eierstock, meine ...“

Verankern: Handrücken-Serie

Einstimmen auf das Thema:

Rückenschmerzen

Thymusklopfen:

„Ich liebe, glaube, vertraue, ich bin dankbar und mutig.“

Vorbereitungssätze:

1. „Obwohl ich an Rückenschmerzen leide, liebe und akzeptiere ich mich so, wie ich bin.“

2. „Obwohl ich es nicht verdient habe, ohne Rückenschmerzen zu sein, liebe und akzeptiere ich mich so, wie ich bin.“

Behandlungssatz:

„Meine Rückenschmerzen, unter denen ich leide, meine ...“

Verankern: Handrücken-Serie

Einstimmen auf das Thema:

Herzrasen

Thymusklopfen:

„Ich liebe, glaube, vertraue, ich bin dankbar und mutig.“

Vorbereitungssätze:

1. „Obwohl mich das Herzrasen ängstigt, liebe und akzeptiere ich mich so, wie ich bin.“

2. „Obwohl ich es nicht verdient habe, nicht durch das Herzrasen geängstigt zu sein, liebe und akzeptiere ich mich so, wie ich bin.“

Behandlungssatz:

„Mein Herzrasen, das mich ängstigt, mein ...“

Verankern: Handrücken-Serie

Zielstrebiges Handeln
mit ungeplantem Ausgang

Unsere Sohn Ramon konnte momentan keine Angst finden. Bei ihm stand ein anderes Thema im Vordergrund.

Er hatte auf unsere Anregung hin angefangen, Basketball zu spielen. Dazu aber hatte er absolut keine Lust mehr. Auf Rainers Anweisungen hin beklopfte er seine Thymusdrüse, rieb dann seinen Punkt über der linken Brust und sprach dabei den Satz:

„Obwohl ich keine Lust habe, Basketball zu spielen, liebe und akzeptiere ich mich so, wie ich bin."

Dann trat mein Mann in Aktion, klopfte dieselben Punkte wie bei Samira, und Ramon wiederholte dabei ständig den Satz: „Keine Lust auf Basketball."

Nach dem Beklopfen des Handrücken-Punktes (HR) mit den damit verbundenen Augenbewegungen und dem Summen und Zählen war doch tatsächlich die Unlust weg.

Das Resultat seiner Behandlung war jedoch nicht, dass er danach plötzlich Lust auf Basketball bekam. Vielmehr folgte er seinem Impuls und trat aus dem Verein aus.

Auch das kann bei ***Meridian-Energie-Techniken*** passieren, dass nämlich unsere eigenen Wünsche und Bedürfnisse mehr in den Vordergrund treten und wir den Mut haben, uns nach ihnen zu richten.

Behandlungsablauf

Einstimmen auf das Thema:
Unlust, Basketball zu spielen

Thymusklopfen:
„Ich liebe, glaube, vertraue, ich bin dankbar und mutig."

Vorbereitungssätze:
1. „Obwohl ich keine Lust habe, Basketball zu spielen, liebe und akzeptiere ich mich so, wie ich bin."
2. „Obwohl ich es nicht verdient habe, Lust auf Basketball zu haben, liebe und akzeptiere ich mich so, wie ich bin."

Behandlungssatz:
„Meine Unlust Basketball zu spielen, meine ..."

Verankern: Handrücken-Serie

Meine Angst, das Studium nicht zu schaffen, wich freudiger Zuversicht

Gerade hatte ich ein Studium der Wirtschaftswissenschaften angefangen. Das war in Anbetracht meiner Situation – berufstätig, Hausfrau, Mutter, Ehefrau – nicht ganz einfach. Da mir so rasch keine andere Angst einfiel, wählte ich dieses für mich vordergründige Thema. Ich erlebte dasselbe wie meine Kinder – Thymusdrüse beklopfen, Punkt über der Brust reiben, Satz wiederholen:

> ***„Obwohl ich Angst habe, mein Studium nicht zu schaffen, liebe und akzeptiere ich mich so, wie ich bin."***

Dann der Satz:

> ***„Meine Angst, das Studium nicht zu schaffen",***

während mein Mann auf mir herumklopfte.

Ich fand das alles eher komisch, besonders als er über und unter der Lippe klopfte, weil ich dabei gar nicht richtig sprechen konnte.

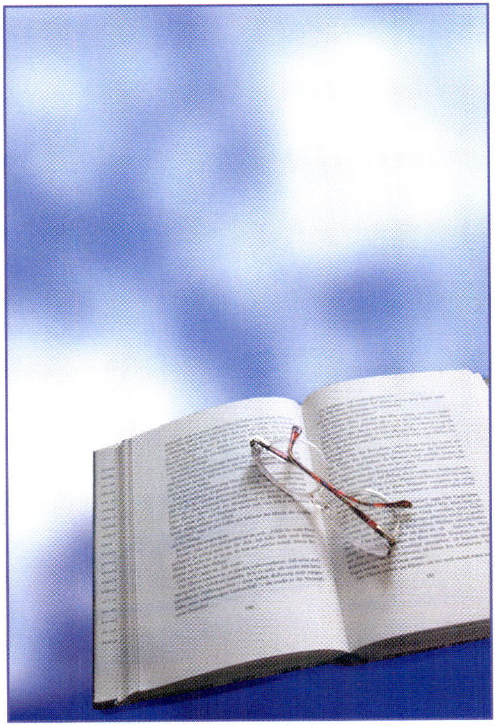

Dann folgte das Klopfen auf dem Handrückenpunkt, wobei ich die Augenbewegungen machen musste sowie auch summen, zählen und summen. Auf Nachfrage meines Mannes, bei welchem Messwert ich denn jetzt auf der Skala sei, konnte ich die Angst nicht mehr so richtig bezeichnen. Es war jetzt eher eine Haltung übrig geblieben wie: „Ich tue, was ich tun kann, und wenn es nicht klappt, ist das auch kein Beinbruch."

Jedenfalls fühlte ich nach der Behandlung eine tiefe Ruhe und Entspannung, was für mich in dieser Ausprägung sehr ungewöhnlich ist. Normalerweise habe ich immer etwas zu tun und kann kaum stillsitzen, obwohl ich das gerne täte.

Ich hatte jetzt nach dem Erlebnis aber das ganz große Bedürfnis, mich auf unsere Hollywood-schaukel zu legen, was ich auch tat, und dort blieb ich den halben Tag liegen und wollte überhaupt nicht mehr aufstehen.

Kein Stress, kein „Das-und-das-muss-noch-gemacht-Werden".

Das hat bis heute positive Nachwirkungen. Wenn wir früher z.B. Gäste eingeladen hatten, war ich den ganzen Tag über in Hektik, um das Abendessen vorzubereiten, den Tisch zu decken, alles zu dekorieren. Jetzt aber kann ich all diese Dinge viel ruhiger in Angriff nehmen.

Es ist für mich nun kein Stress mehr, Gäste zu haben. Es ist jetzt wahrhaftig eine Freude, das Essen zuzubereiten, ich kann das alles gelassener angehen.

Und das tut gut.

Mein Mann staunt nicht schlecht über seine veränderte Ehefrau. Das hatte tatsächlich bereits die erste Behandlung mit den ***Meridian-Energie-Techniken*** bewirkt.

Behandlungsablauf

Einstimmen auf das Thema:

Angst vor Versagen beim Studium

Thymusklopfen:

„Ich liebe, glaube, vertraue, ich bin dankbar und mutig."

Vorbereitungssätze:

1, „Obwohl ich Angst davor habe, mein Studium nicht zu schaffen, liebe und akzeptiere ich mich so, wie ich bin."

2. „Obwohl ich es nicht verdient habe, ohne Angst davor zu sein, mein Studium nicht zu schaffen, liebe und akzeptiere ich mich so, wie ich bin."

Behandlungssatz:

„Meine Angst, das Studium nicht zu schaffen, meine ..."

Verankern: Handrücken-Serie

Vor lauter Begeisterung über die Erfolge, die wir in der Familie erreicht haben, und die mein Mann in seiner Praxis verzeichnen kann, habe auch ich zwischenzeitlich eine Ausbildung zur M.E.T.-Therapeutin absolviert. In meiner Naturheilpraxis behandele ich meine Patienten bevorzugt mit dieser Methode. Ganz besonders glücklich bin ich darüber, dass ich mein Wissen in Selbsthilfe-Seminaren weitergeben kann.

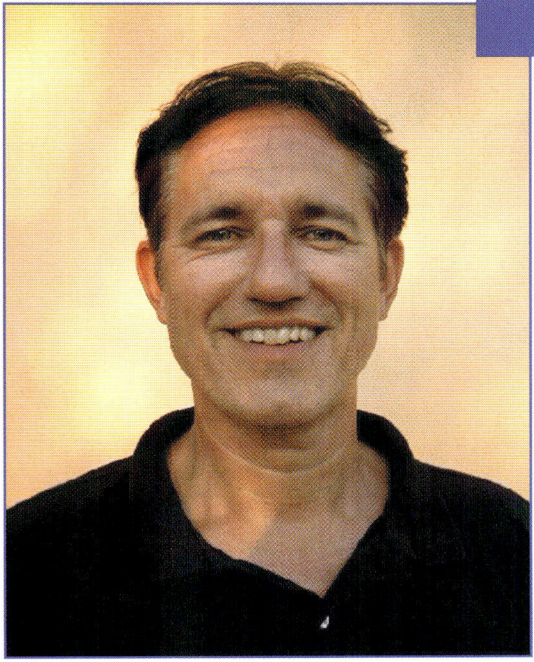

Dr. Michael Kosak

Facharzt für Allgemeinmedizin und Psychotherapeutische Medizin, Lüneburg

Fallbeispiele

aus der ärztlichen Praxis

Die Meridian-Energie-Techniken
sind eine therapeutische Bereicherung in meiner Praxis

Seit 1995 verbindet mich mit Rainer Franke eine Freundschaft, die sich auch auf unsere Familien erstreckt.
So ergab es sich bisher, dass wir ihn zwei- bis dreimal jährlich auf Mallorca besuchen, oder aber er plant einen Abstecher zu mir mit ein, wenn er in Hamburg praktiziert und dort auch als psychologischer Gerichtsgutachter tätig ist.
Es liegt nahe, dass wir bei unseren Gesprächen immer wieder bei der Psychologie und möglichen Therapien landen. Schließlich betrachten wir unsere Berufe nicht als bloße Pflichterfüllung.
So war ich auch einer der Ersten, der von dieser neuen Methode erfuhr, die meinen Freund so begeistert.
Ich gebe zu, dass es erst einmal die pure Höflichkeit war, die mein Interesse an den ***Meridian-Energie-Techniken*** bestimmten. Schließlich betreibe ich in Lüneburg eine sehr erfolgreiche Praxis, die randvoll ist mit Patienten.
Aber da ich weiß, dass Rainer Franke ein logisch denkender Mensch ist, der mit beiden Beinen auf der Erde steht, hörte ich bei den Berichten über die Wirkung der ***Meridian-Energie-Techniken*** doch schon etwas genauer hin.

Bei einem Besuch in Mallorca ließ ich mich dann auch von meinem Gastgeber bereitwillig beklopfen. Eigentlich habe ich ihm gar kein richtiges Thema in Bezug auf Ängste und Blockaden nennen können. Aber ich arbeite eindeutig viel zu viel. Entsprechend ausgebrannt fühle ich mich gelegentlich. Also arbeiteten wir an meiner Erschöpfung.
Ich fühlte erst einmal – nichts.
Außer, dass ich plötzlich ein großes Ruhebedürfnis hatte. Ich packte mich also nach der Behandlung auf die Hollywoodschaukel in Familie Frankes Garten und entspannte total.

Ich konnte tatsächlich gänzlich los-lassen und hatte das Gefühl, in einem seeligen Schwebezustand zu sein. Sollte das tatsächlich mit der Klopferei zusammenhängen?

Als mich Rainer Franke zu einem späteren Zeitpunkt fragte, ob er nicht von Zeit zu Zeit in Lüneburg in meiner Praxis Angstpatienten behandeln dürfe, stimmte ich zu. Dazu wollte ich ihm geeignete Patienten zuführen. Besonders auch deshalb, weil mein eigenes Terminbuch kaum noch weitere Leistungen meinerseits zuließ.
Allerdings machte ich meine Zusage mehr aus freundschaftlicher Verbundenheit, weniger aus Überzeugtheit von der Methode.

Interessant und auch erstaunlich aber fand ich dann doch die ersten Rückmeldungen meiner Patienten, die Rainer Franke mit den ***M.E.T.*** behandelt hatte. Besonders dann, wenn es sich um Aussagen von Patienten handelte, die ich schon jahrelang kannte.
Hinzu kamen weitere begeisterte Berichte von meinem Freund selbst, der seine eigene psychologische Praxis ganz umgestellt hatte auf diese energetische Behandlung.
Es imponierte mir schon, dass ein Mann, nahe den 50 Jahren, einen derartigen Pioniergeist entwickelte und sich einließ auf dieses Thema, das ihn, seine Patienten und nach und nach auch immer mehr Kollegen so total überzeugte.

Es lag also nahe, dass ich mich mit diesen ***Meridian-Energie-Techniken*** nun etwas näher befasste. Ich wollte es, ehrlich gesagt, jetzt genauer wissen.
Eine meiner Patientinnen, Frau P., hatte mir gegenüber mal erwähnt, dass sie unter entsetzlicher Höhenangst litte. An ihr wollte ich ausprobieren, ob die Behandlung mit den ***Meridian-Energie-Techniken*** tatsächlich das hielt, was sie versprach.
Meine Überraschung war groß. Es klappte wirklich hervorragend. Ja, ich gebe es zu.
Diese Erfahrung machte mich nun doch recht nachdenklich.
(Das Ergebnis dieses Experiments schildere ich im Fallbeispiel „Unüberwindbare Höhenangst", siehe Seite 164.)
Erst einmal aber schrieb ich diesen Spontan-Erfolg dem Zufall zu. Aber, das muss ich zugeben, mein Interesse war geweckt.

Ich begann damit, die ***Meridian-Energie-Techniken*** immer dann in meine Therapiekonzepte einzubauen, wenn es mir geboten schien. Besonders, wenn phobische Störungen eine Rolle spielten, speziell auch, wenn Patienten Angst vor Menschenansammlungen, vor dem Bus- oder Liftfahren hatten oder wenn Sprechangst vorlag.

Die Heilerfolge, die ich dabei mithilfe der ***Meridian-Energie-Techniken*** erzielte, sprachen für sich.

Weitere positive Ergebnisse ließen mich immer mutiger werden, weiter vordringen in diese Materie, um neue Möglichkeiten zu erforschen.
Das Ganze machte mich ausgesprochen experimentierfreudig.
Auf diese Weise kann ich jetzt meine Behandlungskonzepte lebendiger und viel abwechslungsreicher gestalten.

Zunächst einmal hatte ich die Methode der ***Meridian-Energie-Techniken*** ausschließlich bei psychischen Problemen angewandt.
Mich, der ich ja auch Allgemeinmediziner bin, interessierte nun auch, wie ***M.E.T.*** auf der körperlichen Ebene wirken könnte. Erzählungen darüber hatte ich bislang eher etwas ungläubig zur Kenntnis genommen.

Oder wollte ich mir eher beweisen, dass es doch Grenzen gibt?
Klopfen auf Meridianpunkte im Fall von physischen Schmerzen? Das klang eigentlich nicht wirklich glaubwürdig.
Also probierte ich es aus. Schließlich konnte ich Patienten damit keinen Schaden zufügen.
Na ja, wie das so ist, wenn man durch die eigene Praxis überzeugt wird: Heute gehört diese Technik bei vielen Krankheitsbildern längst zu meinem Therapieprogramm.
Die ***Meridian-Energie-Techniken*** hatten auch hier glanzvoll bestanden.

Ich habe mit *M.E.T.* erstaunlich oft bei vielen chronischen Krankheiten, sogar bei jahrelang quälender Migräne Heilung erzielen können.

Oder auch bei Allergien und Neurodermitis ist Heilung oder deutliche Linderung erreicht worden. Einige Patienten mit motorischen Einschränkungen konnten wieder eine erstaunliche Bewegungsfreiheit erreichen.

Es macht mir zwischenzeitlich einen Heidenspaß herauszufinden, wie Patienten auf diese ungewohnte Methode reagieren und dass sie oftmals in Minutenschnelle eine Besserung ihrer Leiden erfahren.
Von solchen schnellen Erfolgen bin ich dann selbst überrascht.
Wohlgemerkt: Ich will nicht den Anschein erwecken, hier handele es sich um Spontanheilungen, die an Wunder grenzen.

Aber: Wenn Blockaden gleich beseitigt werden können, die den Energiefluss in den Meridianen behinderten, kann es zu einem plötzlichen Verschwinden des Problems kommen. Das leuchtet ein.
Viele Beschwerden aber benötigen durchaus mehrere Behandlungstermine.

Und – es kommt auch immer wieder mal zu Rückfällen.
Nach meiner Einschätzung ist die Hauptursache dafür, dass die Menschen zum Teil sehr belastet mit ***Toxinen*** sind. Umweltgifte und Genussgifte stören die vitalen Abläufe im Regelkreis Körper sehr und sorgen für eben genau die Unterbrechungen im Energiesystem, durch die Krankheiten erst entstehen.
Man muss sich das mal so vorstellen wie ein eingerenktes Gelenk, das immer wieder herausspringt, wenn die Muskelhalterung nicht stabilisiert wird.

Wer sich und seinen Körper immer wieder schwächt mit giftigen Belastungen, statt ihn zu stärken, wird immer Rückfälle erleben.
Ich halte deshalb meine Patienten dazu an, selbst mitzuwirken an ihrer Gesundung.

Wer bereit ist, seine Meridianpunkte täglich nur wenige Minuten selbst zu beklopfen, kann im Laufe der Zeit zu ungeahntem Selbstbewusstsein, großer Selbstliebe, mehr Gelassenheit und stabiler körperlicher Gesundheit kommen.

Dazu zeige ich den interessierten Patienten einige Griffe, die sie selbst daheim ausführen können. Und – ich rate ihnen, einmal ein Selbsthilfe-Seminar zu besuchen.
Mit der Anwendung der ***Meridian-Energie-Techniken*** hat jeder die Möglichkeit, mehr körperliche und seelische Gesundheit in sein Leben und das seiner Familie zu bringen.

Ich wage es manchmal kaum, meinen Damen und Herren Berufskollegen von den ***Meridian-Energie-Techniken*** zu berichten.
Denke ich an meine eigenen ersten skeptischen Reaktionen, so kann ich sogar niemandem verübeln, wenn er sich erst einmal lustig macht über diese „Außenseitermethode".

Ich aber bin heilfroh, dass ich *M.E.T.* kennen gelernt habe und den Mut hatte, sie anzuwenden.
Diese Techniken sind für jeden Arzt, jeden Therapeuten eine große Bereicherung und erweitern sein Behandlungsspektrum enorm.

Unüberwindbare
Höhenangst

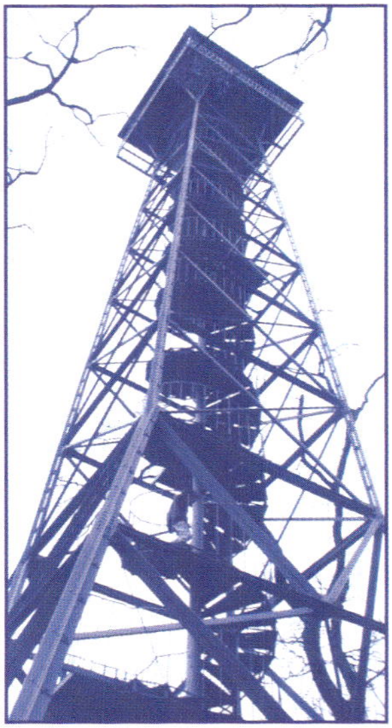

Nachdem ich brav meine Angst-Patienten zur Behandlung an Rainer Franke weitergegeben hatte, konnte ich ja nun beobachten, wie erfolgreich er mit der Anwendung der ***Meridian-Energie-Techniken*** war.
Insbesondere habe ich ihm die Patienten zugeführt, von denen ich wusste, dass sie ein Angst-Syndrom hatten. Bei ihnen trat beispielsweise Panik auf, wenn sie sich einer Menschenansammlung gegenüber sahen, wenn sie im Bus oder im Lift fahren sollten oder einen Marktplatz überqueren mussten.
Alle diese Fälle wurden sehr erfolgreich mit ***M.E.T.*** behandelt. Die Patienten hatten ihre Angst vollständig verloren.

Nun war mein Interesse groß genug, dass ich mir vornahm, selbst eine Behandlung zu versuchen. Es kam also ganz gelegen, dass mir eine Patientin beiläufig erzählte, sie litte unter unüberwindlicher Höhenangst.
Regelmäßig besuchte sie ihren Bruder, der in Toronto lebte. Es war für meine Patientin ja schon eine Überwindung, die langen Flüge in Kauf zu nehmen. Leider aber wohnte ihr Bruder in einem riesigen Häuserblock in der obersten Etage.
Alleine die Idee, mit dem Lift so weit nach oben zu fahren, bedeutete für Frau F. schon eine riesige Überwindung. Schaute sie dann aus dem Fenster, geriet sie regelrecht in Panik. Der Aufforderung, einmal von der Dachterrasse aus den Blick auf das herrliche Panorama zu richten, konnte sie natürlich nicht nachkommen. Sie hatte bei dem bloßen Gedanken daran Angst, ohnmächtig zu werden.

Ich schlug Frau S. vor, mithilfe einer neuen Methode diese Angst zu behandeln. Trotz ihrer Skepsis willigte sie schließlich ein.

So beklopfte ich ihre Angst mit einem ***M.E.T.***-Durchgang in meiner Praxis. Dann gingen wir beide zu Fuß zu dem nahe gelegenen Wasserturm, auf dessen Aussichts-Plattform man steigen konnte. Frau S. schaute mit vor Angst geweiteten Augen nach oben. In einem Winkel des Vorraums beklopfte ich noch einmal ihre Angst.

Dann machten wir uns an den Aufstieg. Der Wasserturm ist 70 m hoch und durch eine enge Wendeltreppe zu besteigen. An den Seiten sind Eisengestänge, durch die man in die Tiefe blicken kann.
Die ersten Windungen nahm Frau S. mit Bravour. Dann jedoch verließ sie der Mut. Also legten wir eine Pause ein, ließen Passanten an uns vorbei und klopften einen weiteren Durchgang.

Danach hatte Frau S. wieder Mut gefasst und wir konnten tatsächlich ganz oben ankommen. Erstaunlich gelassen blickte Frau S. in die Tiefe.

Ihr Angstlevel, den sie vorher mit 10 bezeichnet hatte, war nun tatsächlich auf 3 gesunken.

Frau S. verabschiedete sich von mir und versprach, mich in den nächsten Tagen anzurufen.
Bei diesem Telefonat erzählte sie mir, dass ihr Mann auf ihren Bericht hin gesagt hätte: „Na ja, wenn du mit Doktor Kosak zusammen die Besteigung vorgenommen hast, ist es kein Wunder, dass du keine Angst hattest."
Daraufhin hatte Frau S. ihrem Mann vorgeschlagen, mit ihm zusammen noch einmal den Wasserturm zu erklimmen. Auch diesmal konnte Frau S. ohne Schwindelgefühle oder Panikattacken in die Tiefe schauen.

Ich weiß nicht, wer über den Erfolg glücklicher war. Meine Patientin oder ich, nach meiner ersten Behandlung mit den ***Meridian-Energie-Techniken***.

Behandlungsablauf

Einstimmen auf das Thema:
Höhenangst
Thymusklopfen:
„Ich liebe, glaube, vertraue, ich bin dankbar und mutig."
Vorbereitungssätze:
1. „Obwohl ich diese Höhenangst habe, liebe und akzeptiere ich mich so, wie ich bin."
2. „Obwohl ich es nicht verdient habe, ohne Höhenangst zu sein, liebe und akzeptiere ich mich so, wie ich bin."
Behandlungssatz:
„Meine Höhenangst, meine ..."
Verankern: Handrücken-Serie

Einstimmen auf das Thema:
Angst, in die Tiefe zu blicken
Thymusklopfen:
„Ich liebe, glaube, vertraue, ich bin dankbar und mutig."
Vorbereitungssätze:
1. „Obwohl ich diese Angst habe, in die Tiefe zu blicken, liebe und akzeptiere ich mich so, wie ich bin."
2. „Obwohl ich es nicht verdient habe, ohne Angst in die Tiefe zu blicken, liebe und akzeptiere ich mich so, wie ich bin."
Behandlungssatz:
„Meine Angst, in die Tiefe zu blicken, meine ..."
Verankern: Handrücken-Serie

Einstimmen auf das Thema:
Angst herunterzustürzen
Thymusklopfen:
„Ich liebe, glaube, vertraue, ich bin dankbar und mutig."
Vorbereitungssätze:
1. „Obwohl ich diese Angst habe herunterzustürzen, liebe und akzeptiere ich mich so, wie ich bin."
2. „Obwohl ich es nicht verdient habe, ohne Angst vor dem Herunterstürzen zu sein, liebe und akzeptiere ich mich so, wie ich bin."
Behandlungssatz:
„Meine Angst herunterzustürzen, meine ..."
Verankern: Handrücken-Serie

Einstimmen auf das Thema:
Angst, das Gleichgewicht zu verlieren
Thymusklopfen:
„Ich liebe, glaube, vertraue, ich bin dankbar und mutig."
Vorbereitungssätze:
1. „Obwohl ich Angst habe, mein Gleichgewicht zu verlieren, liebe und akzeptiere ich mich so, wie ich bin."
2. „Obwohl ich es nicht verdient habe, ohne Angst um mein Gleichgewicht zu sein, liebe und akzeptiere ich mich so, wie ich bin."

Behandlungssatz:

„Meine Angst, mein Gleichgewicht zu verlieren, meine ...“

Verankern: Handrücken-Serie

Einstimmen auf das Thema:

Schwindel

Thymusklopfen:

„Ich liebe, glaube, vertraue, ich bin dankbar und mutig.“

Vorbereitungssätze:

1. *„Obwohl ich Angst davor habe, dass mir in der Höhe schwindlig wird, liebe und akzeptiere ich mich so, wie ich bin.“*
2. *„Obwohl ich es nicht verdient habe, ohne Angst vor Schwindel in der Höhe zu sein, liebe und akzeptiere ich mich so, wie ich bin.“*

Behandlungssatz:

„Meine Angst vor Schwindel in der Höhe, meine ...“

Verankern: Handrücken-Serie

Schmerzhafter ständiger Harndrang

Mein Patient Herr T. war ein 54-jähriger Postbeamter. Es ging ihm seelisch sehr schlecht. Aus diesem Grunde wandte er sich letzten Oktober erstmalig an mich.
Sein Hausarzt und auch der Urologe hatten keinen medizinischen Rat mehr für ihn.

Außerdem konnte der Patient seinen Beruf als Briefzusteller nicht mehr ausüben, weil er unter ständigem Harndrang litt. Das machte ihm sehr zu schaffen, da er seinen Beruf immer sehr geliebt hatte. Besonders der Umgang mit den Briefkunden fehlte ihm. Stattdessen musste er sich in den Innendienst versetzen lassen. Er konnte und mochte sich nicht vorstellen, dass er an diesem Platz bis zu seiner Pensionierung aushalten müsse.
Zur Vorgeschichte: Herr T. litt seit vielen Jahren unter einem Reizdarm-Syndrom mit chronischen Blähungen. Im Mai 2002 führte ein blutendes Zwölffingerdarm-Geschwür zur Notaufnahme ins Städtische Klinikum. Einige Wochen nach der Entlassung erkrankte Herr T. an einer Entzündung der Prostata und bemerkte Blut im Sperma. Es lässt sich denken, dass Herr T. und auch seine Frau in hellster Aufregung waren. Nach einer ausführlichen Behandlung aber konnte sich die akute Entzündung zurückbilden und ausheilen.
Was zurückblieb, war ein schmerzhafter ständiger Harndrang.

Herr T. versuchte nun, mithilfe des häufigen Wasserlassens zu vermeiden, dass es zu peinlichen Zwischenfällen kam. Da auch eine medikamentöse Behandlung mit speziellen Kapseln fehlschlug, war mein Patient der Verzweiflung nahe. Dies, zumal es durch die Medikation zu unerwünschten Nebenwirkungen und Wechselwirkungen mit einem anderen Medikament kam, das jedoch wegen des Reizdarm-Syndroms nicht abgesetzt werden konnte.
Im November 2002 begannen in meiner Praxis die Behandlungen mit den ***Meridian-Energie-Techniken***, die auch bis heute noch fortgesetzt werden.
Dadurch konnte der Harndrang vollständig beseitigt werden. Der Patient hat an dieser Heilung aktiv mitgewirkt. Dafür hat er täglich zwei- bis dreimal die Schlüsselbein-Atmung *(siehe Seite 64)* durchgeführt, die er bei mir erlernte. Auch die Beschwerden des Reizdarm-Syndroms sind fast vollständig verschwunden.

Längere Arbeitsunfähigkeitszeiten, wie sie im vorhergehenden Jahr unvermeidbar waren, gab es im Jahr 2003 nicht.
Herr T. will nun bei seinen Vorgesetzten den Antrag stellen, wieder in den Außendienst versetzt zu werden.

Behandlungsablauf

Einstimmen auf das Thema:
Schmerzhafter Harndrang
Thymusklopfen:
„Ich liebe, glaube, vertraue, ich bin dankbar und mutig."
Vorbereitungssätze:
1. „Obwohl ich ständig diesen schmerzhaften Harndrang habe, liebe und akzeptiere ich mich so, wie ich bin."
2. „Obwohl ich es nicht verdient habe, ohne diesen schmerzhaften Harndrang zu sein, liebe und akzeptiere ich mich so, wie ich bin."
Behandlungssatz:
„Mein ständiger schmerzhafter Harndrang, mein ..."
Verankern: Handrücken-Serie

Einstimmen auf das Thema:
Reizdarm
Thymusklopfen:
„Ich liebe, glaube, vertraue, ich bin dankbar und mutig."
Vorbereitungssätze:
1. „Obwohl ich an diesem Reizdarm-Syndrom leide, liebe und akzeptiere ich mich so, wie ich bin."
2. „Obwohl ich es nicht verdient habe, ohne diesen Reizdarm zu sein, liebe und akzeptiere ich mich so, wie ich bin."
Behandlungssatz:
„Mein Leiden am Reizdarm-Syndrom, mein ..."
Verankern: Handrücken-Serie

Einstimmen auf das Thema:
Blähungen
Thymusklopfen:
„Ich liebe, glaube, vertraue, ich bin dankbar und mutig."
Vorbereitungssätze:
1. „Obwohl ich immer wieder an diesen Blähungen leide, liebe und akzeptiere ich mich so, wie ich bin."
2. „Obwohl ich es nicht verdient habe, ohne Blähungen zu sein, liebe und akzeptiere ich mich so, wie ich bin."
Behandlungssatz:
„Mein Leiden an Blähungen, mein ..."
Verankern: Handrücken-Serie

Chronische Schmerzen nach
Herpes zoster (Gürtelrose)

Eigentlich war mein Patient Herr L., Beamter, 49 Jahre alt, schon seit zwei Jahren wegen seiner Depressionen bei mir in Behandlung.
Im März 2003 aber berichtete mir der Patient erstmalig in einem Nebensatz, dass er vor gut fünf Jahren eine Gürtelrose um den Bauch gehabt habe und er bis heute regelmäßig unter heftigen Schmerzen in der linken Flanke leide.

Immer wieder bin ich erstaunt darüber, dass ich oftmals nur durch Zufall von solchen Beschwerden bei meinen Patienten erfahre. Dies, trotz einer sorgfältigen Befragung. Der Grund dafür mag darin zu finden sein, dass Betroffene sich gar nicht vorstellen können, dass ihre Beschwerden mit dem aktuellen Krankheitsbild in irgendeinem Zusammenhang stehen könnten. So ist es denn oftmals reiner Zufall, wenn dennoch die Sprache auf ganz andere Krankheiten kommt, als die, deren Behandlung im Moment im Vordergrund steht.

Auf meine Bitte hin schilderte mir Herr L. nun die Art seiner Schmerzen. Er sagte mir, dass diese regelmäßig auftreten würden, obwohl die Gürtelrose selbst längst verschwunden war. Die Schmerzen strahlten von der Leiste her bis in den Bauch hinein. Er würde das als eine Art schmerzhaftes Schubbern, als juckenden Schmerz empfinden.
Ich schlug Herrn L. vor, eine Linderung mithilfe der neuen ***Meridian-Energie-Techniken*** zu erwirken. Trotz seiner erheblichen Zweifel willigte er schließlich mit dem Kommentar ein: „Na gut, dann versuchen Sie halt ihr Glück!“
Für die Einschätzung seines Schmerzpegels gab er vor dem ersten Behandlungsdurchgang auf der Skala 8 bis 9 an.
Nach drei Durchgängen ging der Wert bereits auf 5 herunter.

Mein Patient staunte nicht schlecht. So verließ er denn in einem heiteren Gemütszustand meine Praxis.

Vier Wochen später, in der Zwischenzeit hatten wir auch telefonisch keinen Kontakt, erschien Herr L. pünktlich zum vereinbarten Termin mit den Worten: „Das ist vielleicht ein Mist! Es hat funktioniert – ich hab`s vermisst!“
Nach zwei weiteren Behandlungsterminen ist es uns gelungen, den Skalenwert gänzlich herunterzubefördern. Herr L. hat nun gar keine Schmerzen mehr.
Selbst vier Wochen nach der letzten Behandlung ist es bisher zu keinem Rückfall gekommen.

Behandlungsablauf

Einstimmen auf das Thema:
Schmerzen in der linken Flanke
Thymusklopfen:
„Ich liebe, glaube, vertraue, ich bin dankbar und mutig."
Vorbereitungssätze:
1. „Obwohl ich ständig diese Schmerzen in der linken Flanke habe, liebe und akzeptiere ich mich so, wie ich bin."
2. „Obwohl ich es nicht verdient habe, ohne Schmerzen zu sein, liebe und akzeptiere ich mich so, wie ich bin."
Behandlungssatz:
„Meine Schmerzen in der linken Flanke, meine ..."
Verankern: Handrücken-Serie

Einstimmen auf das Thema:
Schmerzhaftes Schubbern
Thymusklopfen:
„Ich liebe, glaube, vertraue, ich bin dankbar und mutig."
Vorbereitungssätze:
1. „Obwohl ich dieses schmerzhafte Schubbern immer spüre, liebe und akzeptiere ich mich so, wie ich bin."
2. „Obwohl ich es nicht verdient habe, ohne dieses schmerzhafte Schubbern zu sein, liebe und akzeptiere ich mich so, wie ich bin."
Behandlungssatz:
„Mein schmerzhaftes Schubbern, das ich spüre, mein ..."
Verankern: Handrücken-Serie

Einstimmen auf das Thema:
Juckender Schmerz
Thymusklopfen:
„Ich liebe, glaube, vertraue, ich bin dankbar und mutig."
Vorbereitungssätze:
1. „Obwohl ich immer diesen juckenden Schmerz spüre, liebe und akzeptiere ich mich so, wie ich bin."
2. „Obwohl ich es nicht verdient habe, ohne diesen juckenden Schmerz zu sein, liebe und akzeptiere ich mich so, wie ich bin."
Behandlungssatz:
„Mein juckender Schmerz, mein ..."
Verankern: Handrücken-Serie

Das Bild der
sterbenden Mutter

Eines Montagmittags kam eine Frau S., 29 Jahre alt, völlig aufgelöst in meine Praxis gestürmt. Eigentlich wollte ich gerade in die Mittagspause gehen. Ich war froh, dass meine Patienten alle die Praxis verlassen hatten, denn ich war nach einer Reihe von absolvierten Terminen ganz schön erschöpft und freute mich auf ein Ruhestündchen.

Die Dame, die so unerwartet zu mir hereingeschneit kam, überzeugte mich jedoch davon, dass sie auf der Stelle Beistand brauchte.

Sie habe mein Praxisschild gesehen und sich in ihrer Not nicht anders zu helfen gewusst, als mich aufzusuchen.
Pflichtschuldigst verabschiedete ich mich innerlich von meinem Mittagsmahl und wandte mich meiner neuen Patientin zu. Diese berichtete mir weinend, dass sie vor knapp einer Stunde ihre Mutter in deren Wohnung tot aufgefunden habe. Die Mutter sei alkoholkrank gewesen, habe aber immer jede Hilfe abgelehnt.
Nachdem Frau S. sich ein wenig beruhigt hatte, fragte ich sie, was sie denn jetzt am meisten belastete. Die Antwort war:

„Ich habe eine panische Angst davor, dass ich das Bild meiner Mutter nicht mehr aus dem Kopf bekomme. Sie hat quer über dem Bett gelegen und hing mit dem Kopf nach unten."

Bei dem Bericht fing meine Patientin wieder an, laut zu weinen.
Nachdem sie sich etwas gefasst hatte, machte ich ihr den Vorschlag, bei ihr ein neues Behandlungsverfahren anzuwenden. Es heiße ***M.E.T.*** Sie möge mir zunächst einmal vertrauen und später, wenn sie es wünschte, würde ich ihr gerne Näheres dazu erläutern.

Ich bat sie erst einmal, mir ihre Angst auf der Skala zwischen 1 und 10 zu bewerten. Dafür machte sie mir die Angabe 7 bis 8.
Nach einer vollständigen Behandlungssequenz, während sie zweimal hörbar tief durchatmete, wurde sie sichtbar ruhiger. Auf mein Befragen hatte sich der Angstpegel auf 3 reduziert. Frau S. hatte selbst das Gefühl, sich wieder im Griff zu haben.

Zur weiteren Beruhigung verordnete ich ihr Tropfen, die sie nehmen sollte, falls der Erregungszustand wieder zunehmen würde.

Außerdem bat ich sie, am Folgetag wieder zu kommen oder, falls sie in seelischer Not wäre, mich am Abend noch einmal anzurufen.
Der abendliche Anruf blieb aus. Am nächsten Mittag erschien meine Patientin verabredungsgemäß in der Praxis. „Es geht mir nun deutlich besser als gestern", bedankte sie sich gleich beim Hereinkommen, „und – die Beruhigungstropfen habe ich nicht gebraucht."
Weiter berichtete sie, das Bild der toten Mutter sei, anders als befürchtet, nicht permanent in ihrem Kopf gewesen.

Nun aber habe sie ein schlechtes Gewissen und werfe sich vor, nicht rechtzeitig erkannt zu haben, wie schlecht es um ihre Mutter stehe.

Aufgrund der guten Erfahrung, die Frau S. mit den ***Meridian-Energie-Techniken*** gemacht hatte, konnte sie sich nun gut auf eine weitere Behandlung mit dieser Methode einlassen. Dadurch konnten wir auch ihre Schuldgefühle erheblich reduzieren.

Einige Tage nach der Beerdigung ihrer Mutter rief mich die Patientin erneut an und teilte mir mit, dass es ihr so weit gut gehe. Bei der Gelegenheit bat sie um einen Termin für ihren Ehemann.

Behandlungsablauf

Einstimmen auf das Thema:
Bild der toten Mutter

Thymusklopfen:
„Ich liebe, glaube, vertraue, ich bin dankbar und mutig."

Vorbereitungssätze:
1. „Obwohl ich Angst davor habe, das Bild meiner toten Mutter nicht aus dem Kopf zu bekommen, liebe und akzeptiere ich mich so, wie ich bin."
2. „Obwohl ich es nicht verdient habe, ohne Angst davor zu sein, das Bild meiner toten Mutter nicht aus dem Kopf zu bekommen, liebe und akzeptiere ich mich so, wie ich bin."

Behandlungssatz:
„Meine Angst, das Bild meiner toten Mutter nicht aus dem Kopf zu bekommen, meine ..."

Verankern: Handrücken-Serie

Einstimmen auf das Thema:

Bild der toten Mutter (Restangst)

Thymusklopfen:

„Ich liebe, glaube, vertraue, ich bin dankbar und mutig."

Vorbereitungssätze:

1. „Obwohl ich noch eine Restangst davor habe, das Bild meiner toten Mutter nicht aus dem Kopf zu bekommen, liebe und akzeptiere ich mich so, wie ich bin."

2. „Obwohl ich es nicht verdient habe, ohne Angst davor zu sein, das Bild meiner toten Mutter nicht ganz aus dem Kopf zu bekommen, liebe und akzeptiere ich mich so, wie ich bin."

Behandlungssatz:

„Meine Restangst, das Bild meiner toten Mutter nicht aus dem Kopf zu bekommen, meine ..."

Verankern: Handrücken-Serie

Einstimmen auf das Thema:

Schuldgefühle wegen meiner Mutter

Thymusklopfen:

„Ich liebe, glaube, vertraue, ich bin dankbar und mutig."

Vorbereitungssätze:

1. „Obwohl ich ein schlechtes Gewissen habe, weil ich nicht rechtzeitig erkannt habe, wie schlecht es um meine Mutter steht, liebe und akzeptiere ich mich so, wie ich bin."

2. „Obwohl ich es nicht verdient habe, ohne schlechtes Gewissen zu sein, weil ich den schlechten Zustand meiner Mutter nicht erkannt habe, liebe und akzeptiere ich mich so, wie ich bin."

Behandlungssatz:

„Meine Schuldgefühle, weil ich nicht erkannt habe, wie schlecht es meiner Mutter ging, meine ..."

Verankern: Handrücken-Serie

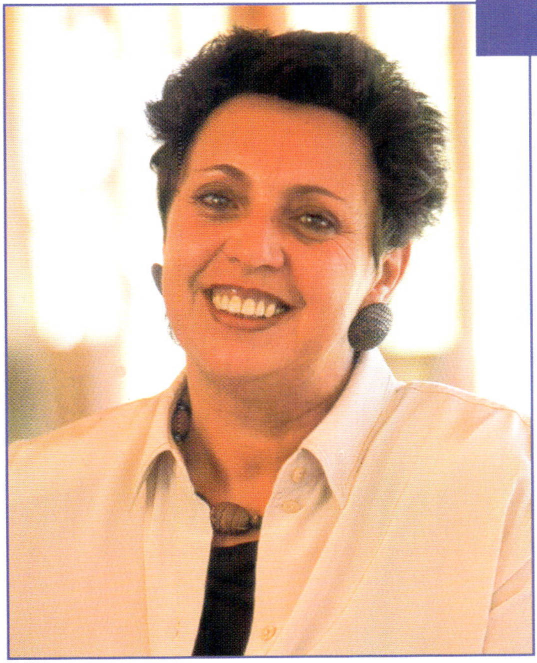

Conny Fies

**Heilpraktikerin
und Trennkost-Seminarleiterin,
Steinheim**

Fallbeispiele
aus der Naturheilpraxis

Meridian-Energie-Techniken
für mich und meine Patienten

So rechte Lust hatte ich nicht dazu, dieses Seminar der ***Meridian-Energie-Techniken*** im Vogelsberg zu besuchen. Die Mitautorin dieses Buches, Ingrid Schlieske, hatte mich dazu überredet.
Aber da ich ihr *Japanisches Heilströmen* seit Jahren erfolgreich bei meinen Patienten und in meiner Familie anwende, ging ich davon aus, dass ich an besagtem Wochenende auch Interessantem begegnen würde.

Ja, was soll ich sagen? Diese zwei Tage haben tatsächlich mein Leben auf den Kopf gestellt.

Nun hatte ich durch angewandte Kinesiologie in meiner Praxis bereits einige Vorkenntnisse.
Schon lange prüfe ich bei Patienten ihr Befinden und auch zu ihnen passende Medikamente mithilfe des „Muskeltestes". So waren für mich Meridiane und Akupunkturpunkte keine Fremdwörter. Ich war demnach offen für die ***Meridian-Energie-Techniken***.

Schleierhaft war mir nur, wie kurzes Beklopfen eben dieser Punkte jahrelang angestaute Blockaden lösen sollte. Aber das würde ich ja erfahren.
Und wie ich das erfuhr.

Als ich während der Vorträge und Demonstrationen von Rainer Franke praktisch miterlebte, wie sich Ängste und Phobien einiger Anwesender in Wohlgefallen auflösten, wollte ich es genau wissen. Ich stellte mich also als Behandlungsobjekt zur Verfügung. Dabei wollte ich meine Schokoladensucht beklopfen lassen.

Insgeheim glaubte ich nicht wirklich an einen Erfolg. Schließlich hatte ich selbst jahrelang an diesem Thema herumgedoktert und war der Schokolade noch immer verfallen.

Das war mir eigentlich schon immer etwas peinlich gewesen, denn ich leite in meiner Naturheilpraxis Ernährungs-Seminare.
Mithilfe der Trennkost habe ich unzähligen meiner Teilnehmer helfen können, wieder schlank und rank zu werden und es auch zu bleiben.
Ein optisches Vorbild allerdings war ich ihnen nicht. Mein Argument war immer, dass ich eine sinnliche Person sei, zu der die Rundungen genauso gehören wie die Schokolade, ein Gläschen Wein und die Zigaretten in gemütlicher Runde.

Aber die Nikotinsucht ist ein ganz anderes Thema, auf das ich später noch eingehen will.
Jetzt also sollte es erst einmal an mein „süßes Leben“ gehen.
Und genau so fühlte ich mich. Als sollte mir ein wichtiger Genuss genommen, praktisch ein Stück Lebensfaden abgeschnitten werden.
Wenig überzeugt ließ ich mich vor der interessierten Gruppe beklopfen.
Und, was soll ich sagen – bis zum heutigen Tag ist sie verschwunden, die Gier auf Schokolade, der ich vorher regelrecht ausgeliefert gewesen war.

Wenn ich an meine erste Stunde der Ausbildung zur Therapeutin für *Meridian-Energie-Techniken* denke, meine ich, eine glückliche Fügung hat mich dorthin geführt.

Und die Überzeugungskunst von Ingrid Schlieske natürlich, deren gute Ideen schon öfter richtungweisend in meinem Leben gewesen waren.
Seit dem Februar 2003 gehört ***M.E.T.*** nun zu dem Behandlungsspektrum in meiner Naturheilpraxis.
So viele, so spektakuläre Heilungserfolge habe ich nie vorher verzeichnen können.
Diese Technik findet ihren Einsatz ja nicht nur bei psychologischen Beschwerden, sondern unterstützt auch Heilung auf der körperlichen Ebene oder leitet sie in vielen Fällen überhaupt erst ein.
Absolut sensationell finde ich, dass die Erfolgsquote so einzigartig hoch ist.
Ich habe bei über 300 Sitzungen innerhalb eines halben Jahres bisher nur zwei Fälle erlebt, bei denen diese Methode nicht in gewünschter Weise gewirkt hat. Dennoch hat auch bei diesen behandelten Personen eine positive Veränderung stattgefunden.

Kurzum: Ich bin begeistert. Ich beklopfe nicht nur meine Patienten, sondern vor allem mich, meine Lieben und sämtliche Bekannte. Und das mit Hingabe.
Erstmals erlebe ich, dass ich meinen Schicksalsweg selbst bestimmen kann und mich nicht mehr von Emotionen abhängig mache. Ich kann Hinderndes und jede negative Erregung einfach „wegklopfen“.
Das gibt mir ein Gefühl der absoluten Freiheit.

Ohne **Schokolade** ging gar nichts

So lange ich mich zurückerinnern kann, war die Schokolade meine Passion.
Für mich stellte sie den höchsten Genuss dar. Eine ganze Tafel konnte ich verputzen wie nichts. Schon als Kind steckte ich mir bei jeder Gelegenheit ein Stück von dieser süßen Lust in den Mund. Hmm! Und wenn die Köstlichkeit dann im Mund zerschmolz, war das für mich ein einzigartiger Genuss.

Seither stand eigentlich mindestens eine ganze Tafel Schokolade pro Tag auf meinem Sucht-Programm.

Immer wieder naschte ich zwischendurch davon oder vertilgte auch mal eine ganze Tafel in einem Rutsch. Niemand wird sich darüber wundern, dass die süße Sünde zu den Rundungen an meiner Figur ganz erheblich beitrugen. Eigentlich war das schon ein ganz klein wenig peinlich. Denn ich als Heilpraktikerin wusste durchaus von den Gefahren und Spätfolgen, die permanentes Naschen so mit sich bringen. Meine Praxis war voll von Patientinnen und Patienten, die an Altersdiabetes (Diabetes Typ II) litten.
Ganz gewiss hat Zucker genauso wie konzentrierte Kohlenhydrate in jeder Form einen großen Anteil am Entstehen dieser Krankheit, wenn sie im Übermaß verzehrt werden.
Von Energieverlust und Übersäuerung des Körpergewebes will ich hier gar nicht reden.

Burschikos habe ich in der Vergangenheit immer die Ansicht vertreten, dass ein bisschen Sünde zu einem prallen Leben gehört.

Zwar wurde mir immer versichert, dass die runden, vollen Körperformen mir durchaus gut ständen. Aber schließlich war Schokoladen-Sucht nicht meine einzige „Sünde“. Ich rauchte auch zu gerne meine Zigaretten und trank dazu noch ein Tässchen Kaffee.

Ja, als Heilpraktikerin sollte ich für meine Patienten wirklich ein besseres Vorbild abgeben.
Erst recht aber meinen Trennkost-Seminarteilnehmern. Sie nämlich kommen in allererster Linie zu mir, weil sie sich von ihren Überpfunden trennen möchten. Und dabei konnte ich schon vielen Menschen, die Sehnsucht nach ihrer Idealfigur hatten, behilflich sein, diese zu erreichen.
Ich arbeite nach dem Trennkost-Konzept der Schule für Fitness und Ernährung, das von den Kursteilnehmern gut umgesetzt werden kann und ihnen erstmalig, nach vielen Diätversuchen, dauerhafte Hilfe bietet.

Man stelle sich vor: Ich als etwas pummelige Person helfe Übergewichtigen, wieder rank und schlank zu werden.

Da ich mich nun dazu habe überreden lassen, das ***M.E.T.***-Seminar bei Herrn Franke zu besuchen, dachte ich trotzig: „Na, mal gucken, was diese Methode hergibt.“
Ich stellte mich sogar als Demonstrationsobjekt zur Verfügung.
Was soll ich sagen? Es hat funktioniert.
Seit meinem Seminarbesuch im Februar 2003 habe ich keine einzige Schokoladen-Fress-Sucht-Attacke mehr erlebt. Vielmehr kann ich heute ein bis zwei kleine Stückchen von der süßen Verführung genussvoll auf meiner Zunge zergehen lassen, ohne gegen die Gier ankämpfen zu müssen, eine ganze Tafel in mich hineinzufuttern.

Die Befreiung von diesem Zwang empfinde ich wie eine Erlösung.

Obwohl ich wenige Monate danach auch mit dem Rauchen aufgehört habe, hat sich kein weiteres Pfündchen auf meinen Hüften angesammelt.
Bei so drastischem Verzicht greift man ja normalerweise zu gerne nach energiereichen Knabbereien oder sonstigen kalorienreichen Produkten. Nichts davon ist mir zugestoßen.
Mein Einstieg in die ***Meridian-Energie-Techniken***, die ich am eigenen Leibe erfahren durfte, hat mich so begeistert, dass ich diese Behandlungsmethode längst an meinen Patienten praktiziere. Sie ist zwischenzeitlich zum wichtigsten Behandlungsinstrument für mich geworden.

Behandlungsablauf

Einstimmen auf das Thema:
Schokoladensucht

Thymusklopfen:
„Ich liebe, glaube, vertraue, ich bin dankbar und mutig.“

Vorbereitungssätze:
1. „Obwohl ich der Schokoladensucht verfallen bin, liebe und akzeptiere ich mich so, wie ich bin.“
2. „Obwohl ich es nicht verdient habe, ohne Schokoladensucht zu sein, liebe und akzeptiere ich mich so, wie ich bin.“

Behandlungssatz:
„Meine Schokoladensucht, meine ...“

Verankern: Handrücken-Serie

Einstimmen auf das Thema:
Schokoladen-Genuss
Thymusklopfen:
„Ich liebe, glaube, vertraue, ich bin dankbar und mutig."
Vorbereitungssätze:
1. „Obwohl ich befürchte, ohne Schokolade nicht mehr so viel Genuss zu haben, liebe und akzeptiere ich mich so, wie ich bin."
2. „Obwohl ich es nicht verdient habe, ohne Befürchtung zu sein, weniger Genuss zu haben, liebe und akzeptiere ich mich so, wie ich bin."
Behandlungssatz:
„Meine Furcht davor, weniger Genuss zu haben, meine ..."
Verankern: Handrücken-Serie

Einstimmen auf das Thema:
Schokoladen-Restgier
Thymusklopfen:
„Ich liebe, glaube, vertraue, ich bin dankbar und mutig."
Vorbereitungssätze:
1. „Obwohl ich noch eine Restgier auf Schokolade verspüre, liebe und akzeptiere ich mich so, wie ich bin."
2. „Obwohl ich es nicht verdient habe, ohne Gier auf Schokolade zu sein, liebe und akzeptiere ich mich so, wie ich bin."
Behandlungssatz:
„Meine Restgier auf Schokolade, meine ..."
Verankern: Handrücken-Serie

Einstimmen auf das Thema:
Ganz kleine Schokoladen-Restgier
Thymusklopfen:
„Ich liebe, glaube, vertraue, ich bin dankbar und mutig."
Vorbereitungssätze:
1. „Obwohl ich noch eine ganz kleine Restgier auf Schokolade verspüre, liebe und akzeptiere ich mich so, wie ich bin."
2. „Obwohl ich es nicht verdient habe, ohne Restgier auf Schokolade zu sein, liebe und akzeptiere ich mich so, wie ich bin."
Behandlungssatz:
„Meine verbliebene Restgier auf Schokolade, meine ..."
Verankern: Handrücken-Serie

Alkoholiker
geht endlich zum Entzug

Eine meiner Patientinnen, Frau W., klagte mir ihr Leid mit ihrem alkoholkranken Mann. Ich hatte ihn schon einmal flüchtig kennen gelernt, als er seine Frau abholte. Er war mir als imponierende Erscheinung in Erinnerung. Genau das sagte ich auch zu Frau W., als sie mich in meiner Praxis aufsuchte.
Sie aber brach gleich in Tränen aus und erzählte von ihrem Leben mit einem Alkoholiker, der ihr Mann ist. Mir war danach gleich erklärlich, woraus die körperlichen Beschwerden meiner Patientin resultierten. Solange sich die Lebensumstände in der Familie nicht änderten, konnte Frau W. auch nicht darauf rechnen, für sich selbst dauerhafte Gesundheit zu erlangen.

Wir erreichten mithilfe der *Meridian-Energie-Techniken*, dass Frau W. besser mit der Krankheit ihres Mannes umging und sich herausziehen konnte aus dem Gefühl der Enttäuschung, aber auch den Schuldgefühlen, die durch „Ko-Täterschaft" bei Angehörigen eines Alkoholkranken oftmals entstehen.

So fühlte sie sich schließlich stark genug, ihrem Mann ein Ultimatum zu stellen und von ihm nachdrücklich zu verlangen, eine Therapie zu absolvieren.

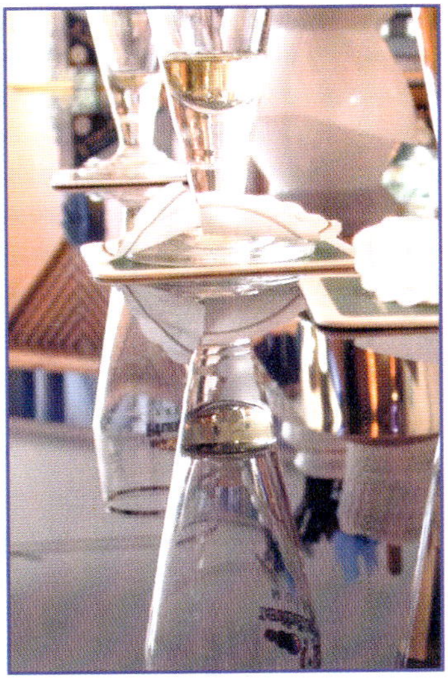

Herr W., ein gut verdienender Industriemanager, hatte es lange verstanden, seine Sucht zu verbergen. So war es seiner Frau bis heute nicht klar, ob seine Kollegen und Angestellten, denen er vorstand, von seinem Problem wirklich wussten.
Daheim aber war an ein gemeinsames Familienleben längst nicht mehr zu denken. Nicht, dass Herr W. gewalttätig oder laut gewesen wäre. Er trank still vor sich hin, bis er nur noch wanken und lallen konnte. Ein Gespräch mit ihm gab es schon seit Jahren nicht mehr, denn er kam schon angetrunken nach Hause. Auch bei Einladungen im Freundeskreis war Herr W. sehr rasch derart betrunken, dass er regelmäßig vom Stuhl fiel. Das war vor allem auch den drei Teenagerkindern des Ehepaares sehr peinlich.
Nun verlangte Frau W., dass ihr Mann sich auf der Stelle einer Behandlung unterziehen sollte, weil sie und die Kinder

sich sonst von ihm trennen würden. Ich weiß nicht, wie ernst Herr W. die Ansage seiner Frau nahm. Jedenfalls erschien er in meiner Praxis und wollte mithilfe von ***M.E.T.*** vom Alkohol loskommen.

Ich weiß, dass diese Methode Suchtkranken tatsächlich eine gute Hilfestellung bieten kann. Ich bin mir aber auch darüber im Klaren, dass ich einen so schweren Entzug nicht ambulant begleiten kann. Dafür gehörte Herr W. in eine Klinik. Dazu aber war er (noch) nicht bereit.
Vielmehr hatte ich ihn in Verdacht, dass er mich als Alibi seiner Frau gegenüber benutzen wollte, etwa nach dem Motto: „Schau´ mal, Schatz, ich habe es doch aber versucht!"

Auf meine Erläuterung hin erklärte sich Herr W. aber dann doch damit einverstanden, sich den Willen zur Heilung beklopfen zu lassen. Wir formulierten also diverse Sätze und ich klopfte zwei Durchgänge, während Herr W. die Formulierungen ständig wiederholte. Nach dieser Behandlung fühlte mein Patient sich sehr gestärkt und ganz ohne Suchtverlangen.
Ich riet ihm, diese Situation auf der Stelle zu nutzen und bei der Suchtberatung vorstellig zu werden. Nachdem Herr W. dem zugestimmt hatte, stellte ich den telefonischen Kontakt gleich her, damit er sich das nicht noch einmal überlegte. Glücklicherweise musste Herr W. nicht lange auf einen Therapieplatz warten.
Vor Antritt dieser schweren Zeit suchte mich der Mann noch zweimal auf, um mit ***M.E.T.*** alle Blockaden aufzulösen, die dem Gelingen der Kur im Wege stehen könnten.

Frau W. erzählte mir regelmäßig von den Fortschritten, die ihr Mann jetzt in jeder Hinsicht mache. Er fühle sich wieder glücklich und vital. Im Moment könne er sich einen Rückfall in die Alkohol-Sucht gar nicht vorstellen.
Damit dieser Gefahr auch künftig rechtzeitig begegnet werden kann, haben sich Herr und Frau W. zu einem ***M.E.T.***-Selbsthilfe-Seminar angemeldet, um alle ihre Lebensprobleme aufzulösen und jeden emotionalen Stress künftig gleich „in die Wüste" zu schicken, bevor er durch einen „Alkohol-Absturz" wieder seine Entsprechung finden kann.

Behandlungsablauf

Einstimmen auf das Thema:
Ich brauche keine Sucht-Therapie
Thymusklopfen:
„Ich liebe, glaube, vertraue, ich bin dankbar und mutig."

Vorbereitungssätze:

1. „Obwohl ich nicht glaube, dass ich eine Sucht-Therapie wirklich brauche, liebe und akzeptiere ich mich so, wie ich bin."

2. „Obwohl ich es nicht verdient habe, daran zu glauben, dass ich eine Sucht-Therapie brauche, liebe und akzeptiere ich mich so, wie ich bin."

Behandlungssatz:

„Mein Unglaube, dass ich eine Sucht-Therapie brauche, mein ..."

Verankern: Handrücken-Serie

Einstimmen auf das Thema:

Hilft mir ich eine Sucht-Therapie?

Thymusklopfen:

„Ich liebe, glaube, vertraue, ich bin dankbar und mutig."

Vorbereitungssätze:

1. „Obwohl ich nicht weiß, ob eine Sucht-Therapie mir helfen kann, liebe und akzeptiere ich mich so, wie ich bin."

2. „Obwohl ich es nicht verdient habe, zu wissen ob eine Sucht-Therapie mir hilft, liebe und akzeptiere ich mich so, wie ich bin."

Behandlungssatz:

„Meine Zweifel, ob mir eine Sucht-Therapie helfen kann, meine ...

Verankern: Handrücken-Serie

Einstimmen auf das Thema:

Sucht nach Alkohol

Thymusklopfen:

„Ich liebe, glaube, vertraue, ich bin dankbar und mutig."

Vorbereitungssätze:

1. „Obwohl ich diese Sucht nach Alkohol habe, liebe und akzeptiere ich mich so, wie ich bin."

2. „Obwohl ich es nicht verdient habe, dass ich ohne Sucht nach Alkohol lebe, liebe und akzeptiere ich mich so, wie ich bin."

Behandlungssatz:

„Meine Sucht nach Alkohol, meine ..."

Verankern: Handrücken-Serie

Fibromyalgie
Schmerzen überall

Meine Patientin Rosi L. hatte wegen ihrer Krankheit *Fibromyalgie* schon eine jahrelange Ärzteodyssee hinter sich. Die Symptome, unter denen sie litt, waren Wanderschmerzen, die sich überall am Körper zeigten. Dazu quälte sie eine große Unruhe, Kältegefühle und Kribbeln in den Gliedern. Frau L. hatte schon Mengen an Medikamenten geschluckt, Vitamine und Mineralstoffe konsumiert, Sport getrieben, Psychotherapien absolviert und Schmerzbehandlungen hinter sich gebracht. Die Erfolge waren kaum der Rede wert. Erst die konsequente Umstellung der Ernährung auf Trennkost brachte etwas Besserung der Befindlichkeit.
Von Heilung allerdings war meine Patientin weit entfernt. Sie wäre schon zufrieden gewesen, wenn sie ihr Leben einigermaßen erträglich hätte gestalten können.

Trotz der vielen vergeblichen Behandlungsversuche wollte es meine Patientin jetzt mit den ***Meridian-Energie-Techniken*** versuchen. Dafür erarbeitete ich ein Behandlungsschema, für das wir gemeinsam die Sätze formulierten. Ich ging dabei immer dem Schmerz nach. Zeigte sich der Schmerz in der Brust, formulierten wir:

> ***„Obwohl es mir in der Brust so wehtut,***
> ***liebe und akzeptiere ich mich so, wie ich bin."***

So klopfte ich gegen Schmerzen im Knie, im Nacken, das eisige Gefühl, Kribbeln in den Beinen und auch das Balkengefühl über den Augenbrauen, das Frau L. empfand. Interessant war, dass wir tatsächlich danach immer Schmerzfreiheit oder deutliche Linderung erreichten. Bis der Schmerz wieder an einer anderen Stelle auftrat. Nach insgesamt sechs Sitzungen bestätigte die Patientin einen insgesamt deutlichen Schmerzrückgang.

Vor allen Dingen aber fühle sie jetzt mehr Lebensqualität und Gelassenheit. Die große Unruhe habe nachgelassen.
Für uns war die Behandlung mit diesem Ergebnis keineswegs abgeschlossen. Vielmehr begannen wir jetzt, die psychische Seite der ganzen Geschichte anzugehen.
Wir nahmen nun die Last von allen Erinnerungen, die eine Gefühlsaufregung verursachten. So beklopfte ich bei ihr die Enttäuschung darüber, dass ihr Vater sie nie gelobt hatte, dass sie so früh von ihm verlassen worden war und dass sie sich eigentlich vor ihm geekelt hatte. Ich bin sicher, dass wir auf diesem Weg auf weitere Geschehnisse stoßen, die als Krankheitsverursacher in Betracht kommen. Und – wer weiß schon, was noch passiert ...
Fibromyalgie gilt als unheilbare Krankheit. Ich aber glaube nicht an „unheilbar". Wir werden sehen.

Behandlungsablauf

Einstimmen auf das Thema:

Schmerzen

Thymusklopfen:

„Ich liebe, glaube, vertraue, ich bin dankbar und mutig."

Vorbereitungssätze:

1. „Obwohl ich diese Schmerzen im rechten Arm habe, liebe und akzeptiere ich mich so, wie ich bin."

2. „Obwohl ich es nicht verdient habe, ohne Schmerzen im Arm zu sein, liebe und akzeptiere ich mich so, wie ich bin."

Behandlungssatz:

„Meine Schmerzen im linken Arm, meine ..."

Verankern: Handrücken-Serie

Weitere Durchgänge mit allen anderen Schmerz-Aspekten.

Einstimmen auf das Thema:

Psyche – fehlendes Lob vom Vater

Thymusklopfen:

„Ich liebe, glaube, vertraue, ich bin dankbar und mutig."

Vorbereitungssätze:

1. „Obwohl mein Vater mich nie gelobt hat, liebe und akzeptiere ich mich so, wie ich bin."

2. „Obwohl ich es nicht verdient habe, mich anerkannt zu fühlen, liebe und akzeptiere ich mich so, wie ich bin."

Behandlungssatz:

„Mein Schmerz über das fehlende Lob meines Vaters, mein ..."

Verankern: Handrücken-Serie

Weitere Durchgänge mit allen anderen psychischen Aspekten.

Angst, Angst, Angst

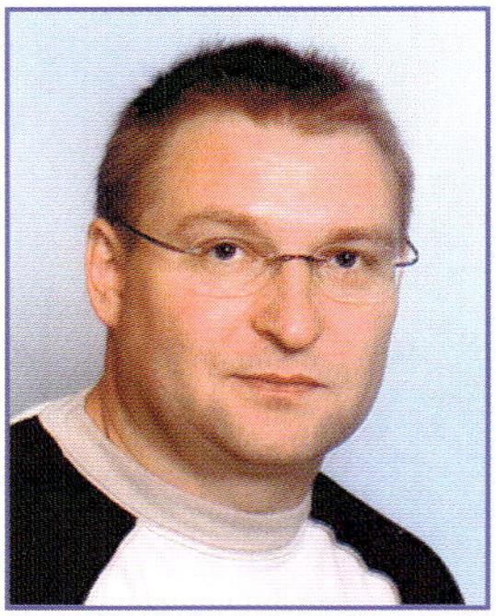

Manfred W.

Den sympatischen Mann von 42 Jahren, der in meiner Praxis vor mir saß, würde wohl kaum jemand mit Angst und Panikattacken in Verbindung bringen. Er wirkte charmant und selbstbewusst.

In Wirklichkeit kam Manfred W. zu mir, weil er einfach nicht mehr weiterwusste.

Ganz genauso ging es seinen Ärzten. Nach mehreren medikamentösen Behandlungen und diversen Psychotherapien, ja sogar einem Aufenthalt in der Psychiatrie, galt Manfred W. als austherapiert. Zu gut Deutsch heißt das, dass ihm niemand helfen kann.
Das Beschwerdebild meines neuen Patienten sah aber auch düster aus und schien auf weit reichende Blockaden hinzudeuten. Er hatte beispielsweise eine panische, völlig unbegründete Angst vor einem Herzinfarkt, aber auch vor einem Schlaganfall.
Wenn nicht zu umgehen war, dass er in einem Auto mitfuhr, zitterte er am ganzen Körper und hatte Schweißausbrüche, sein Herz raste im Galopp. Erst recht konnte er es kaum aushalten, wenn durch einen Tunnel gefahren wurde.

Mein Patient und auch ich machten uns auf einen längeren Behandlungszeitraum gefasst. Aber schon nach der ersten Sitzung, in der wir die diversen Aspekte beklopft hatten, war Manfred W. beschwerdefrei.

Etwa einen Monat nach dem Behandlungstermin rief mich mein Patient wieder an. Ich war erst ganz erschrocken und glaubte, er hätte einen Rückfall gehabt. Er aber lachte nur und sagte, es gehe ihm prächtig. Allerdings wolle er um einen weiteren Behandlungstermin bitten. Er habe nämlich völlig vergessen, seine Angst vor Ohnmacht von mir beklopfen zu lassen. Immer wieder überfalle ihn die Befürchtung, einfach ohnmächtig zu werden. Diese Regung wolle er nun ebenfalls unbedingt loswerden.
Auch diese Behandlung konnten wir erfolgreich durchführen.

Heute fühlt sich Manfred W. pudelwohl. Keine Ängste, keine Panik, keine grundlosen Befürchtungen mehr.

Von seiner Frau, die Teilnehmerin in meinem Trennkost-Seminar ist, erhalte ich wöchentlich Zwischenberichte. Sie meint von seinem jetzigen Zustand, er schwebe einen halben Meter überm Boden, so leicht und befreit fühle er sich jetzt, ohne diese Angst-Attacken.

Es ist kaum glaublich, dass er für medizinische Kapazitäten vor kurzem noch ein hoffnungsloser Fall war.

Behandlungsablauf

Einstimmen auf das Thema:
Angstzustände
Thymusklopfen:
„Ich liebe, glaube, vertraue, ich bin dankbar und mutig."
Vorbereitungssätze:
1. „Obwohl ich immer diese Angst habe, liebe und akzeptiere ich mich so, wie ich bin."
2. „Obwohl ich es nicht verdient habe, ohne diese Angst zu sein, liebe und akzeptiere ich mich so, wie ich bin."
Behandlungssatz:
„Meine Angst, meine ..."
Verankern: Handrücken-Serie

Einstimmen auf das Thema:
Herzinfarkt
Thymusklopfen:
„Ich liebe, glaube, vertraue, ich bin dankbar und mutig."
Vorbereitungssätze:
1. „Obwohl ich Angst davor habe, einen Herzinfarkt zu bekommen, liebe und akzeptiere ich mich so, wie ich bin."
2. „Obwohl ich es nicht verdient habe, ohne Angst zu sein, einen Herzinfarkt zu bekommen, liebe und akzeptiere ich mich so, wie ich bin."
Behandlungssatz:
„Meine Angst vor einem Herzinfarkt, meine ..."
Verankern: Handrücken-Serie

Einstimmen auf das Thema:

Schlaganfall

Thymusklopfen:

„Ich liebe, glaube, vertraue, ich bin dankbar und mutig."

Vorbereitungssätze:

1. „Obwohl ich Angst davor habe, einen Schlaganfall zu bekommen, liebe und akzeptiere ich mich so, wie ich bin."

2. „Obwohl ich es nicht verdient habe, ohne Angst zu sein, einen Schlaganfall zu bekommen, liebe und akzeptiere ich mich so, wie ich bin."

Behandlungssatz:

„Meine Angst, einen Schlaganfall zu bekommen, meine..."

Verankern: Handrücken-Serie

Einstimmen auf das Thema:

Autofahren

Thymusklopfen:

„Ich liebe, glaube, vertraue, ich bin dankbar und mutig."

Vorbereitungssätze:

1. „Obwohl ich Angst vor dem Autofahren habe, liebe und akzeptiere ich mich so, wie ich bin."

2. „Obwohl ich es nicht verdient habe, ohne Angst beim Autofahren zu sein, liebe und akzeptiere ich mich so, wie ich bin."

Behandlungssatz:

„Meine Angst vor dem Autofahren, meine ..."

Verankern: Handrücken-Serie

Einstimmen auf das Thema:

Durchfahren eines Tunnels

Thymusklopfen:

„Ich liebe, glaube, vertraue, ich bin dankbar und mutig."

Vorbereitungssätze:

1. „Obwohl ich Angst habe, einen Tunnel zu durchfahren, liebe und akzeptiere ich mich so, wie ich bin."

2. „Obwohl ich es nicht verdient habe, ohne Angst durch einen Tunnel zu fahren, liebe und akzeptiere ich mich so, wie ich bin."

Behandlungssatz:

„Meine Angst vor einer Tunneldurchfahrt, meine …“

Verankern: Handrücken-Serie

Einstimmen auf das Thema:

In Ohnmacht fallen

Thymusklopfen:

„Ich liebe, glaube, vertraue, ich bin dankbar und mutig.“

Vorbereitungssätze:

1. „Obwohl ich Angst habe, in Ohnmacht zu fallen, liebe und akzeptiere ich mich so, wie ich bin.“

2. „Obwohl ich es nicht verdient habe, ohne Angst davor zu sein, in Ohnmacht zu fallen, liebe und akzeptiere ich mich so, wie ich bin.“

Behandlungssatz:

„Meine Angst vor einer Ohnmacht, meine …“

Verankern: Handrücken-Serie

Heuschnupfen
verdarb die Partylaune

Kürzlich war ich auf eine Geburtstagsparty eingeladen.
Die Gesellschaft war fröhlich und feierte ausgelassen mit dem Geburtstagskind.
Gleich nach meinem Eintreffen hatte ich auch Dominik, den 20-jährigen Neffen der Gastgeberin, begrüßt, den ich von früheren Treffen her kannte. Er sah ziemlich verändert aus, verquollen, meinte ich. Aber das war wohl nur ein flüchtiger Eindruck, denn ich wurde gleich von den anderen Gästen in Beschlag genommen.

Später dann kam mir der junge Mann wieder ins Blickfeld und ich betrachtete ihn genauer. Er sah wirklich erbarmungswürdig aus. Pausenlos schniefte er und wischte sich die Tränen aus den Augen. Mein Heilpraktikerauge konstatierte Heuschnupfen.
Das Kerlchen war jetzt, während des Pollenflugs, wirklich arm dran.
Mitfühlend fragte ich ihn nach seinen Beschwerden. Tatsächlich, er litt wirklich Höllenqualen. Obwohl er Felder und Wiesen sorgfältig mied und sich in dieser Pollenzeit möglichst in geschlossenen Räumen aufhielt, versorgte ihn doch der kleinste Lufthauch mit genau den Allergieauslösern, die das ganze Elend wieder einläuteten. Das Ergebnis konnte man sehen.
Wenn es sich nicht um seine Lieblingstante gehandelt hätte, wäre er dieser Geburtstagsfeier gewiss ferngeblieben.

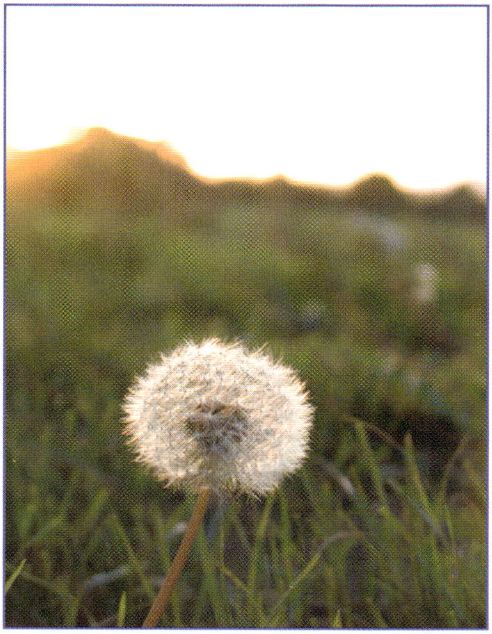

Ich schlug Dominik vor, ihn einer kleinen Behandlung zu unterziehen. Schließlich hatte ich gelernt, dass ***Meridian-Energie-Techniken*** auch bei Allergien erfolgreich angewandt werden konnten. Wir formulierten also gemeinsam den Satz:

„Obwohl die Allergie mich im Moment derart quält, liebe und akzeptiere ich mich so, wie ich bin."

Sicher muss ich nicht beschreiben, wie der junge Mann mich ansah. Aber da er meinen Beruf kannte und wusste, dass ich die Freundin seiner Tante war, sprach er mir den Satz gehorsam nach.

Was soll ich weiter sagen? Es bedurfte tatsächlich nur dieser einzigen Behandlung von wenigen Minuten. Gleich danach konnte Dominik wieder durchatmen.
„Na, ob das anhält?", meinte er. Ich sagte erst mal gar nichts. Aber später sah ich den Jungen, der noch eben wie ein Häufchen Elend vor mir gehockt hatte, ausgelassen durch den Raum tanzen.
Na, denn ..., dachte ich.

Behandlungsablauf

Einstimmen auf das Thema:
Heuschnupfen-Allergie
Thymusklopfen:
„Ich liebe, glaube, vertraue, ich bin dankbar und mutig."
Vorbereitungssätze:
1. „Obwohl die Allergie mich im Moment sehr quält, liebe und akzeptiere ich mich so, wie ich bin."
2. „Obwohl ich es nicht verdient habe, dass ich ohne Allergie bin, liebe und akzeptiere ich mich so, wie ich bin."
Behandlungssatz:
„Meine Allergie, die mich quält, meine ..."
Verankern: Handrücken-Serie

Nägelbeißen war eine Sucht

Bericht von Silvia K., Patientin

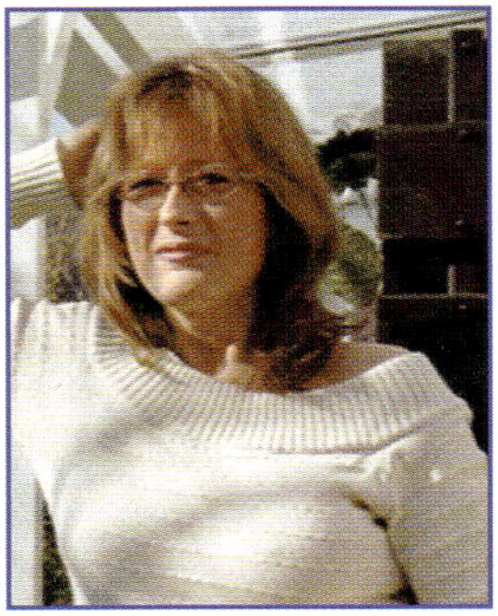

Seit ich mich erinnern kann, kaue ich meine Nägel ab.
Oft und oft habe ich darüber nachgedacht, wann es begann mit dieser schrecklichen Angewohnheit. Ich meine, den Startschuß dafür setzte die Geburt meiner kleinen Schwester, die 11 Jahre jünger ist als ich. Meine Eltern waren über ihr Nesthäkchen ganz entzückt. Sie wurde verwöhnt und verhätschelt. Sie durfte einfach alles.
Ich aber, ein etwas pummeliges kleines Ding, trug die Hände immer zur Faust geballt hinter meinem Rücken, damit man meine Schande nicht sah. Denn als solche empfand ich meine entstellten Finger, an deren Spitzen kaum noch der Ansatz von Nägeln zu sehen war. Ich hatte sie in meiner Verzweiflung so weit abgenagt, dass sie manchmal ganz wund waren.

Ja, ich war ein unglückliches Kind. Ich fühlte mich ungeliebt, nicht anerkannt, plump und hässlich. Dabei wäre ich so gerne so hübsch gewesen wie meine kleine Schwester.

Und meine Mutter ließ keinen Zweifel daran, dass dies auch ihr sehnlichster Wunsch war. Ich sehe sie in meiner Erinnerung ständig mit Süßstoff hantieren und mit Hüttenkäse, weil sie diverse Diäten mit mir unternahm. Beides ist mir bis zum heutigen Tage verhasst.

Und die Versuche, mir das Nägelkauen abzugewöhnen, verliefen ebenfalls völlig ergebnislos. Da nützte es nichts, dass Senf oder alles Mögliche aus der Apotheke auf die Nägel gestrichen wurde. Ich kaute und biss, bis es blutete.

Meine Teenagerzeit verlief nicht erfreulicher. Meine Eltern ärgerten mich immer mit den Worten: „Und du wolltest mal zum Ballett ..."

Trotz meines Übergewichtes und trotz meiner abgebissenen Fingernägel hat mich dann später der netteste Mann der Welt geheiratet. Ich bin mit ihm und meinen beiden Kindern (10 und 3 Jahre) überglücklich. Besonders aber, seit ich mithilfe von Conny Fies und Karin Geißelhardt-Bäuerle ganze 38 kg abspecken konnte. Der Besuch ihrer Trennkost-Gruppe hat das möglich gemacht. Statt „Kleiderzelt"-Größe 50 trage ich jetzt Konfektionsgröße 36 und habe heuer den ersten Bikini meines Lebens gekauft.

Die Anerkennung meiner Leistung bei einem Trennkost-Event war dann auch einer der schönsten Tage in meinem Leben.

An einem ihrer Trennkost-Abende hielt Conny Fies einen Vortrag über die ***Meridian-Energie-Techniken***.
Was Frau Fies sagte, hat mich seltsam berührt. Ich wusste, dass ich diese Behandlung wollte. Ich verabredete mich dann also mit ihr in ihrer Praxis. Nach zwei Terminen hatte ich das Gefühl, um 10 kg leichter zu sein. Es ging dort ausschließlich um meine Beziehung zu den Eltern. Ich staunte nicht schlecht, als ich nach den Behandlungen aufgehört hatte, an meinen Nägeln zu kauen.

Das Nägelkauen hat sich praktisch ganz nebenbei erübrigt.
Ich brauche das nicht mehr. Meine Lebens-Blockaden sind gelöst.

Als körperlichen Ausdruck dafür besitze ich zum ersten Mal richtige Fingernägel.
Aus Freude an meiner ganzen Ent-Wicklung lackiere ich sie mir manchmal ***signalrot***!

Behandlungsablauf

Einstimmen auf das Thema:
Fehlende Elternliebe
Thymusklopfen:
„Ich liebe, glaube, vertraue, ich bin dankbar und mutig."
Vorbereitungssätze:
1. „Obwohl ich mich von meinen Eltern nicht genug geliebt fühlte, liebe und akzeptiere ich mich so, wie ich bin."
2. „Obwohl ich es nicht verdient habe, mich von meine Eltern geliebt zu fühlen, liebe und akzeptiere ich mich so, wie ich bin."
Behandlungssatz:
„Meine Sehnsucht nach Elternliebe, meine ..."
Verankern: Handrücken-Serie

Einstimmen auf das Thema:
Mangelnde Anerkennung
Thymusklopfen:
„Ich liebe, glaube, vertraue, ich bin dankbar und mutig."

Vorbereitungssätze:

1. „Obwohl ich durch meine Eltern nicht genug Anerkennung erfuhr, liebe und akzeptiere ich mich so, wie ich bin."

2. „Obwohl ich es nicht verdient habe, dass ich bei meinen Eltern mehr Anerkennung erfahre, liebe und akzeptiere ich mich so, wie ich bin."

Behandlungssatz:

„Meine Sehnsucht nach Anerkennung durch meine Eltern, meine ..."

Verankern: Handrücken-Serie

Einstimmen auf das Thema:

Die Gefühle den Eltern gegenüber

Thymusklopfen:

„Ich liebe, glaube, vertraue, ich bin dankbar und mutig."

Vorbereitungssätze:

1. „Obwohl ich diese negativen Gefühle meinen Eltern gegenüber habe, liebe und akzeptiere ich mich so, wie ich bin ..."

2. „Obwohl ich es nicht verdient habe, dass ich meinen Eltern gegenüber bessere Gefühle habe, liebe und akzeptiere ich mich so, wie ich bin."

Behandlungssatz:

„Meine negativen Gefühle den Eltern gegenüber, meine ..."

Verankern: Handrücken-Serie

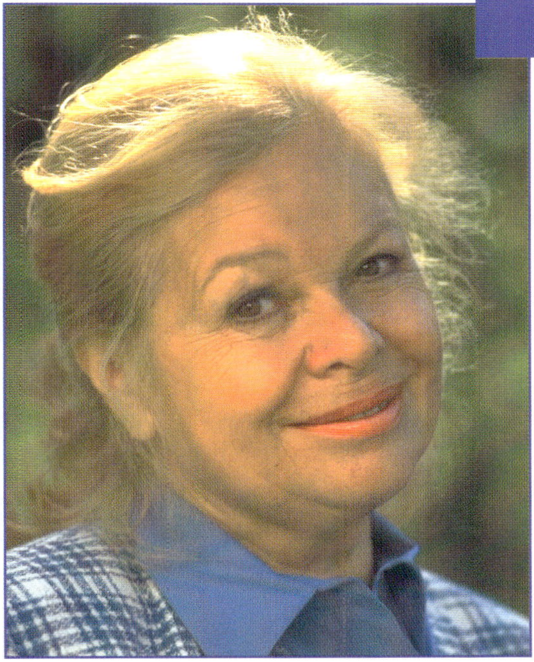

Ingrid Schlieske

**Buchautorin,
Schotten und Andratx**

Fallbeispiele

aus eigenen Erfahrungen

Die
Meridian-Energie-Techniken
begleiten mein schönes Leben

In der von mir herausgegebenen Zeitschrift BIOLINE erschien im November 2002 ein Artikel über die Arbeit von Rainer Franke. Ich hatte ihn selbst mit großem Interesse geschrieben, nachdem ich von verschiedenen Seiten von seinen erfolgreichen Behandlungen gehört hatte. Und diese Technik sollte sich angeblich auch bestens zur Selbstanwendung eignen. Meine Neugierde war geweckt.

Energiearbeit in der Psychologie, das konnte ich mir gut vorstellen.
Auf körperlicher Ebene werden solche Methoden ja längst angewandt und finden zunehmend auch die Anerkennung durch die Schulmedizin.

Die Homöopathie ist das beste Beispiel dafür. Heilung wird hier nicht über Wirkstoffe, sondern durch Botschaften erzielt. Aber auch Akupunktur, Reiki und die Hypnose-Therapie sind heute anerkannte Heilweisen und funktionieren nach ähnlichem Schema.

Die ***Meridian-Energie-Techniken*** interessierten mich auch deshalb sofort, weil ich selbst vor Jahren das Buch „Japanisches Heilströmen" (ebenfalls im BIO Ritter Verlag erschienen) geschrieben hatte, das mittlerweile Bestseller-Verkaufszahlen erreicht hat. Die darin beschriebene Methode eignet sich ebenfalls hervorragend für die Selbstbehandlung und unterstützt Heilung auf sensationelle Weise, bevorzugt allerdings im körperlichen Bereich. Nachdem ich selbst also jahrelang „geströmt" hatte, habe ich damals meine Erfahrungen aufgeschrieben.
Das Heilströmen ist im Dezember 2000 in der Sendung „Fliege" vorgestellt worden. Danach wuchs die Zahl der Interessenten von Jahr zu Jahr.
Als dann auch noch die von mir hochverehrte Frau Dr. Veronica Carstens das Buch in mehreren Artikeln in Medizin-Zeitschriften ihren Lesern empfahl, sprach sich rasch herum, wie wirkungsvoll es sein kann, die eigenen Fingerspitzen täglich auf bestimmte Energiepunkte zu legen, die sich auf der Körperoberfläche befinden.

So überraschte es mich nicht, dass nun in der Psychologie sensationelle Heilerfolge erzielt werden, indem man auf Meridianpunkte des Körpers in einer speziellen Technik „klopft".

Angstfrei leben, das verhieß diese Methode.

Also verabredete ich einen Behandlungstermin, um den Behandler und sein erfolgreiches System kennen zu lernen.

Ich kam also anfangs als Patientin: Mein Problem war, dass ich viel zu viel arbeitete und deshalb nachts nicht abschalten konnte. So ein Zustand kann eine Qual sein, das kann sicher jeder nachfühlen, dem es ähnlich geht.
Zunächst beeindruckte mich Rainer Franke damit, dass ich, nach nur einer einzigen Sitzung in seiner Praxis, in der Folgenacht schlief wie ein Baby. Tief, fest und erholsam.
Das ist übrigens bis heute so geblieben. Meistens jedenfalls.
Mit einem so raschen Ergebnis hatte ich nicht gerechnet. Vielmehr hatte ich mich auf lange, quälende Gesprächstermine eingestellt.
Voll Vertrauen pilgerte ich nun noch zweimal in die psychologische Praxis in Palmas Altstadt, und siehe da, auch andere kleine Beschwerden verschwanden wie Schnee in der Sonne.
Jedes Mal, wenn ich die Sitzungen mit ***Meridian-Energie-Techniken*** hinter mir hatte, befand ich mich in einer seltsamen Hochstimmung, die dann noch einige Tage anhielt. Ich war dann besonders aktiv und schaffensfroh.
Diesen Zustand wollte ich mir gern erhalten.

Genau so sah meine Vorstellung von einem intensiven Lebensgefühl aus.

Um tiefer in die Materie einzudringen, meldete ich mich also zu den nächsten Seminaren an, die Rainer Franke gemeinsam mit seiner Frau Regina, einer Heilpraktikerin, veranstaltete.

Die Seminare erst erschlossen mir das volle Verständnis für die Meridian-Energie-Techniken.
Dort erlebte ich, dass bei den Teilnehmern Angst, Phobien, Traumen, Schuldgefühle und Sorgen innerhalb von Minuten aufgelöst werden konnten.
Ich begriff aber auch, dass es Probleme gibt, die nicht so einfach zu beseitigen sind und häufigerer Behandlungen bedürfen.
Immer aber ist anscheinend sofort Besserung der aktuellen Befindlichkeit zu erzielen.

Und genau das mache ich mir seither täglich zunutze.
Nach wie vor behandle ich mich selbstverständlich weiter mit meinem Heilströmen, und zwar jeden Tag, weil ich gesund und fit bleiben will.
Die ***Meridian-Energie-Techniken*** sind jetzt für mich die ideale Ergänzung zu diesem Strömen und sie verhelfen mir zu anhaltendem Glücksempfinden.
Kennen Sie das auch, dass Sie es kaum gewagt haben, sich dauerhaft glücklich zu fühlen? Schließlich gibt es doch allenfalls Glücksmomente, oder?
Nun, diese Einstellung ist für mich restlos überholt.

Dafür beklopfe ich mich jeden Tag. Und dafür, dass ich klar und kreativ denken kann, dass ich voller Energie bin, dass ich mühelos meine Pflicht erfüllen kann, dass mein Herz voller Liebe ist, dass ich das Richtige tue und dass sich mir alle Wege freundlich entgegenneigen.

Ein leises Bedauern spüre ich manchmal. Weswegen?
Nun, wie wäre mein Leben wohl verlaufen, wenn ich die ***Meridian-Energie-Techniken*** schon früher kennen gelernt hätte ...?
Heute aber ist dieses Leben schön und frei. Und ich habe das Gefühl, dass mir Tag für Tag neue Kräfte zuwachsen.
Und alles Problematische scheint sich aufzulösen, alles Schwere bekommt plötzlich Füße zum Tanzen.
Ich habe das Gefühl, privilegiert zu sein, weil ich die ***Meridian-Energie-Techniken*** kenne und damit auf einfache Weise jeden Winkel meiner Seele heilen kann. Stück für Stück.

So wundert es Sie sicher nicht, dass ich freudig zugestimmt habe, als Rainer Franke mich fragte, ob ich ihm nicht helfen wolle, diese wunderbare Methode vielen Menschen zugänglich zu machen.
Dazu sollten wir gemeinsam ein Buch verfassen, nach dem auch der psychologische Laie arbeiten könne.
Es müsste einfach, anschaulich und dennoch so informativ sein, dass jeder Anwender es auf der Stelle umsetzen könne.

Die Leser sollen sich durch ihre eigenen Erfolge überzeugen lassen.

So habe ich mich auf den Weg gemacht und Fachbücher gewälzt, die Kurse von Rainer Franke und seiner Frau Regina besucht und mit den beiden viele informative Gespräche geführt. Aber auch diverse Patienten sind von mir interviewt worden.
Meine persönliche Aufgabe sehe ich darin, für Sie der Dolmetscher zu sein.
Dazu will ich Sie nicht therapieren oder Ihnen Fachausdrücke zumuten.
Stattdessen sollen Sie auf der Stelle verstehen, genauso wie ich, und alles, sobald Sie es gelesen haben, selbst sofort anwenden können.
So bin ich für den Text dieses Buches zuständig, Rainer und Regina Franke aber für den Sach- und Fachinhalt.

Gemeinsam aber wollen wir Ihnen nützlich sein. Wir sind nämlich ganz sicher, dass Sie Ihrem Leben künftig eine neue Qualität abgewinnen werden, wenn die ***Meridian-Energie-Techniken*** Sie nun begleiten.
Ich freue mich, dass ich dabei sein darf, wenn Ihnen mit diesem Buch die Methode vermittelt wird.

Damit wünsche ich Ihnen einen grandiosen Erfolg,

Ihre Ingrid Schlieske

Allergien
an Hals und Arm

Ich bin befreundet mit einer jungen Frau, die auf Mallorca als Gärtnerin arbeitet. Vor kurzem traf ich sie in meinem Dorf und ging einen Café con Leche mit ihr trinken.
Da Emy, so heißt die junge Dame, weiß, dass ich mich mit Gesundheitsthemen beschäftige und auch darüber schreibe, wollte sie meinen Rat. Dazu wies sie auf ihren Hals, der mit brennend roten Flecken überzogen war, als ob sie Scharlach hätte. Auch auf der Stirn, am Haaransatz war diese Färbung auszumachen. Um mir das genau zu zeigen, streckte Emy ihre Arme aus und präsentierte mir die Armbeugen, die mit kleinen Püstelchen übersät waren, wie von einer schweren Sonnenallergie.
„Allergie", sagte ich, „hast du eine Ahnung auf was?"
Sie schüttelte den Kopf und meinte, sie sei nur an ihr bekannten Plätzen gewesen und habe keine fremden Pflanzen oder Chemikalien berührt, mit denen sie sonst nicht umgehe.
Das Problem sei, dass die Hauterscheinungen quälend jucken würden.

Mir fiel in diesem Moment erst einmal meine Neurodermitis-Pflegecreme ein, die ich im Kühlschrank hatte. Sie ist aus Calendula, Beinwell und Borretschöl gemacht. Aber diese Idee verwarf ich wieder. Um Neurodermitis oder Ekzeme handelte es sich eindeutig nicht.
„Weißt du was, Emy, wir probieren mal ***M.E.T.*** aus, ich habe gerade gehört, dass das besonders bei Allergien wirkungsvolle Hilfe bringt."
Unterwegs zu meinem Haus erklärte ich ihr, dass man bei Anwendung von ***M.E.T.*** Meridianpunkte gegen Angst beklopft.

„Angst", sagte Emy, „Angst habe ich auch."

Auf meine Frage sagte sie mir, dass sie eigentlich immer Angst habe, nicht zu genügen. Sie habe jetzt beispielsweise Angst davor, nicht den Erwartungen ihrer Auftraggeber zu entsprechen.
Daheim bei mir angekommen, erklärte ich ihr die ***Meridian-Energie-Techniken***, sodass sich Emy unter meinen Anleitungen gleich beklopfen konnte.
Als sie von mir wegging, waren die Flecken auf Hals und Stirn etwas zurückgegangen. Auch die Püstelchen in der Ellenbeuge juckten nicht mehr.
Als ich Emy zwei Tage später traf, erzählte sie mir, dass die Hauterscheinungen am Tag nach der Selbstbehandlung fast verschwunden, nun aber zurückgekehrt und so schlimm waren wie zuvor. Ich konnte mir die Bescherung selbst ansehen.
Also bestellte ich Emy erneut zu mir nach Hause.

Und dort gingen wir noch einmal auf sämtliche ihrer Ängste ein. Sie war ein ängstliches Kind gewesen, das bei Versagen als „dumm“ gescholten wurde. Noch heute hatte sie eigentlich immer die Befürchtung zu versagen und dümmer zu sein als andere.
Und genau so trat sie auch auf. Zart, bescheiden, immer ängstlich darauf bedacht, niemandem „auf die Füße zu treten“.

Wir hatten also reichlich Themen zum Beklopfen. Und die klopfte Emy auch brav alle durch.
Übrigens: Die Allergien sind verschwunden. Einen weiteren Rückfall gab es nicht.

Behandlungsablauf

Einstimmen auf das Thema:
Angst, nicht zu genügen
Thymusklopfen:
„Ich liebe, glaube, vertraue, ich bin dankbar und mutig.“
Vorbereitungssätze:
1. „Obwohl ich immer Angst habe, den Erwartungen der Leute nicht zu entsprechen, liebe und akzeptiere ich mich so, wie ich bin.“
2. „Obwohl ich es nicht verdient habe, ohne Angst davor zu sein, den Erwartungen der Leute nicht entsprechen, liebe und akzeptiere ich mich so, wie ich bin.“
Behandlungssatz:
„Meine Angst, den Erwartungen nicht zu entsprechen, meine ...“
Verankern: Handrücken-Serie

Einstimmen auf das Thema:
Durchsetzen
Thymusklopfen:
„Ich liebe, glaube, vertraue, ich bin dankbar und mutig.“
Vorbereitungssätze:
1. „Obwohl ich Angst davor habe, meine Forderungen durchzusetzen, liebe und akzeptiere ich mich so, wie ich bin.“
2. „Obwohl ich es nicht verdient habe, ohne Angst davor zu sein, meine Forderungen nicht durchzusetzen, liebe und akzeptiere ich mich so, wie ich bin.“

Behandlungssatz:
„Meine Angst, meine Forderungen durchzusetzen, meine …“
Verankern: Handrücken-Serie

Einstimmen auf das Thema:
Andere verletzen
Thymusklopfen:
„Ich liebe, glaube, vertraue, ich bin dankbar und mutig.“
Vorbereitungssätze:
1. „Obwohl ich immer Angst davor habe, andere zu verletzen, liebe und akzeptiere ich mich so, wie ich bin.“
2. „Obwohl ich es nicht verdient habe, ohne Angst davor zu sein, andere zu verletzen, liebe und akzeptiere ich mich so, wie ich bin.“
Behandlungssatz:
„Meine Angst, andere zu verletzen, meine …“
Verankern: Handrücken-Serie

Einstimmen auf das Thema:
Angst, zu dumm zu sein
Thymusklopfen:
„Ich liebe, glaube, vertraue, ich bin dankbar und mutig.“
Vorbereitungssätze:
1. „Obwohl ich Angst davor habe, zu dumm zu sein, liebe und akzeptiere ich mich so, wie ich bin.“
2. „Obwohl ich es nicht verdient habe, keine Angst davor zu haben, zu dumm zu sein, liebe und akzeptiere ich mich so, wie ich bin.“
Behandlungssatz:
„Meine Angst, zu dumm zu sein, meine …“
Verankern: Handrücken-Serie

Einstimmen auf das Thema:
Allergien
Thymusklopfen:
„Ich liebe, glaube, vertraue, ich bin dankbar und mutig.“

Vorbereitungssätze:

1. „Obwohl ich diese Allergien habe, liebe und akzeptiere ich mich so, wie ich bin."

2. „Obwohl ich es nicht verdient habe, ohne diese Allergien zu sein, liebe und akzeptiere ich mich so, wie ich bin."

Behandlungssatz:

„Meine Allergien, meine ..."

Verankern: Handrücken-Serie

Einstimmen auf das Thema:

Juckende Allergien

Thymusklopfen:

„Ich liebe, glaube, vertraue, ich bin dankbar und mutig."

Vorbereitungssätze:

1. „Obwohl ich diese juckenden Allergien habe, liebe und akzeptiere ich mich so, wie ich bin."

2. „Obwohl ich es nicht verdient habe, ohne diese juckenden Allergien zu sein, liebe und akzeptiere ich mich so, wie ich bin."

Behandlungssatz:

„Meine juckenden Allergien, meine ..."

Verankern: Handrücken-Serie

Massive Existenzängste

Bericht von Gisela G.

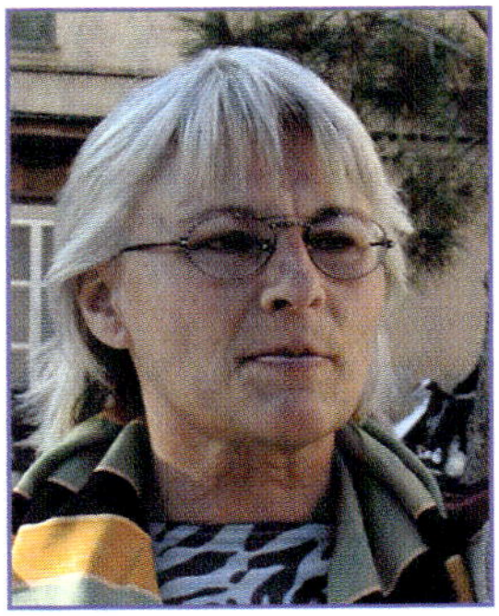

Mein Mann ist seit seinem dritten Schlaganfall äußerst eingeschränkt in physischer Hinsicht und psychisch bis aufs Äußerste belastet.
Dazu kommt unsere gemeinsame Angst vor weiteren epileptischen Anfällen, die er bereits mehrfach in so starker Form erlebt hat, dass wir um sein Leben fürchten mussten.
Solche Anfälle ziehen es dann immer nach sich, dass die Dosis der Medikamente noch höher gesetzt wird, als sie ohnehin schon ist.
Unser Bemühen um Rehabilitation wird also immer zurückgeworfen. Statt zu Fortschritten nach allen Maßnahmen kommt es immer wieder zu Rückfällen.
Es ist also unser wichtigstes Bestreben, den Zustand meines Mannes stabil zu halten.

Dabei haben uns die Meridian-Energie-Techniken sehr geholfen.

Aber – nun kommt mein ganz persönliches Problem.
Durch alle Geschehnisse, die uns völlig unerwartet trafen, sind wir in große wirtschaftliche Schwierigkeiten geraten.
Mein Mann war immer selbstständig gewesen und hat damit gerechnet, bis ins hohe Alter seinen Beruf, wenngleich in etwas veränderter Weise, ausüben zu können. Ingo war für mich und alle Leute, die ihn kannten, auch der kraftvollste und vitalste Mensch überhaupt.
Und nun das!
Fragen Sie nicht, wie ich die letzten zwei Jahre erlebte. Wir, die wir immer im Wohlstand gelebt hatten, müssen nun den Cent umdrehen. Es ist völlig ungewiss, ob wir unser kleines Häuschen behalten können. Ich versuche, auch im Interesse meines Mannes, optimistisch zu bleiben. Aber nachts schrecke ich vor Angst hoch, mein Herz rast wie verrückt. Auch am Tage kann ich die panischen Gedanken an das, was mit meinem Ingo passieren könnte, nicht verscheuchen.
Und was würde sein, wenn das Dach repariert werden müsste, oder die Waschmaschine gäbe den Geist auf ...?

So habe ich also auf Anraten von Ingrid Schlieske auch damit angefangen, mich zu beklopfen.
Ehrlich – richtig geglaubt habe ich nicht, dass mir das helfen könnte.

Aber, siehe da, ich lebe heute tatsächlich fast ohne Angst.
Damit hätte ich nicht gerechnet.
Um so lieber „absolviere“ ich täglich, neben der Behandlung meines Mannes, mit dieser Methode auch mein persönliches Segment.
Ich bin sehr froh, dass mich Ingrid Schlieske dazu überredet hat. Das hat sie übrigens sehr nachdrücklich getan. Bis ich es wenigstens probiert hatte.

Nun aber bin ich absolut überzeugt, weil es mir und meinem Mann bisher wirklich überraschend gut geholfen hat, und ich bin sicher, dass weitere Besserung eintreten wird.

Behandlungsablauf

Einstimmen auf das Thema:
Angst vor Anfällen bei meinem Mann
Thymusklopfen:
„Ich liebe, glaube, vertraue, ich bin dankbar und mutig.“
Vorbereitungssätze:
1. „Obwohl ich diese Angst habe, dass mein Mann weitere epileptische Anfälle bekommt, liebe und akzeptiere ich mich so, wie ich bin.“
2. „Obwohl ich es nicht verdient habe, ohne Angst vor weiteren epileptischen Anfällen meines Mannes zu sein, liebe und akzeptiere ich mich so, wie ich bin.“
Behandlungssatz:
„Meine Angst vor weiteren epileptischen Anfällen bei meinem Mann, meine ...“
Verankern: Handrücken-Serie

Einstimmen auf das Thema:
Existenzangst
Thymusklopfen:
„Ich liebe, glaube, vertraue, ich bin dankbar und mutig.“

Vorbereitungssätze:

1. „Obwohl ich große Existenzängste habe, liebe und akzeptiere ich mich so, wie ich bin."

2. „Obwohl ich es nicht verdient habe, ohne Existenzangst zu sein, liebe und akzeptiere ich mich so, wie ich bin."

Behandlungssatz:

„Meine Existenzängste, meine ..."

Verankern: Handrücken-Serie

Einstimmen auf das Thema:

Angst, das Häuschen zu verlieren

Thymusklopfen:

„Ich liebe, glaube, vertraue, ich bin dankbar und mutig."

Vorbereitungssätze:

1. „Obwohl ich diese Angst davor habe, unser kleines Häuschen zu verlieren, liebe und akzeptiere ich mich so, wie ich bin."

2. „Obwohl ich es nicht verdient habe, ohne Angst um unser Häuschen zu sein, liebe und akzeptiere ich mich so, wie ich bin."

Behandlungssatz:

„Meine Angst, unser Häuschen zu verlieren, meine ..."

Verankern: Handrücken-Serie

Einstimmen auf das Thema:

Angst vor der Zukunft

Thymusklopfen:

„Ich liebe, glaube, vertraue, ich bin dankbar und mutig."

Vorbereitungssätze:

1. „Obwohl ich solche Angst davor habe, was die Zukunft bringt, liebe und akzeptiere ich mich so, wie ich bin."

2. „Obwohl ich es nicht verdient habe, ohne Zukunftsangst zu sein, liebe und akzeptiere ich mich so, wie ich bin."

Behandlungssatz:

„Meine Angst vor der Zukunft, meine ..."

Verankern: Handrücken-Serie

In Schweiß gebadet

Bericht von Fred D.

Solange ich denken kann, war in meinem Leben das Schwitzen der große Spielverderber.

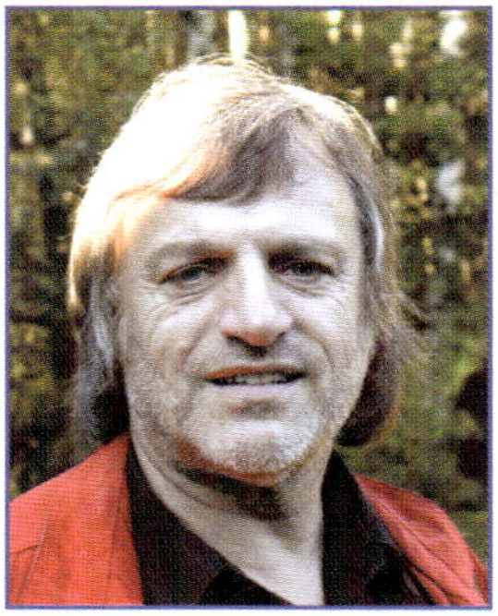

Als Jugendlicher war ich aktiver Sportler. Meine Sportkameraden transpirierten beim Training wie alle normalen Menschen. Sie duschten danach, zogen sich um und zogen dann noch um die Häuser.
Für mich war an solche Vergnügen gar nicht zu denken. Meine Sportklamotten konnte ich regelrecht auswringen. Es versteht sich, dass ich sie nur für ein einziges Training anziehen konnte. Nach dem Duschen schwitzte ich gleich die nächste Garnitur durch. Meine Mutter kam mit dem Waschen kaum nach, zumal es mit meiner Privatkleidung nicht anders aussah. Besonders peinlich fand ich immer, dass meine Haare bei der kleinsten Anstrengung in pitschnassen Strähnen herunterhingen und der Schweiß mir vom Gesicht tropfte. Als junger Mann wäre ich so gerne öfter tanzen gegangen. Unter meinem Blazer jedoch dampfte ich wie ein Wäschezuber und fühlte mich entsprechend unwohl.

Der Sommer mit seinen heißen Tagen, für viele die schönste Jahreszeit, war mein erklärter Feind.
Ich konnte mich absolut nur im Schatten aufhalten und auch dort war es für mich grundsätzlich schweißtreibend. Im Winter in geheizten Räumen ging es mir ganz ähnlich. Eigentlich war mir überall zu warm.
Gegen meine starke Schweißentwicklung habe ich alles unternommen, was die Medizin zu bieten hat.
Aber auch die Homöopathie habe ich probiert, mir Akupunkturnadeln setzen lassen, Kräutertees getrunken, Autogenes Training absolviert und mich mit Japanischem Heilströmen behandelt, das mir zwar gut geholfen hatte, meine Allergie zu überwinden, die Schwitzerei aber konnte ich auch damit nicht wirklich mindern. Manchmal hatte ich auch das Gefühl, eine winzige Verbesserung der schwitzigen Zeiten zu erleben. Dann jedoch war alles wieder beim Alten. Enttäuscht hatte ich schon in Erwägung gezogen, mir Schweißdrüsen operativ entfernen zu lassen.

Meine Laune, mein Wohlbefinden, meine Energie waren schließlich weit gehend davon abhängig, wie wohl ich mich in meiner (trockenen) Haut fühlte.

Im April 2003 erhielt ich von der Autorin Ingrid Schlieske ein Video über die ***Meridian-Energie-Techniken***. Weil ich an natürlichen Heilmethoden generell interessiert sei, sollte ich mir das doch einmal ansehen. An eine Anti-Schwitz-Behandlung dachte sie dabei erst mal nicht. Nachdem ich mir diese interessante Technik angeschaut hatte, vergewisserte ich mich noch einmal bei Frau Schlieske über die richtige Handhabung dieser Methode. Da ich so viel Erstaunliches über Heilungserfolge mit ***M.E.T.*** gehört hatte, entschloss ich mich, es auch für meine Belange zu probieren. Schaden konnte es nicht, es kostete auch nichts, so legte ich also los. Allerdings, das muss ich zugeben, glaubte ich nicht wirklich, dass das bisschen „Klopfen" auf die Meridianpunkte mich wirklich befreien könnte von meinem ärgerlichen Schwitzen. Dennoch blieb ich fleißig dran.
Ich „klopfe" bis heute. Und ich schwitze jetzt wie jeder andere auch. Aber eben auch nicht mehr, eher weniger.

Ende Juni musste ich für zwei Tage nach Mallorca. Das Thermometer zeigte stolze 36° Celsius im Schatten! Ich hatte ein Sommerhemd an und eine leichte Leinenjacke darüber. Voll Genugtuung nahm ich zur Kenntnis, dass ich rundherum so ziemlich der Einzige war, der unter der Hitze nicht litt.
Vielmehr konnte ich zum allerersten Mal in meinem Leben Sommerwetter genießen. Und dazu musste ich tatsächlich 58 Jahre alt werden. Eine prima Sache, die ***M.E.T.*** Aufgrund der fabelhaften Erfahrung mit meiner grandiosen Schwitz-Eindämmung begleitet es mich jetzt bei allen möglichen Beschwerden.
Ich „klopfe" und „klopfe"! ***Na ja, wenn das so einfach ist ...***

Behandlungsablauf

Einstimmen auf das Thema:
Übermäßiges Schwitzen
Thymusklopfen:
„Ich liebe, glaube, vertraue, ich bin dankbar und mutig."
Vorbereitungssätze:
1. „Obwohl ich so übermäßig schwitze, liebe und akzeptiere ich mich so, wie ich bin."
2. „Obwohl ich es nicht verdient habe, dass ich ohne übermäßiges Schwitzen bin, liebe und akzeptiere ich mich so, wie ich bin."
Behandlungssatz:
„Mein übermäßiges Schwitzen, mein ..."
Verankern: Handrücken-Serie

Getrieben zur
Leistung

In eigener Sache:

Eigentlich habe ich immer ein schlechtes Gewissen, wenn ich nicht arbeite und das Pensum erfülle, das ich mir selbst auferlegt habe. Dadurch vergälle ich mir auch die Zeit, die ich müßig verbringe. Es sitzt immer dieser Stachel in meinem Hinterkopf: „Du hast nicht die volle Leistung erbracht, also kannst du jetzt nicht unbesorgt die Freizeit genießen."
Es ist dann fast so, als würde ein zuverlässig arbeitender Mechanismus mich bestrafen dafür, dass ich nicht genug arbeite, und verhindern, dass ich es mir gut gehen lasse.
Freilich, ich weiß genau, wie dieser Automatismus abläuft. Dennoch konnte ich in der Vergangenheit nicht wirklich etwas daran verändern.

Das Problem war, dass ich praktisch immer dieses Gefühl hatte, keine ausreichende Leistung erbracht zu haben.

Das war gänzlich unabhängig davon, wie viel ich tatsächlich getan hatte. Immer war da diese Unruhe, dieses Getriebensein. Auf diese Weise war es fast unmöglich geworden abzuschalten. Aber – zu einem ausgeglichenen Leben gehört die Entspannung genauso wie die Anspannung.

Demzufolge muss der Anstrengung auch die Muße folgen, und das ohne seelische Belastung.

Erst mithilfe der ***Meridian-Energie-Techniken*** ist es mir (fast) gelungen, meinem Leben diesen gesunden Rhythmus zu geben.
Ich hole mich dann herunter von dem hohen Erregungslevel und kann mich danach der wohlverdienten Ausruhphase hingeben, ohne ständig das Gefühl zu haben, das stände mir nicht zu.

Behandlungsablauf

Einstimmen auf das Thema:
Schlechtes Gewissen
Thymusklopfen:
„Ich liebe, glaube, vertraue, ich bin dankbar und mutig."

Vorbereitungssätze:

1. „Obwohl ich immer ein schlechtes Gewissen habe, wenn ich nicht arbeite, liebe und akzeptiere ich mich so, wie ich bin."

2. „Obwohl ich es nicht verdient habe, dass ich ohne schlechtes Gewissen bin, liebe und akzeptiere ich mich so, wie ich bin."

Behandlungssatz:

„Mein schlechtes Gewissen, mein ..."

Verankern: Handrücken-Serie

Einstimmen auf das Thema:

Anspannung

Thymusklopfen:

„Ich liebe, glaube, vertraue, ich bin dankbar und mutig."

Vorbereitungssätze:

1. „Obwohl ich mich nicht richtig entspannen kann, liebe und akzeptiere ich mich so, wie ich bin."

2. „Obwohl ich es nicht verdient habe, richtig zu entspannen, liebe und akzeptiere ich mich so, wie ich bin."

Behandlungssatz:

„Meine Anspannung, meine ..."

Verankern: Handrücken-Serie

Einstimmen auf das Thema:

Spannung – Entspannung

Thymusklopfen:

„Ich liebe, glaube, vertraue, ich bin dankbar und mutig."

Vorbereitungssätze:

1. „Obwohl ich das richtige Maß für Spannung und Entspannung nicht finden kann, liebe und akzeptiere ich mich so, wie ich bin."

2. „Obwohl ich es nicht verdient habe, das richtige Maß für Spannung und Entspannung zu finden, liebe und akzeptiere ich mich so, wie ich bin."

Behandlungssatz:

„Mein fehlendes Maß für Spannung und Entspannung, mein ..."

Verankern: Handrücken-Serie

Mir ist so schwindelig

In eigener Sache:

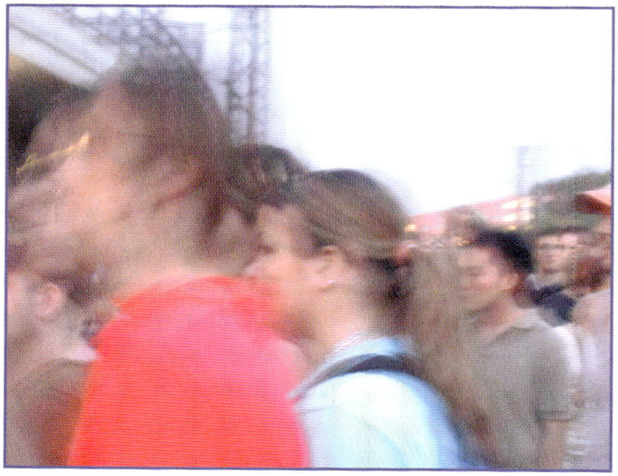

Eigentlich hatte ich ja den Eindruck, die Sache mit dem Schwindel wäre eine Alterserscheinung. Aber einige Bekannte der viel jüngeren Generation bestätigten mir ganz ähnliche Symptome an sich, wie ich sie gelegentlich spürte.

Besonders aufgefallen ist mir in diesem Sommer 2003, dass ich fast täglich erlebte, wie mir mal deutlich mulmig und manchmal schwindelig war.
Durch die extrem hohen Temperaturen, die mir eigentlich von der energetischen Seite her nichts ausmachten (dachte ich ...), ging der Kreislauf dennoch öfter „in die Knie".
Das zeigte sich besonders dann, wenn ich unvermittelt aufstand, nachdem ich zwei bis drei Stunden schreibend irgendwo im Schatten gesessen und brav mein Quantum an Wasser getrunken hatte.
Kaum war ich dann die paar Schritte ins Café gewandert, um meine Zeche zu bezahlen, wurde mir regelrecht schwarz vor Augen und ich musste mich abstützen. Wenn ich dann leicht torkelnd den Heimweg antrat, konnte ich mir gut vorstellen, dass Menschen, die mich nicht kannten, glauben mussten, ich hätte etwas ganz anderes als Wasser zu mir genommen.
Aber auch in anderen Situationen wurde mir leicht schwindelig. Zum Beispiel, wenn ich aus dem Auto stieg oder wenn ich Beifahrerin war und im Auto las.
Schwindelig wird mir noch immer, aber es trifft mich längst nicht mehr so heftig wie früher.

Denn ich führe jetzt eine gute Medizin mit mir, die dagegen hilft.

Diese heißt ***Meridian-Energie-Techniken***.
Bin ich unter Menschen und kann mir nicht unbeobachtet die komplette Behandlung angedeihen lassen, wähle ich eine Kurzform.
Ich habe jedoch die Erfahrung gemacht, dass man ohne Probleme auch jederzeit das gesamte Programm absolvieren kann, ohne Aufmerksamkeit zu erregen.

Es versteht sich, dass dafür nicht lautstark die Formeln gesprochen werden. Ich murmele sie dann ohne deutliche Lippenbewegungen vor mich hin.
Besonders wirkungsvoll ist diese Methode, wenn ich sie *vor* dem Aufstehen anwende.

Bisher hat mir die Schwindelbehandlung immer rasch wieder zu meinem Gleichgewicht verholfen.

Behandlungsablauf

Einstimmen auf das Thema:
Schwindel/Gleichgewichtsstörungen
Thymusklopfen:
„Ich liebe, glaube, vertraue, ich bin dankbar und mutig."
Vorbereitungssätze:
1. „Obwohl ich mich gerade sehr schwindelig fühle, liebe und akzeptiere ich mich so, wie ich bin."
2. „Obwohl ich es nicht verdient habe, ohne Schwindel zu sein, liebe und akzeptiere ich mich so, wie ich bin."
Behandlungssatz:
„Mein Gefühl von Schwindel, mein ..."
Verankern: Handrücken-Serie

Kurzform

Dazu wird der Handkanten-Punkt beklopft. Die passenden Formeln sind:
1. „Obwohl ich mich gerade sehr schwindelig fühle, liebe und akzeptiere ich mich so, wie ich bin."
2. „Obwohl ich es nicht verdient habe, ohne Schwindel zu sein, liebe und akzeptiere ich mich so, wie ich bin."

Akne,
solange sie denken kann

Nun, ein Pickel-Face hat sie nicht gerade, die Gärtnerin Emy, von der schon in dem Kapitel „Allergien" *(siehe Seite 199)* die Rede war. Aber über eine reine Haut verfügt sie auch nicht.

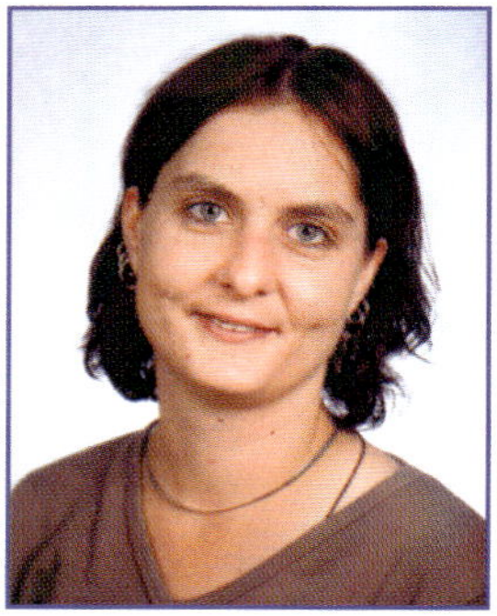

Emy

„Schade", dachte ich, als ich sie das erste Mal sah, eigentlich ist sie ein ausgesprochen hübsches Mädchen mit richtigen Märchenaugen. Leider hat sie diese leichte Aknehaut.

Diese allerdings störte nur im Gesicht. An der schönen, zierlichen Figur war die Haut fein und schön gebräunt. Außer in der Zeit, als sie von Allergien geplagt war, natürlich. Aber – das haben wir dank ***M.E.T.*** prima in den Griff bekommen. Mit der Haut im Gesicht haben wir dann Folgendes erlebt:
Emy hat sich ja mehrfach unter meiner Aufsicht behandelt. Dabei kam ich auf die glorreiche Idee, einen Durchgang dem Gesicht zu widmen. Aber wenn ich ehrlich sein soll, war meine Erwartung diesbezüglich eher gedämpft.
Ja, und dann habe ich die ganze Sache eigentlich vergessen. Schließlich hatte mich ja in erster Linie die heftige Allergie interessiert.

Neulich nun traf ich meine liebe Gärtnerin und erkundigte mich sogleich danach, ob die juckenden Pusteln und scharlachroten Flecken an Hals und Stirn wieder aufgetaucht seien. Stolz wies sie auf die ehemals befallenen Stellen und freute sich, „allergiefrei" zu sein.
Dann deutete sie auf ihr Gesicht: „Guck mal, meine Haut, fällt dir nichts auf?" Staunend nahm ich nun wahr, dass Emy eine (fast) glatte Haut hatte.

Wo sonst kleine oder größere Pickelchen prangten, sah das Hautbild nun ziemlich gut und gesund aus.

Sogleich verabredeten wir beide uns zu einem weiteren Unterweisungstermin. Dabei berücksichtigten wir noch einmal die Gesichtshaut, aber auch juckende Kopfschuppen, die immer dann auftraten, wenn Emy viel Stress hatte.
Emy will im Alleingang auch noch ihren Haarausfall behandeln. Sie hat ja nun erfahren, dass es sich auf jeden Fall lohnt, die Behandlung *aller Probleme* zu versuchen.

Der angenehme Nebeneffekt ist, dass Emy jetzt, da sie sich auch regelmäßig die Handkanten-Punkte (**HK**) beklopft, auch an Selbstbewusstsein gewonnen hat.

Ich selbst habe aus dieser Erfahrung ebenfalls eine wichtige Erkenntnis gewonnen. Das Thema „Haut" war ich nämlich wirklich nur halbherzig angegangen. Eigentlich war ich ja nur auf „Allergie" fixiert gewesen.

Da hat die Realität mal wieder die Erwartungen überholt. Das soll mir künftig eine Lehre sein!

Behandlungsablauf

Einstimmen auf das Thema:
Unreine Haut
Thymusklopfen:
„Ich liebe, glaube, vertraue, ich bin dankbar und mutig."
Vorbereitungssätze:
1. „Obwohl ich diese unreine Haut habe, liebe und akzeptiere ich mich so, wie ich bin."
2. „Obwohl ich es nicht verdient habe, eine reine Haut zu haben, liebe und akzeptiere ich mich so, wie ich bin."
Behandlungssatz:
„Meine unreine Haut, meine ..."
Verankern: Handrücken-Serie

Einstimmen auf das Thema:
Juckende Kopfschuppen
Thymusklopfen:
„Ich liebe, glaube, vertraue, ich bin dankbar und mutig."
Vorbereitungssätze:
1. „Obwohl ich diese juckenden Kopfschuppen habe, liebe und akzeptiere ich mich so, wie ich bin."
2. „Obwohl ich es nicht verdient habe, ohne juckende Kopfschuppen zu sein, liebe und akzeptiere ich mich so, wie ich bin."
Behandlungssatz:
„Meine juckenden Kopfschuppen, meine ..."
Verankern: Handrücken-Serie

Einstimmen auf das Thema:

Haarausfall

Thymusklopfen:

„Ich liebe, glaube, vertraue, ich bin dankbar und mutig."

Vorbereitungssätze:

1. „Obwohl ich diesen Haarausfall habe, liebe und akzeptiere ich mich so, wie ich bin."

2. „Obwohl ich es nicht verdient habe, ohne Haarausfall zu sein, liebe und akzeptiere ich mich so, wie ich bin."

Behandlungssatz:

„Mein Haarausfall, mein ..."

Verankern: Handrücken-Serie

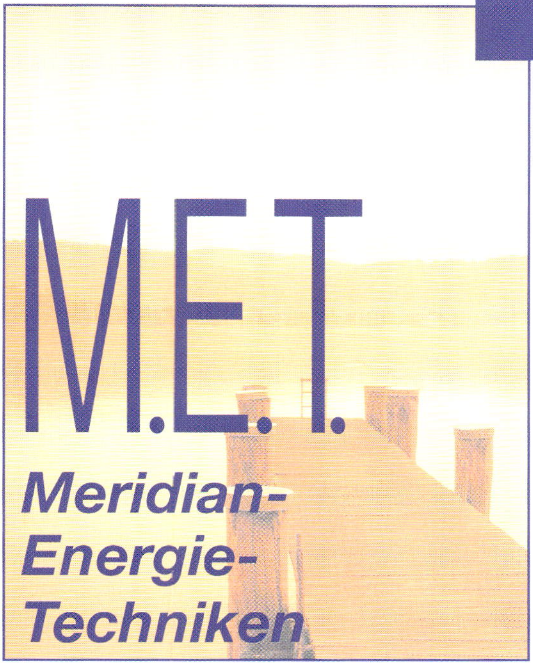

Fundiertes Wissen und Visionen

M.E.T.-Grund-Seminare
vermitteln das Grundwissen der Meridian-Energie-Techniken zur
Selbstbehandlung

Kann man eine Heilmethode aus einem Buch erlernen?
In diesem Falle eindeutig: Ja!
Die ersten positiven Erfahrungen können durchaus schon mit einfachem Klopfen gemacht werden.
Das Selbstbewusstsein, die Eigenliebe lässt sich „auf eigene Faust" dadurch ein ganzes Stückchen anheben und Ängste können beseitigt werden.
Wozu dann noch ein Seminar?
Die Behandlung mit den ***Meridian-Energie-Techniken*** ist ganz einfach für jeden nachvollziehbar, wenn er bereit ist, sich ein wenig mit der Materie zu beschäftigen – und einfach anzufangen. Schließlich kann man nicht wirklich etwas falsch machen und unerwünschte Nebenwirkungen gibt es auch nicht. Oder doch?
Meine Einstellung dazu ist folgende:

Ich bin grundsätzlich dafür, dass Patienten an der eigenen Gesundung aktiv beteiligt sind.

Wohl kaum eine Behandlung eignet sich dafür so hervorragend wie die mit den ***Meridian-Energie-Techniken***.
Das aber gilt vor allem für das Alltagsgeschehen und für Themen, die tägliche Abwicklungen betreffen. Es sind die kleinen Steinchen, die man/frau sich damit aus dem Weg räumen kann.

Anders sieht es mit großen Lebensthemen aus, von denen jeder von uns einen kleinen oder großen Berg zusammengetragen hat.

Damit sind Blockaden gemeint, die ein erfolgreiches, von Ängsten und Befürchtungen unbelastetes Leben verhindern und die körperliche Heilung demontieren.
Jeder von uns trägt Wunden in der Seele.
In den ***M.E.T.***-Grund-Seminaren erleben die Teilnehmer, auf welche Weise es möglich ist, diese Wunden zu heilen und emotionalen Stress aus dem eigenen Leben zu entfernen.
In diesen Seminaren wird an Teilnehmern, die sich zur Verfügung stellen, demonstriert, wie

prompt ***M.E.T.*** wirkt. Damit wächst ein tiefes Vertrauen in diese Behandlungsmethode.
Es wird den Teilnehmern auch deutlich, welche unterschiedlichen Aspekte ein einziges Thema haben kann und wie es Schritt für Schritt aufgerollt und beklopft wird.

Zu dem fundierten Wissen, das jeder Seminarteilnehmer mit nach Hause nimmt, kommt das Erleben eines einzigartigen Wochenendes, mit magischen Momenten und dem Gefühl der freundschaftlichen Zusammengehörigkeit.
Der Besuch solcher Seminare ist ein kostbares Geschenk, das man auch sich selbst machen kann, und bedeutet eine wichtige Investition in eine sorgenfreie und gesunde Zukunft.

Für komplexe Lebensthemen, in denen große Schuld, Süchte, tief sitzende Ängste eine Rolle spielen, empfiehlt es sich, zusätzlich einen erfahrenen Therapeuten aufzusuchen.

Das Grund-Seminar (Seminar 1): Die Grundbehandlung mit ***M.E.T.*** wird erklärt, demonstriert und eingeübt. Danach ist jeder in der Lage, sich selbst zu behandeln.
Das Aufbau-Seminar (Seminar 2): Einsatz der ***Meridian-Energie-Techniken*** bei Süchten (z.B. Rauchen), zum Erreichen von Zielen und zur Leistungssteigerung. Umgang mit Energetischer Fehlschaltung und Übungen zu den verschiedenen Themen.

Weitere Informationen und Anmeldungen unter
www.eafet.com und www.energetischepsychologie.com sowie unter
Telefon/Fax: 0034-971-120579 oder per Post an:
Rainer Franke, Apartado 133, E-07620 Llucmajor, Spanien.

Ausbildung
zum Therapeuten für
Meridian-Energie-Techniken

Sind Sie Diplom-Psychologe, Psychotherapeut, Arzt, Heilpraktiker oder gehen Sie einem anderen dementsprechenden Beruf nach, in dem Sie Patienten behandeln dürfen? Dann ist es ein Gewinn für Ihre Praxis und für Ihre Patienten, wenn die ***Meridian-Energie-Techniken*** künftig zu Ihrem Behandlungsspektrum gehören. Überzeugen Sie sich davon, wie effizient Sie mit dieser Methode direkte Hilfe leisten können respektive andere Therapieformen ergänzen.

Fast jeder Patient hat mit Ängsten zu kämpfen. Auch dann, wenn solcher Gefühlsstress bisher nicht zur Sprache kam.
Oftmals aber finden sich gerade darin die Ursachen für hartnäckige Depressionen oder aber auch körperliche Erkrankungen. Zudem befinden sich Patienten in den allermeisten Fällen im Zustand der Energetischen Fehlschaltung. Erst das Aufheben einer solchen Störung ermöglicht zügige Heilung. Mit den ***Meridian-Energie-Techniken*** können Ihre Patienten optimal auf eine gesunde Zukunft vorbereitet werden. Nicht selten ist durch das Auflösen von Blockaden sogar sofortige Heilung oder zumindest Linderung möglich.

Oder/Und interessieren Sie sich dafür, in Ihrer Region Selbsthilfe-Seminare anzubieten? Damit helfen Sie Ihren Patienten und gewinnen laufend weitere Patienten hinzu.

Die *Europäische Akademie für Energetische Therapien* bietet eine dreistufige Fortbildung zum Therapeuten für *M.E.T.*an.

Die Fortbildung in ***Meridian-Energie-Techniken*** bzw. zum Therapeuten in dieser Methode richtet sich an alle Berufsgruppen in heilenden und pflegenden Berufen wie Ärzte, Psychologen, Hebammen, Heilpraktiker, Physiotherapeuten, Krankenpfleger, Altenpfleger usw., außerdem an Personen, die in beratenden Funktionen tätig sind: Coaches, Supervisoren, Lehrer, Sozialpädagogen, Diplom-Pädagogen, Sozialarbeiter usw.

Diese Fortbildung wird in drei Seminaren angeboten:

Das Seminar 1 (Grund-Seminar)

vermittelt die Grundkenntnisse, die notwendig sind, um die ***Meridian-Energie-Techniken*** sofort in der Praxis und bei sich selbst anwenden zu können. Neben der Vermittlung des theoretischen Hintergrundes wird in Vorführungen der Praxisteil vermittelt, d.h. die konkrete Anwendung von ***M.E.T.***

Jeder hat hier die Möglichkeit, die Technik an sich und anderen Teilnehmern zu praktizieren. Dieses Seminar kann auch von Personen, die die ***Meridian-Energie-Techniken*** zur Selbstbehandlung erlernen wollen, besucht werden.

Seminarinhalte:

- Einführung in Energetische Psychologie
- Demonstration der ***Meridian-Energie-Techniken***
- Einübung des Ablaufs einer Behandlung mit den ***Meridian-Energie-Techniken***
- ***M.E.T.*** in der Anwendung bei Kindern

Das Seminar 2 (Aufbau-Seminar)

ist für alle vorgesehen, die ihre im Grund-Seminar erworbenen Kenntnisse erweitern und vertiefen möchten.

Die Teilnehmer sollten praktische Erfahrungen mit der Anwendung der ***Meridian-Energie-Techniken*** gesammelt haben. Voraussetzung für die Teilnahme am Seminar 2 ist die Teilnahme am Seminar 1.

Seminarinhalte:

- Supervision von Behandlungen mit ***Meridian-Energie-Techniken***
- Umgang mit Energetischer Fehlschaltung und Richtigstellung
- ***Meridian-Energie-Techniken*** bei Süchten (Nikotin, Süßigkeiten, Alkohol, Kaffee, harte Drogen etc.)
- Einsatz der ***Meridian-Energie-Techniken*** in Sport und Beruf zur Leistungssteigerung
- Erlernen der Schlüsselbein-Atmung
- Verbindung aufnehmen mit dem Gedankenfeld
- ***M.E.T.*** bei Tieren

Das Seminar 3 ist primär für Personen konzipiert, die die Fortbildung zum Therapeuten für ***Meridian-Energie-Techniken*** abschließen wollen und Seminar 1 und 2 absolviert haben.

Seminarinhalte:

- Einsatz von Affirmation in der Behandlung mit den ***Meridian-Energie-Techniken***
- Verschiedene Techniken der Energetischen Psychologie
- Spezielle Behandlungsabläufe
- Schriftliche Abschlussprüfung

Weitere Informationen und Anmeldungen unter
www.eafet.com und www.energetischepsychologie.com sowie unter
Telefon/Fax: 0034-971-120579 oder per Post an:
Rainer Franke, Apartado 133, E-07620 Llucmajor, Spanien.

Das Praxisbuch der Meridian-Energie-Techniken

(in Vorbereitung)

Was mit dieser Methode noch möglich ist

Für Therapeuten und interessierte Laien schreiben wir demnächst ein Praxisbuch, in dem es vor allen Dingen um Fallbeispiele geht, in denen komplizierte und umfangreiche Themen mit allen ihren möglichen Aspekten aufgerollt werden.

Bewusst haben wir das vorliegende Buch einfach und für jedermann verständlich gehalten.

Es liegt uns daran, dass der Leser/die Leserin, also auch der psychologische Laie, auf der Stelle mit der Selbstbehandlung beginnen kann.
Ist dieses Basiswissen dann erst einmal zur Selbstverständlichkeit geworden, kann man/frau sich auch an die großen Lebensthemen heranwagen.

Es werden im Praxisbuch folgende Themen ausführlich geschildert:

- Nikotinsucht
- Alkoholsucht
- Tablettensucht/Drogen
- Ess-Sucht
- Partnerproblematik
- Sexuelle Probleme/Frigidität
- Energielosigkeit/Unternehmungsunlust
- Schüchternheit/Hemmungen
- Burnout/Stress
- Chronische Krankheiten
- Schmerzzustände
- Heilen von inneren Wunden

Aber es werden auch Themen besprochen und genau erklärt wie:

- Das Überwinden von Lernschwäche bei Kindern
- Erreichen von Lebenszielen/Erfolg im Beruf
- Erhöhen der Leistungsfähigkeit
- Anheben der sportlichen Leistungen
- Wunscherfüllung durch Imagination mithilfe der ***Meridian-Energie-Techniken***

Wichtig bei allen diesen Themen ist, dass die Möglichkeit eines Rückfalls nach anfänglichem Therapieerfolg besteht.
Thematisiert wird auch, wie damit umzugehen ist und wie es dennoch zu dauerhaften Heilerfolgen kommt.

Meine Visionen
Frieden im Gemüt

Jeden Tag fühle ich mich neu überwältigt von den Heilerfolgen durch die ***Meridian-Energie-Techniken***, von denen ich in meinen Praxen und Seminaren Zeuge sein darf.
Ich wünsche mir sehr, dass diese Methode von jedem Arzt, allen Therapeuten dieser Erde angewandt wird. Heilung wäre für viele Leiden so viel leichter zu erreichen. Jeder Mensch kann sich aber auch selbst helfen mit dieser Methode. Die ***Meridian-Energie-Techniken*** ermöglichen ein besseres, glücklicheres und gesünderes Leben. Frei von inneren Konflikten, von Schuldgefühlen, Ängsten und anderen negativen Gefühlen.

Für viele Menschen bedeutet eine solche Ent-Wicklung eine Beendigung lebenslanger Themen, die durch andere Methoden nicht erfolgreich behandelt bzw. aufgelöst werden konnten.

Ich habe unzählige Fälle beobachtet, in denen die ***Meridian-Energie-Techniken*** erfolgreich angewandt wurden. Die Behandelten erfahren praktisch immer eine dramatische Veränderung ihrer Befindlichkeit, aber auch in ihrem Verhalten anderen gegenüber und in Bezug auf die eigenen Charaktereigenschaften.

Es zieht Frieden ein ins Gemüt!

Damit wird die Nachsicht dem Mitmenschen gegenüber größer, die Toleranz wächst. Dazu kommen Verständnisbereitschaft und Liebe für jede Kreatur.

Diese friedvolle Energie kann die Welt umspannen und wahrhaftig Völker verbinden.
Eine Voraussetzung dafür ist, dass die ***Meridian-Energie-Techniken*** regelmäßig angewandt werden und das Wissen darüber weitergegeben wird.

In den Jahren, in denen ich mit dieser Methode arbeite, haben bereits sehr viele Menschen durch mich davon erfahren. Es breitet sich wie ein Lauffeuer aus. Jeder erzählt es jedem.
Erst waren es ausschließlich die Ängste, Phobien, Traumen, Zwänge, aber auch Sorgen, die mit den ***Meridian-Energie-Techniken*** behandelt wurden.

Die positive Wirkung ist auch bei der Behandlung von chronischen Krankheiten bekannt.

Damit jedoch ist längst nicht das gesamte Wirkspektrum dieser einzigartigen Methode erschöpft.
Sie lässt sich auch zur Steigerung der Leistungsfähigkeit in der Schule, im Beruf und Sport einsetzen.
Und bei Partnerproblemen ist ein völlig neues Miteinander möglich, wenn ***M.E.T.*** zum Verbündeten wird.
Absolut faszinierend ist auch, dass alle Zielvorstellungen wirkungsvoll unterstützt sind, wird auf die entsprechende Imagination hin geklopft.
M.E.T. kann die Menschen verändern.
Und genau das wünsche ich ihnen von Herzen.

Diese einfache Methode sowie andere energetische Verfahren sind dabei, den Siegeszug anzutreten. Sie werden dabei helfen, die Welt zu heilen.
Ich weiß, das ist eine große Vision.
Aber ich bin fest davon überzeugt, dass es gelingen kann, den oft und oft beschädigten Bauplan des Schöpfers durch einfaches Beklopfen der Meridianpunkte zu reparieren.

Nach der Lektüre dieses Buches sind Sie in der Lage, sich selbst zu beklopfen und damit die Ängste und Blockaden aus Ihrem Leben zu verbannen.
Wenn Sie mehr darüber lernen wollen und Fragen haben oder Unsicherheiten spüren, sind Sie eingeladen, unsere Workshops zu besuchen *(siehe Seite 218)*. Dort können Sie unmittelbar sehen und erleben, wie die ***Meridian-Energie-Techniken*** wirken.
Wichtig allein ist, dass Sie jetzt gleich mit ***M.E.T.*** beginnen.

Man kann den Körper nicht ohne die Seele heilen
und die Seele nicht ohne den Körper.
Altgriechische Weisheit

Lassen Sie also nicht nach in Ihrer Arbeit an der eigenen seelischen und körperlichen Gesundheit. Positive Veränderungen will ich Ihnen garantieren. Deshalb rufe ich Ihnen zu:

„Klopfen Sie sich frei!“

Ihr

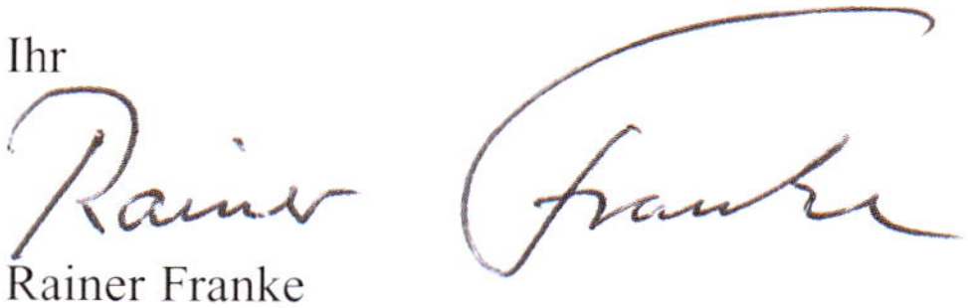

Rainer Franke

Literatur

Callahan, Roger J.: **Leben ohne Phobie**
VAK Verlags GmbH, Kirchzarten bei Freiburg

Callahan, Roger J.: **Den Spuk beenden**
VAK Verlags GmbH, Kirchzarten bei Freiburg

Diamond, John: **Die heilende Kraft der Emotionen**
VAK Verlags GmbH, Kirchzarten bei Freiburg

Lambrou, Peter/Pratt, George : **Emotionales Selbstmanagement. Akupressur für die Gefühle**
Beust-Verlag, München

Gallo, Fred P.: **Energetische Psychologie**
VAK Verlags GmbH, Kirchzarten bei Freiburg

Gallo-Vincency: **Gelöst, entlastet, befreit**
VAK Verlag GmbH, Kirchzarten bei Freiburg

Kaufmann, Rudolf A.: **Ängste, Phobien und andere unnötige Lasten**
Asanger Verlag

Frost, Robert: **Grundlagen der Applied Kinesiology**
VAK Verlags GmbH, Kirchzarten bei Freiburg

Martina, Roy: **Emotionale Balance**
KOHA-Verlag

Ein BIO Ritter-Ratgeber

Shanti C. Wetzel

Feet-Reading

Was Füße über uns verraten

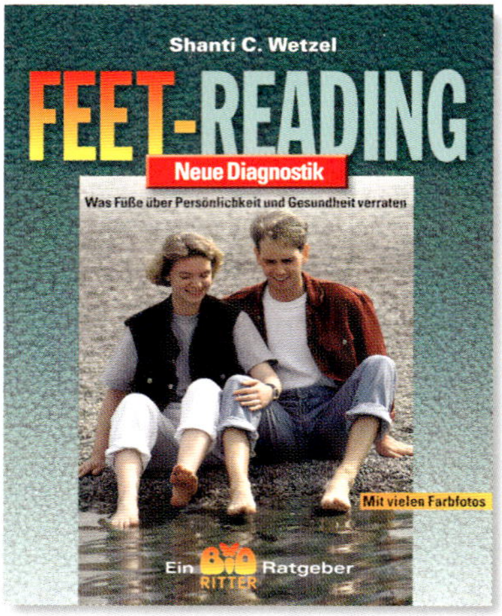

Seit Jahrhunderten schon ist die Handlesekunst eine beliebte Methode der Schicksalsdeutung. Der Gedanke, dass auch das Aussehen der Füße viel über unseren Charakter, über unsere Stärken und Schwächen aussagen kann, ist jedoch relativ neu.

Entdeckt und weiterentwickelt wurde er von der Schweizer Ganzheitsmedizinerin und Fußreflexzonentherapeutin Shanti C. Wetzel. Sie erkannte, dass Patienten mit ähnlichen gesundheitlichen Problemen auch in Bezug auf ihre Füße verblüffende Übereinstimmungen aufwiesen. Über Jahre hinweg fotografierte sie die verschiedensten Fuß- und Zehenformen. Analysierte wichtige Merkmale wie Form, Beweglichkeit, Hautbeschaffenheit, Farbe, Struktur und Temperatur. Und kam zu dem Ergebnis: **„In den Füßen spiegelt sich unsere komplette Persönlichkeit – sowohl auf geistig-seelischer wie auch auf körperlicher Ebene. Ich brauche bloß auf die Füße zu schauen, um zu wissen, wen ich vor mir habe!"**

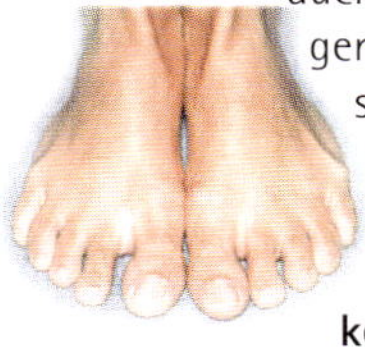

Von diesem Insider-Wissen können nun sowohl Therapeuten wie auch Laien profitieren. Anhand vieler anschaulicher Abbildungen und Fallgeschichten lässt sich deutlich erkennen, welche Potenziale, aber auch Probleme und Störungen ihren äußeren Ausdruck in den Füßen finden. Diagnosen über den Gesundheitszustand, aber auch über Ängste, Blockaden und falsche Verhaltensweisen werden so selbst für Nichtmediziner möglich.

Das Feet-Reading ist damit eine der faszinierendsten Formen der Selbsterkundung. Es erleichtert Entscheidungen und steigert die Menschenkenntnis. Selbst Zukunftstendenzen lassen sich aus den Füßen ablesen. Der übersichtliche Ratgeber will aber nicht nur bei der Bestandsaufnahme und Fehleranalyse helfen. Zahlreiche Tipps und spezielle Fußübungen sorgen außerdem dafür, dass wir in jeder Hinsicht fit und vital im Leben stehen!

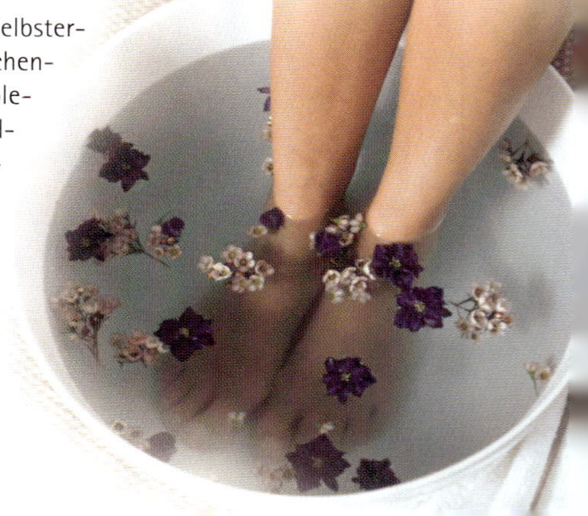

192 Seiten, viele Farbfotos, gebunden,
ISBN 3-920788-52-4,
€ 22,50
Erhältlich im Internet unter
www.ritter24.de oder im Buchhandel

Ein BIO Ritter-Ratgeber

Sanfte Medizin bei Fliege

Ein BIO Ritter-Ratgeber, der all jenen Mut macht, die bisher vergeblich auf eine Besserung ihrer Leiden hofften!

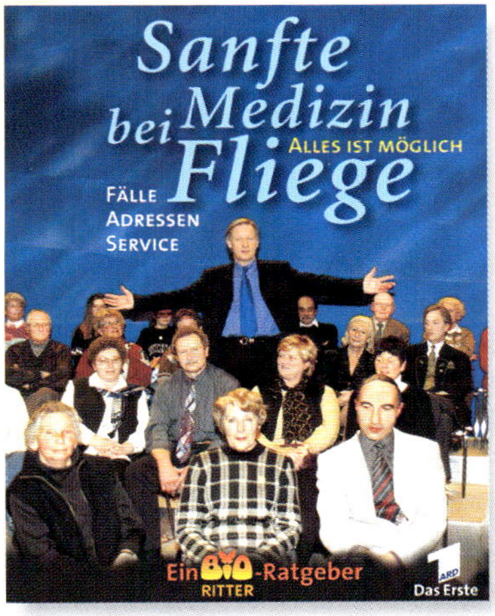

Wer kennt sie nicht – die Sendungen mit Deutschlands meistgesehenem, populären TV-Moderator Jürgen Fliege? Jede Woche schalten zehn Millionen Zuschauer seine Sendungen ein – inklusive der Wiederholungen in den dritten Programmen.
Besonders die Sendungen zum Thema „Sanfte Medizin“ finden eine erstaunliche Resonanz. Wenn Patienten, die man schon abgeschrieben hatte, von ihren wundersamen Heilungen berichten ...

Nun können Sie viele dieser faszinierenden Fliege-Themen zur „Sanften Medizin“ zum ersten Mal in einem Buch nachlesen. Damit all die nützlichen, für viele Menschen hilfreichen Erfahrungen, Tipps und Ratschläge nicht in Vergessenheit geraten. Ein praktisches Nachschlagewerk wichtiger Therapiemöglichkeiten der alternativen Heilkunde mit vielen Adressen und Buchtipps!

Aus dem Inhalt: • **Ayurveda** – die Lehre vom gesunden Leben • **Kräuterheilkunde** – die sanfte Kraft aus der Apotheke der Natur • **Homöopathie** – von der Kunst, den Leiden auf den Grund zu gehen • **Heilfasten** – ein Jungbrunnen für Körper, Geist und Seele • **Hildegard-Medizin** – der Patient muss sein Leben selbst in die Hand nehmen • **Traditionelle Chinesische Medizin** – der ganze Mensch muss behandelt werden • **Anthroposophische Medizin** – wo man den Körper als Brücke zum Seelisch-Geistigen sieht • **Tibetische Medizin** – eine Körper-Geist-Therapie, die alle Dimensionen des Seins umfasst • **Schamanische Medizin** – Heilen mit Ritualen, Zeremonien und Naturmedizin • **Antlitzdiagnostik** – das Gesicht als Spiegel unseres Befindens • **Wenn Gebete heilen** – wie der Glaube Berge versetzt und sich oft das ganze Leben ändert.

11 Kapitel, in denen nicht nur Experten zu Wort kommen, sondern vor allem auch Fliege-Gäste, denen mit Hilfe der „sanften Medizin“ oft bei schweren und schwersten Leiden geholfen werden konnte.

„Sanfte Medizin bei Fliege“
200 Seiten, viele farb. Abb.,
ISBN 3-920788-47-8
€ 22,50
erschienen im BIO Ritter Verlag,
erhältlich im Buchhandel oder im
Internet unter www.ritter24.de

Ein BIO Ritter-Ratgeber

Ingrid Schlieske

Japanisches Heilströmen

Altes Volkswissen zur Selbsthilfe

Schritt für Schritt zu mehr Vitalität und Lebensfreude – per Fingerdruck!

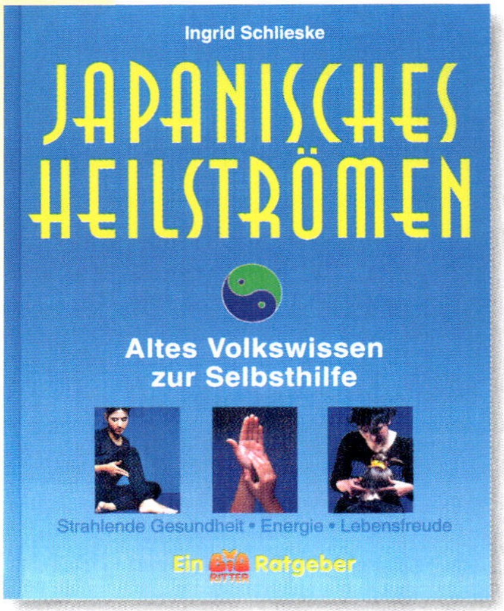

Ingrid Schlieske, die bekannte Seminarleiterin der „Schule für Fitness und Ernährung" empfiehlt: „Nutzen Sie Ihre Hände sinnvoll für die Heilung von Körper, Geist und Seele! Dieses Buch gibt die Anleitung, wie man zu neuer Vitalität und Gesundheit finden kann. Müdigkeit, Mutlosigkeit und Depression werden regelrecht aus dem Körper getrieben!"

Hier erfahren Sie, wie Sie auf ganz einfache Weise sich selbst, der Familie und allen, die Ihnen nahe stehen, bei Schmerzen und Beschwerden helfen können.

Das Geheimnis dieser wiederentdeckten Methode – aus altem Volkswissen überliefert – sitzt in den Energiepunkten unseres Körpers. Alles, was Sie im Fall einer Befindlichkeitsstörung brauchen, sind Ihre eigenen Finger. Ganz gleich ob Husten, Erkältung oder Schmerzen – schon nach wenigen Tagen Anwendung fühlen sich die Behandelten deutlich energievoller. Die Selbstheilungskräfte sind aktiviert. Man kann das Japanische Heilströmen aber auch täglich zur allgemeinen Vitalisierung nutzen.

Das Gute daran: Sie können die Technik immer und überall praktizieren: im Auto vor der roten Ampel, in der Bahn und überall, wo Sie Wartezeiten haben.

Ingrid Schlieske, die das Heilströmen seit Jahren praktiziert, bestätigt: „Ich fühle mich heute mit meinen mehr als sechzig Jahren doppelt so gut wie vor zwanzig Jahren!"

Aus dem Inhalt: • Alles über die heilsame Kraft in den Händen • Wo sich die Energiepunkte befinden und was ihre Aktivierung bewirkt • Das kleine und das große Strömprogramm • Wann man mit Heilerfolgen rechnen kann: Erfahrungsberichte zur Behandlung verschiedenster Leiden von Kopfweh und Kreislaufstörungen über Haarausfall und Heuschnupfen bis hin zu Schlaf- und Seeproblemen.

„Japanisches Heilströmen"
224 Seiten, viele Farbbilder,
Format 170 x 221 cm,
ISBN 3-920788-37-0
€ 22,50

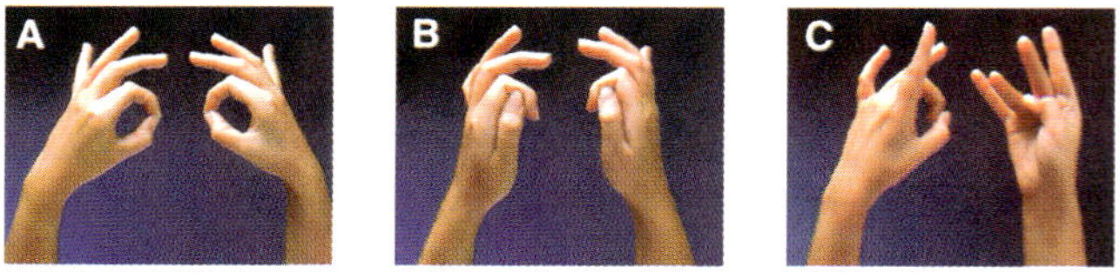

Drei magische Mudras gegen Stress (A), Energielosigkeit (B) und Bauchkrämpfe (C) – einfach drei Minuten lang leicht drücken und schon geht's besser!

Das BIO Magazin

Gesundheit für Körper, Geist und Seele

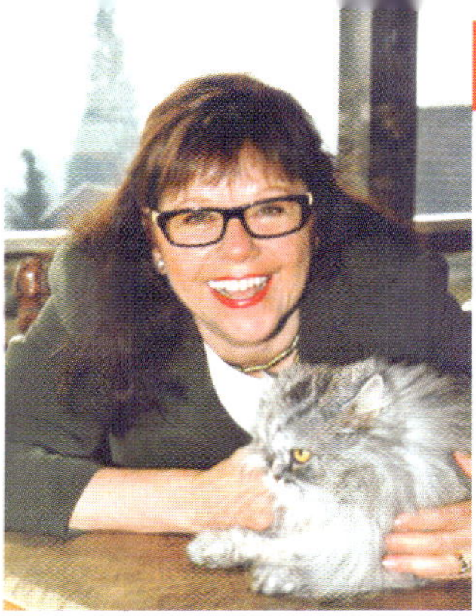

Liebe Leserin, lieber Leser

Als Herausgeberin und Chefredakteurin des BIO-Magazins möchte ich Ihnen unsere Zeitschrift mit den besonderen Themen für ein besseres, gesünderes, harmonischeres Leben vorstellen. BIO, seit 17 Jahren auf dem Markt etabliert, gibt zweimonatlich einen Überblick über gesunde, vollwertige Ernährungsweisen und Diäten.

• BIO zeigt auf, wie man mit natürlichen, ganzheitlichen Heilmethoden der Gesundheit auf die Sprünge helfen kann. Und dass es selbst dann oft noch Hilfe gibt, wenn herkömmliche Therapien versagen. • BIO informiert fesselnd und verständlich über neue Methoden der Meditation, der Seelenheilkunde, gibt Anregungen in Sachen Lebenskunst. • BIO bringt aktuelle Trends, wenn es um Naturkosmetik, Schönheitskuren und Fitness geht.

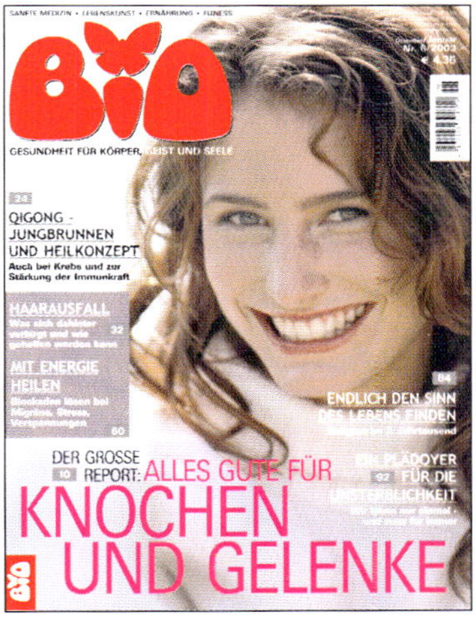

Alle zwei Monate können Sie auf einen reichen Fundus an Erfahrungen und viele nützliche Anregungen und Gedanken zurückgreifen – auch immer wieder nachschlagen, wenn ein Problem auftaucht. Meine Empfehlung: Sichern Sie sich diese so interessante und hilfreiche Lektüre gleich mit dem unten stehenden Gutschein.

Es grüßt Sie herzlich - Ihre

(Monica Ritter)

GUTSCHEIN für Ihr BIO Lesevergnügen

Allen Einsendern dieses Coupons bieten wir Gelegenheit, BIO kostenlos kennenzulernen und gründlich probezulesen.

Das BIO-Abo erhalten Sie für nur € 23,95 (6 Hefte im Jahr) per Post bequem frei Haus (Ausland € 27,–) Einfach nebenstehenden Abschnitt ausfüllen.

Sollten Sie sich noch nicht für ein Abo entscheiden können, so teilen Sie uns dies einfach innerhalb von 10 Tagen nach Erhalt des Probeheftes formlos auf einer Karte mit.

Das Heft (neueste Ausgabe) dürfen Sie auf jeden Fall behalten. Bitte keine Vorauszahlung leisten, sondern Rechnung abwarten.

. . . .
Name, Vorname

. . . .
Straße / Nr.

. . . .
PLZ / Ort

. . . .
Unterschrift

Zur Fristwahrung genügt die rechtzeitige Absendung des Widerrufs (Datum des Poststempels)

. . . .
Datum

. . . .
Unterschrift

BIO Ritter GmbH, Verlag und Versand, Monatshauser Str. 8, 82327 Tutzing, Tel.: 0 81 58-80 21

Alle BIO Ritter-Bücher bei www.ritter24.de sowie in allen Buchhandlungen!

Dr. med. A. Kürten, Chefarzt des Zentrums für Traditionelle Chinesische und Integrative Medizin der St. Hedwig Kliniken Berlin in seinem Vorwort:

„Hans-Dieter Bach praktizierte auf meiner Station zum Erstaunen der Patienten und Ärzte die Antlitzdiagnose mit verblüffender Treffsicherheit. Die Bücher von Herrn Bach sollten in der Handbibliothek jedes Therapeuten und interessierten Hilfesuchenden vorhanden sein."

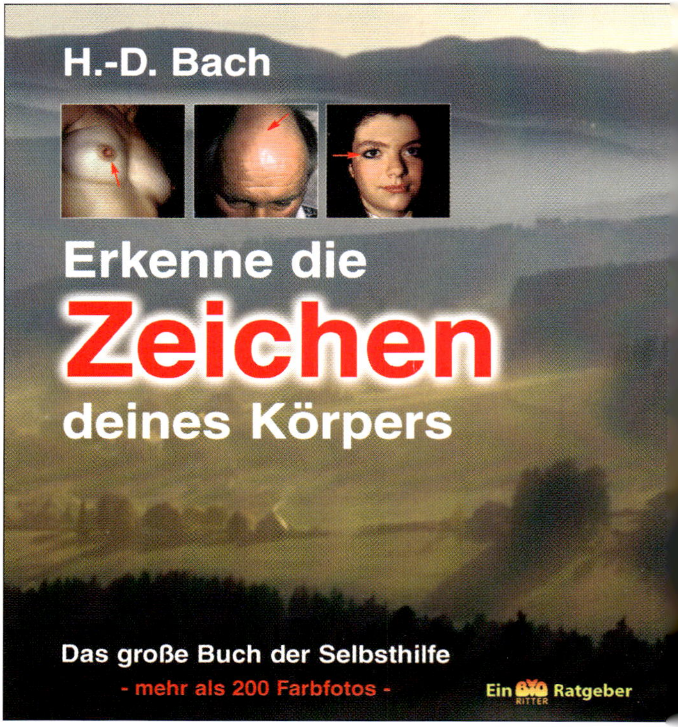

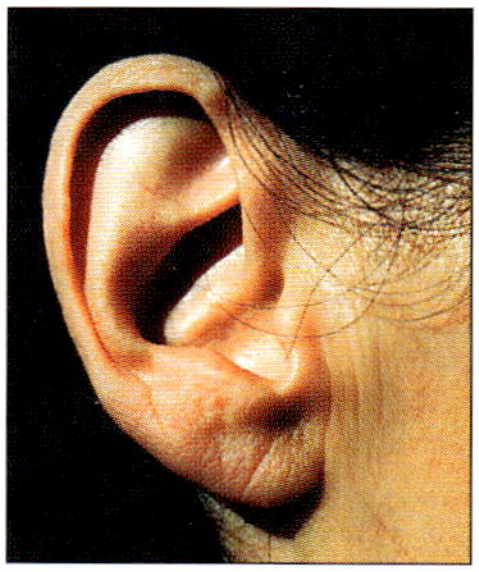

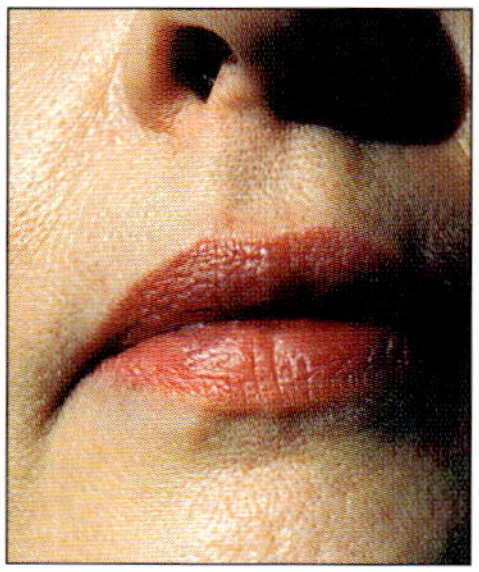

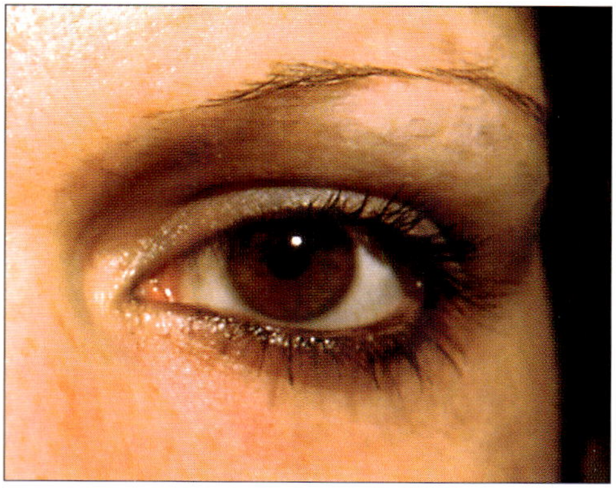

Das Äußere des menschlichen Körpers ist wie ein Atlas des gesamten Organismus. Viele Erkrankungen zeichnen sich schon Jahre vor ihrem Ausbruch deutlich sichtbar ab. Wo man diese Zeichen findet, wie man diese Zeichen deutet und was man dann mit dieser „Selbstdiagnose" tun kann, beschreibt und zeigt H.-D. Bach in eindrucksvoller Weise in seinem neuen umfangreichen Werk der Antlitzdiagnose.

Erkenne die Zeichen deines Körpers von H.-D.Bach
368 Seiten, mehr als 200 Farbfotos, gebunden
BIO Ritter Verlag, ISBN 3-920788-54-0, € 39,80